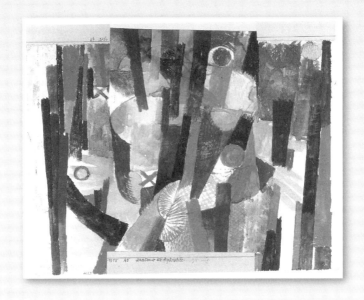

新訂増補

# パーソナリティ障害の精神分析的アプローチ

病理の理解と分析的対応の実際

松木邦裕　福井　敏［編］

金剛出版

# 新訂増補版のための「紹介」

## パーソナリティ障害

松木　邦裕

　精神医療や精神保健，心理臨床の分野，それを越えて日本社会全体で「発達障害」が大流行です。何らかの不適応にある人たちは医療機関や学校，職場，家庭で「発達障害」，もしくは「ベースに発達障害を持っている」と見立てられています。この大流行はまだまだ続きそうです。そうしたいつの時代にもどの分野にも発生する流行を別にするなら，臨床や援助活動を地道に実践している人々がよい意味でも悪い意味でも個人的にもっともこころを砕いているこころの病が，パーソナリティ障害ではないでしょうか。

　そこでは，内側でのさまざまな感情の生起と撹乱が体験されています。なぜならパーソナリティ障害とは，まさにそのような病であるからです。それはもともと彼／彼女のものであるこころの障りが，自身では感じ考えないですむようになんらかの行為で排出され，その結果，それに誰かが触れないわけにはいかなくなっているのです。こうして，かかわる人たちのこころに確実に障る，無視できない何かをパーソナリティ障害の人たちは塗布してきます。

　これらの体験を実際に生々しくしながらも，「パーソナリティ障害とは何か」という本質的な問いに正確に答えることは容易ではないというのが，この病にかかわっている多くの援助職者たちの思いでもありましょう。ゆえに本書では，このパーソナリティ障害と呼ばれている病の本態を浮かび上がらせることを総説のテーマに選びました。複数の視点から，パーソナリティ障害の本態が提示されています。

　パーソナリティ障害という精神疾患概念が注目され始めたのは，1970年代に，いわゆる境界例，境界パーソナリティ障害が注目されるようになってから

ではないかと思います。そこからやがて，境界例とパーソナリティ障害が重複するような形で注目を浴びてきました。そこにはおそらく，米国でのカンバーグの自我心理学に対象関係論を加味した精神病理理論であるパーソナリティ・オーガナイゼーション論の寄与するところが大きかったようです。米国での精神分析と精神医学の伝統的合流のひとつの成果です。

けれども当然ながら，精神分析ではパーソナリティ障害という概念が脚光を浴びるかなり以前から，その範疇の病態は注目されていました。性格神経症，抑うつ神経症，精神病質（サイコパス，プシコパート）といった見立てのもとに精神分析的治療の対象になっていました。

しかし時代の変遷とともに，自傷，反復される多量服薬，性的奔逸，過食，ひきこもりといった新たな症状行為が思春期・青年期に多くみられる病態として前面に出てくるようになったことが，パーソナリティ障害という呼称を改めて冠する意義をもたらしたように思えます。そしてそれに並行して視線恐怖，赤面恐怖等のいわゆる森田神経質，脳神経症状を主とする古典的ヒステリーといった病態が明らかに減少していきました。すなわち，時代は"悩む"から，"行為をする"へと移って行ったのです。

もちろんこの背後には移り変わっていく文化がありました。父親を頂点とする家長制度，大家族構造が崩れ，個を一義とする文化の拡大があり，経済発展主導社会での豊かな物資と溢れる情報へのアクセス可能性の飛躍的増大が今も進展しています。

文化的側面に注目するなら，古典的ヒステリーが19世紀の文化を反映する病であり，森田神経質が同様な意味で20世紀前半の病であったように，パーソナリティ障害は21世紀をまたがってその時代の文化を表現しているのでしょう。それは，こころの苦悩も，経済活動や何らかの物質ですばやく楽にできるはずである，あるいは，リセットすれば何も問題は残らないという装いを新たにした万能思想が世界的な共同幻想となっている文化のように思われます。

しかし，ここまで述べてきたことは，大集団にかかわる視点からの見解です。現実には私たちは個々人であり，パーソナリティ障害の人それぞれも個々人です。ですから，その人自身，もしくはその人に代わって苦悩を抱えている人は現状を何とかしたいと切実な思いで日々を送っています。

ここにまた，パーソナリティ障害の難しい問題があります。精神病とは異なっているにもかかわらず，苦痛な感情や困難な葛藤を抱えているのが必ずしも当人とはかぎらないのです。そのため治療がその場しのぎでない真のものとなるためには，彼らが抱える本質的な問題点はこころの何なのかを，病者自身が，そして治療者が知っていくための作業を必要とすることも少なくありません。そして当然ながら，その本質的な問題点を扱わないことには，真の治療にならないのです。

　症状あるいは病的行為という目先の問題が収まったか，和らいだならそれでよいとするのは早計です。それですませてしまうのなら，それはまことに浅い精神医学です。パーソナリティ障害とは，人の在り方の課題でありパーソナリティ成熟にかかわる問題であることは，かかわったことのある治療者なら百も承知のことです。予定の成果が得られるとは限らないにしても，その承知のことに真剣にかかわろうとすることこそが真の治療でしょう。ゆえに，精神分析的心理療法なのです。その治療者自身の人生での事情があることはわかりますが，若い治療者，さらには経験豊かな治療者でさえもが時代の風潮に迎合して"エビデンスベースト"の名の下に，安易な治療実践ですませているのは残念でなりません。

　本書では，パーソナリティ障害への精神分析的心理療法という，病者のこころの本質を知り，その本質に働きかけていく治療手技の実際を提示することを試みています。もちろん，この手技を実践するには，その手立てとなる理解のための理論や鑑別を必要としますし，治療手技が生きるための協働態勢や環境が準備される必要もあります。これらについても提示してみました。

　本書では，精神分析的心理療法の実践母体に英国クライン派精神分析，広義には英国対象関係論派精神分析が置かれています。しかしそれにとどまらず，米国精神分析を基盤にしている精神分析家 福井敏にゲスト・エディターに就いてもらっています。福井は精神科医という立場からも，境界例に始まるパーソナリティ障害を長年見続けてきました。その彼の手によって，パーソナリティ障害の歴史と今日性が提示されています。

　今回の新訂増補に際して，本書初版に収録されていたすべての論考が，その著者による再検討を経ています。それに加えて，新たに3編の秀でた論考を追

加することができました。「第2部　分析的心理療法の実際」には，2編の依存性パーソナリティ障害にかかわる臨床論文,「第3部　コンテイニング」には，集団に焦点を当てた臨床論文を収めました。これらの増補は，読者のパーソナリティ障害理解にさらなる豊かさと新たな視点をもたらすに違いありません。

　近年の精神分析的視点をもつ諸学会での学術発表は，パーソナリティ障害に臨床素材を求めたものが多くを占めています。しかしながら，パーソナリティ障害の精神分析的心理療法の実践や臨床全体を視野に収めた著書は，海外著作の翻訳書を除けば，いまだ少ないようです。わが国での臨床実践に基づく初版は，多くの臨床家に受け入れられました。この新訂増補版が臨床現場での書として，それ以上に実践家の手垢にまみれることを望むところです。

# 目　次

新訂増補版のための「紹介」————————————松木　邦裕　3

## 第1部　視　点

### 第1章　パーソナリティ障害の今日的分類と力動精神医学
――――――――――――――――――――――――福井　敏　15

　Ⅰ　はじめに　15
　Ⅱ　"ボーダーライン"の持つ意味　16
　Ⅲ　パーソナリティ障害の分類をめぐる研究の歴史（主に米国）　20
　Ⅳ　DSM 診断分類とその是非　24
　Ⅴ　パーソナリティ障害の分類私案　27
　Ⅵ　おわりに　30
　Ⅶ　付　記（改訂にあたって）　30

### 第2章　パーソナリティ障害のメタサイコロジィ
――――――――――――――――――――――――松木　邦裕　35

　Ⅰ　はじめに　35
　Ⅱ　パーソナリティ障害のメタサイコロジィのための基本概念　36
　Ⅲ　精神分析による精神疾患範疇でのパーソナリティ障害の位置づけ　40
　Ⅳ　パーソナリティ障害のメタサイコロジィ　41
　Ⅴ　メタサイコロジィから見たパーソナリティ障害の再分類　44
　Ⅵ　おわりに　45

### 第3章　総　説：パーソナリティの病理構造と
　　　　　　　　パーソナリティ障害
――――――――――――――――――――――――永松　優一　47

　Ⅰ　はじめに　47
　Ⅱ　クライン派精神分析における病理的なパーソナリティ研究　48
　Ⅲ　まとめ　64

# 第 2 部　分析的心理療法の実際

## 第 4 章　ねじれた愛情希求
　　　　　　万能的な充足願望と満たされなさへの不耐性
　　　　　　　　　　　　　　　　　　　　　　　　　　　　鈴木　智美　71

　鈴木論文の紹介──松木　邦裕　71
　　Ⅰ　はじめに　72
　　Ⅱ　臨床素材　72
　　Ⅲ　考　察　80
　　Ⅳ　まとめ　84

## 第 5 章　ひきこもり男性における薄皮のナルシシズム
　　　　　　　　　　　　　　　　　　　　　　　　　　　　世良　洋　85

　世良論文の紹介──松木　邦裕　85
　　Ⅰ　はじめに　86
　　Ⅱ　臨床素材　86
　　Ⅲ　考　察　96
　　Ⅳ　おわりに　98

## 第 6 章　治療の行き詰まりと，愚直に逆転移の吟味を反芻すること
　　　　　　パーソナリティ障害の事例との経験から
　　　　　　　　　　　　　　　　　　　　　　　　　　　　東中園　聡　101

　東中園論文の紹介──松木　邦裕　101
　　Ⅰ　はじめに　101
　　Ⅱ　理論への固執から自由になること　102
　　Ⅲ　心痛とそれゆえの防御の理解　103
　　Ⅳ　逆転移のモニタリングを無意識の交流の入り口とする技法　106
　　Ⅴ　症　例　108
　　Ⅵ　考　察──巣のなかに宿ること　113
　　Ⅶ　再び展開を振り返って──中心軸としての人間観　116

## 第 7 章　不在の乳房からの退避
　　　　　乳房の不在という考えの芽生え
　　　　　　　　　　　　　　　　　　　　　　　　　　　　早川　すみ江　121

　早川論文の紹介──松木　邦裕　121
　Ⅰ　はじめに　121
　Ⅱ　臨床素材　122
　Ⅲ　考　　察　131
　Ⅳ　おわりに　136

## 第 8 章　中年期におけるパーソナリティ障害
　　　　　覆い隠されてきた罪悪感の痛みと心的変化への抵抗
　　　　　　　　　　　　　　　　　　　　　　　　　　　　日下　紀子　139

　日下論文の紹介──松木　邦裕　139
　Ⅰ　はじめに　139
　Ⅱ　臨床素材　141
　Ⅲ　考　　察　149
　Ⅳ　おわりに　153

## 第 9 章　無知であることをめぐって
　　　　　倒錯と実演
　　　　　　　　　　　　　　　　　　　　　　　　　　　　吉沢　伸一　155

　吉沢論文の紹介──松木　邦裕　155
　Ⅰ　はじめに　155
　Ⅱ　臨床素材　157
　Ⅲ　考　　察　168
　Ⅳ　おわりに　174

## 第 10 章　関係性の培地
　　　　　　病的依存から「孤立」を育む「依存」へ
　　　　　　　　　　　　　　　　　　　　　　　　　　　　岡本　亜美　177

　岡本論文の紹介──松木　邦裕　177
　Ⅰ　はじめに　177
　Ⅱ　精神分析における依存　179
　Ⅲ　臨床体験　180

Ⅳ　考　　察　*192*
　Ⅴ　まとめ　*195*

# 第 3 部　コンテイニング

## 第 11 章　パーソナリティ障害における逆転移
　　　　　　"共狂い"から理解を産み出すこと
　――――――――――――――――――――――――――岩倉　　拓　*199*
　Ⅰ　はじめに　*199*
　Ⅱ　逆転移について　*200*
　Ⅲ　逆転移の移り変わりから心理療法を眺める　*202*
　Ⅳ　おわりに　*218*

## 第 12 章　パーソナリティ障害の看護の実際
　　　　　　患者と向き合う看護
　――――――――――――――――――――――――――荘野　悦子　*221*
　Ⅰ　はじめに　*221*
　Ⅱ　体　　験　*222*
　Ⅲ　症状と対応策　*239*
　Ⅳ　病棟の治療構造と協力体制　*241*
　Ⅴ　おわりに　*242*

## 第 13 章　パーソナリティ障害と集団
　　　　　　その病理と協働の医療
　――――――――――――――――――東中園　聡・柴田　敏子　*245*
　Ⅰ　序　　章：未完の頂　*245*
　Ⅱ　パーソナリティ障害の精神病理／心の痛みについての再考　*246*
　Ⅲ　個と集団の治療展開にみる協働　*255*
　Ⅳ　結　　語――草々不一　*263*

## 第 14 章　マネージメントで行うことと注意すること
　　　　　　病理行動がきわだつパーソナリティ障害の場合
　――――――――――――――――――――――――――松木　邦裕　*267*
　Ⅰ　なぜマネージメントなのか　*267*

Ⅱ　マネージメントでおこなうこと　270
Ⅲ　マネージメントで注意することとその対応　277
Ⅳ　マネージメントの効用と限界　281
Ⅴ　おわりに　284


**新訂増補版 あとがき**──────────松木　邦裕　285
**索　　引**　286

# 第 1 部
# 視　点

# 第 1 章
## パーソナリティ障害の今日的分類と力動精神医学

福井　敏

## Ⅰ　はじめに

　いわゆる"境界例（ボーダーライン）"，ひいては，パーソナリティ障害とは精神医学的にどのような疾患なのか，そして，ここで言うパーソナリティとはどのような意味で使われているのかについて本論文では考えていくが，その前に，パーソナリティ障害は独立した一疾患単位としてあるのか？　という問いから始めようと思う。そして筆者は，臨床経験上，パーソナリティ障害をひとつの疾患単位として認める立場にあることも最初に触れておきたい。
　ある症例を挙げてみよう。

　約10年間，筆者が治療にかかわったAさん（30代，女性）は，過食・嘔吐，手首自傷，大量服薬等の自己破壊的な衝動行為を主とした，種々の激しい臨床症状を呈し，数回の入院治療を必要としたパーソナリティ障害の人である。彼女は，治療7年目の時に起こった突然のハプニングによる1年余りにわたる治療者の不在をきっかけに，これまでの自己破壊的行動がまったく影を潜めてしまった。それは，飛躍的な変化と言える印象であった。また同時に，自分の内にある情緒（たとえば，寂しさ）を実感でき，その言葉の持つ意味と自らの情緒が繋がったようであった。彼女は，「これまで，寂しいという言葉は使っていたけど，それがどんな意味なのか本当は分からなかった」と話した。〈あえて言えばどんな感じだった？〉と聞くと，「音でしか表せないけど，『スーン』っ

ていう感じだったかな」と答えたのである。

　やがて，表情や仕草も"普通"の女性になり，日常生活も平凡に送るようになって，治療の終結を話し合うことができるようになった。しかし，やはり不安な出来事があると，空白の時間を埋めるために忙しく動き回ったり（躁的防衛），周囲と口論になったり（怒りのコントロール困難性）と，情緒を葛藤として抱えておくことができず，行動で表すというパーソナリティ障害の人が持つこころのあり方が軽く残っており，必ずしも葛藤を象徴レベルで表したり考えたりするような神経症的な表現に変わるわけではなかった。彼女自身も，「以前ほどではないけど，やっぱり自分は変わってない部分があるなと感じる。そんな自分が時に恥ずかしくなる」と自分のこころのあり方の異質さに気がついてきてはいたのである。彼女は，「自分の気持ちを言葉にしてくれるから，ここに通っている」と通院治療を続けた。

## II　"ボーダーライン"の持つ意味

　症例を挙げよう。
　Bさん（20歳代後半，女性）は，目まいや頭痛といった身体症状とともに離人症状を訴え，また，不安定な対人関係，過食・嘔吐，リストカット等の自己破壊的衝動行為を呈し，"ボーダーライン"と診断された人であるが，その初診時の話である。

　　小さい頃から，周りとうまく溶け込めない感じがしていた。家の中のゴタゴタがいつも不安の種だった。それでも何とか周りに合わせ，人の輪の中に入ろうとしてきた。ところが，中学のとき，友達と思っていた人から，あなたのこと嫌い，と突然言われ，また，進路のことで親と口論になり，自分の思いを一方的に否定されたとき，自分がガラガラと崩れていく音がした。それ以来，自分が分からなくなった。そして，死ぬことばかり考えるようになった。

　このような自分が分からなくなったという自己感覚を失うストーリーは，パーソナリティ障害の人たちからよく聞かれるものである。自己感覚は他者と

の関係から織りなされるものであると筆者は考えているが，幼少期から他者（最初に出会うのは母親，次いで両親，そして社会の中の人たちである）とのズレ（lag）を常に強く感じている人たちは，自己感覚，ならびに他者感覚が充分に形成されず，人の中で自分はどのように生きていけば良いのか分からなくなってしまうのである。そして，それでも生きていくために，彼らは自己感覚を育む芽をも自ら摘んで，他者に合わせるしかなくなっていくことになる。

　幼少期からの自己と他者とのズレは，その個人の生来の主張とも言うべきものと他者のそれとのズレであり，それはどんな個人においても他者との間に存在しているものである。むしろ，そのようなズレをも含んだ両者の作り出す関係性から，自己感覚と他者感覚が織りなされ，その個人の生きる能動性が産み出されていくものと筆者は考える。しかし，そのズレが大きすぎる場合，あるいは一方もしくは双方がそのズレから生じる情緒（空虚感・無力感や怒り）に耐えられない場合に混乱を来し，時にはどちらかを抹消せざるをえないことにもなる。つまり，自己と他者とのズレは無力感・空虚感や怒りの情緒を生むが，それらの情緒が双方の間に共有され抱え込まれるならば，両者の関係性は生産的なものとなり，自己感覚や他者感覚を織りなし，能動的に生きていくエネルギー源になる。しかし，情緒が双方を圧倒するならば，関係性は破壊的なものとなってしまい，お互いのズレを認知しながらも，自己感覚や他者感覚を育み，生きていく培地とはならないのである。その結果，その個人が持っているであろう情緒を実感し言葉に表現することができず，自己ならびに他者を見失ったまま，あるいは殺したまま受動的に生きていかねばならなくなる。

　このように，自己と他者とのズレを認知し，それをめぐる情緒が個人の内のものとして実感し言葉にできるかどうか，つまり，情緒を抱える"器（capacity）"としての自我機能が自己と他者との関係性（情緒的コミュニケーション）の中でその個人に育まれており，自己感覚や他者感覚が形成され，自己の能動性が持てているかどうかによって，精神病－パーソナリティ障害－神経症（健常）のスペクトラムを見，パーソナリティ障害を捉えることができるのではないかと筆者は考えるのである。幼少期からの自己と他者との情緒的コミュニケーションを通じて，他者の情緒を抱える"器"がとり入れられ同一化され，自己のものになっているレベルによって，精神疾患を見てみようというわけである。それを以下に記してみる。

精神病（統合失調症）では，自己と他者とのズレをめぐる情緒を抱え込み，それらに持ち堪えるための"器"としての自我機能が個人にほとんど育っていない。よって，情緒を関係性のまったく外に投げ出してしまい（投影），自己のものとして感じないか，あるいは感じても遠い外からやってくる，歪んだ（被害・迫害的な）ものとして捉えるのである。そのため，自己と他者とのズレも歪んだ形や原始的・具象的な捉え方での認知となり，自己感覚や他者感覚も空虚で区別のつかない歪んだものになってしまう。言い換えれば，自己と他者との心的距離を無限大に遠く置くことで，自らを生き延びようとするのである。

　もうひとつの精神病であるうつ病では，愛する対象の喪失（それは最大のズレとして捉えることができるのだが）に伴う情緒を抱えきれず，失った他者と自己とを自己愛的に同一化し一体化することによって，喪失した事実とそれをめぐる空虚感や悲しさを認知はしているものの実感できないでいる。また，怒りの感情も喪失した他者に向けきれず，同一化している自己に向け，他者には間接的にしか表現できなかったり，他者と同一化し，自罰的になる自己のみ支えに生きる道を見つけたりする。いわば，心的距離をゼロにして，喪失した他者とともに生きるのである。そのため，そこには同一化された他者以外には，現実的で情緒を含んだ他者感覚は持てず，他者は，歪んではいないまでも，ただ物理的な存在としてしか感じられていない。また，自己感覚は他者と同一化した責められるべき自己感覚以外は喪失されているか，まったく貧弱化してしまったものになってしまう。

　一方で，神経症あるいは健常者では，自己と他者との関係性の中で幼少期から"器"が育っているので，自己と他者とのズレやそれをめぐる情緒を自己の内側のもの（葛藤）として抱えて能動的に生きることができるのである。彼らには，自己感覚や他者感覚も，情緒を含んだ現実的存在として捉えられている。

　精神病と神経症との間にあるパーソナリティ障害ではどうであろうか。彼らにおいては，その個人に備わった情緒を入れる"器"はいまだ形成途上であり，自己と他者をめぐるズレに伴う情緒は，自己と他者との間にある関係性そのものの中に投げ込まれる（投影同一化）のである。しかも，精神病ほどではないにしても，情緒を実感することやそれを伝える手段（言葉）が充分に育っていないため，情緒は身体化された形や行動といった形で関係性の中に投げ込まれる。そして，それらが他者によって抱えられ，言葉として自己に映し返されつ

づけない限り，情緒を自己のものとして抱える"器"は育たず，自己感覚や他者感覚も不明確のまま，生きていかねばならなくなる。

　このように，精神病と神経症とのスペクトラムの"境界（間）"という意味での"ボーダーライン"は以前から言われてきたことであるが，筆者はもうひとつの意味として，人（自己）と人（他者）との"境界（間）"（関係性）の真っただ中に情緒を投げかける障害としての"（ボーダーライン）"という意味を加えたいと思う。

　つまり，パーソナリティ障害とは，自己と他者との間の空隙（分離）を認知はしながらも，そこから来る空虚感（それを，あるパーソナリティ障害の人は「さむしさ」と表現した。言い得て妙だと筆者も思ったのだが，それは，寂しさとも言えない，しかし虚しさだけではない，両者を併せ持った感情なのだとのことであった）や，その空虚感を埋めるものとしての怒りといった情緒を実感し持ち堪えることができず，それでも生きるために，いまだ言葉にならない形（身体や行動）で自己と他者との関係性の中に投げかけ，結果的に他者を巻き込むのである。そしてそれが，巻き込まれた他者によって受け取られ抱えられて，「さむしさ」であり怒りであると映し返され言葉にされない限り，情緒を自己の内の"器"の中に葛藤として納めることはできず，統合された自己感覚や他者感覚を築ききれない障害であると言えよう。逆に言えば，精神病とは異なって，情緒を未熟ながらも関係性の中に投げ込むことができ，他者を情緒的に巻き込むことができるのだと言えるかもしれない。それは，上述したように，生きるためでもあり，また"器"を育て成長しようとする能動性が残っているのだとも言えよう。そこに，その個人がパーソナリティ障害を呈した意味があるのであろうし，治療の可能性も見出せると筆者は考えるのである。つまり，そこに治療者としての役割が見えてくるのである。

　ここで，もうひとつの症例を提示してみる。


　頻回のリストカットを止められないCさん（20代，女性）は，幼少期から短気な父親と，気分的に落ち込みやすくひきこもってしまう母親との間で「良い子」として育ち，両親の仲を取り持とうと文字通り家庭を支えてきた。そんな中で常に自分は一人であるとの思いをぼんやりとではあるが抱いてきたようであった。また，小学生の高学年時に被害に遭ったある事件を両親に話すこと

なく，怒りとともに忘れ去ってしまっていた。治療の中でも彼女は，一人であった寂しさや怒りは実感として思い出せず，何事に対しても「仕方がない」「分からない」の一辺倒であった。

やがて治療が進むうち，自分の中にもう一人の自分がいて，その自分がリストカットしている自分を眺めているのだと話すようになった。また，その自分は，自分の代わりに寂しがったり怒ったりするとのことであった。さらに面接を重ねるうち，リストカットするときの自分自身を実感を持って語れるようになった。「寂しさや怒りがあるのに，良い子のふりをして嘘をついてきた。自分を殺してきたと思う。それがもう一人の自分。そんな自分を自分でも許せないから，リストカットして罰しないといけない。そして血が流れ痛みを感じると，殺してきた自分がまだ生きていることを実感できる。だからリストカットを止めろと言われることは私にとって死ねと言われることと同じ」と話すのである。〈もう半分は，手を切ることであなたの怒りを私にぶつけ，寂しさを分かって欲しいと訴えている〉と返すと，「分かっているけど無理！　我慢できない自分が自分でも嫌になる。でも，耐えられないし，分かると余計に手を切ってしまう自分がいる。生きるのが辛い」と話したのである。

寂しさから逃げている自分を語り，生きるためには仕方がないと訴えながら，そんな自分が嫌とも話すのである。そしてまた，そんな気持ちにさせた相手（母親や治療者）に怒りを感じ始めてはいるが，相手を殺すこともできないからこんな形（リストカット）で訴えるしかないのだと語った。そのため，治療者である筆者は入院という治療形態をとったのであるが，やがて彼女は些細なことで看護スタッフに当たり散らすようになり，スタッフを困らせた。また，その一方で，病棟内の中庭の土を掘り返すといった奇妙な行動に出た。その後の面接で分かったことであるが，大地（母親）を探し求めた行動であった。

## III　パーソナリティ障害の分類をめぐる研究の歴史 （主に米国）

　パーソナリティ障害の診断分類をめぐる臨床的研究と，それに基づく治療戦略の探索は，主に米国における精神分析的力動精神医学の分野でなされてきた。

そして，それは"境界例"の臨床と研究から出発したものである。
　ここにまず，その歴史と考え方の変遷を概観してみよう。
　その研究は，ホッホとポラティン Hoch, P.H. & Polatin, P. の「精神分裂病（現在の統合失調症）の偽神経症型」(1949) の論文から始まったと言えよう。彼らは，汎神経症症状を呈し，一過性に現実検討能力を欠いた精神病状態に陥るが，パーソナリティの荒廃には至らない一群の患者たちを記述し，一疾患単位として捉えようと試みた。また，それらの患者群は，リビドー発達上，種々の段階での固着点が並行して見られると論述した。さらにそれらの患者群は，ナイト Knight, R. の「境界状態」(1953) によって，精神分裂病とは分離した，精神病と神経症の中間に位置する"境界例"として記述された。彼は，自我心理学的視点から，それらの患者群が持つ，精神病と神経症の間にある特有の自我機能発達と防衛機制のあり方を整理し，臨床で見られる症候学と結びつけた。そしてそれは，カーンバーグ Kernberg, O.F. によってまとめられ，「境界性パーソナリティ構造（BPO）」(1967) の提唱によって，パーソナリティ障害の中のひとつとして集大成されたと言える。
　カーンバーグは，Menninger Clinic での臨床実践と，理論的には自我心理学と対象関係論との統合を試みる立場（自我心理学的対象関係論）から，パーソナリティ構造を，その個人の自我機能と対象関係のあり方を表す①自己同一性の統合程度（自己表象や他者表象といった内在化された対象関係），②防衛機制の水準（原始的防衛機制〜成熟した防衛機制），③現実吟味（現実を認知し直面することができる），という3つの診断基準を用い，神経症レベル，境界性レベル，精神病レベルの3水準に分けた（表1）。そして，そのパーソナリティのありようによって，個人の内的あるいは外的状況への反応（症候学的臨床症状）が現れてくるとした。このように，彼は，自我機能と対象関係の障害が境界性レベルにある「境界性パーソナリティ構造」を提唱し，その下位に，その表現形である臨床症状によって分類されるさまざまなパーソナリティ障害を置き，その中核群を"境界例"としたと言えるであろう（表2）。つまり，彼の「境界性パーソナリティ構造」は，"境界例"のみならず，他のさまざまなパーソナリティ障害をも含んだより広い上位概念であると言える。
　ここでの彼の概念の立て方は，臨床的にも理に適っていると筆者には思える。それは，パーソナリティ障害と診断される一群の人たちは，治療の中でさまざ

表1 カンバーグによる神経症, 境界例, 精神病の人格構造の区別（前田, 1985）

|  | 神経症 | 境界例 | 精神病 |
|---|---|---|---|
| 同一性統合度 | 自己表象と対象表象と境界鮮明 || 自他境界不鮮明か, どこかに妄想的同一性あり |
| | 統合同一性：自己および他者の矛盾するイメージは統合的概念の中で統合される | 同一性拡散：自他の矛盾する諸側面はうまく統合されず, 分離したまま残存 ||
| 防衛操作 | 抑圧と高次の防衛：反動形成, 隔離, 取り消し, 合理化, 知性化 | 主として分裂と低次の防衛：原始的理想化, 投射性同一視, 否認, 万能感, 価値切り下げ ||
| | 防衛は内的葛藤から本人を守る, 解釈は機能を改善する || 防衛は本人を不統合, 自己－対象融合から守る. 解釈は退行へ導く |
| 現実吟味 | 現実吟味能力は維持：自己と非自己の分別. 知覚と刺激の外的起源と内的起源を分別 || 現実吟味の欠如 |
| | 自己評価や他者評価の能力は現実的でかつ深い | 現実と現実感覚との関係が変転する ||

まな臨床像を呈し, 診断的にも2つ以上のパーソナリティ障害が重複することが多いという理由に加え, 治療が進んでいくと, どの類型のパーソナリティ障害と診断された人たちであっても, 経過の中で"境界例"と言われてきた臨床像, あるいは治療者－患者関係を多少なりとも経由していくからである. 筆者の臨床経験でも, 亜型のパーソナリティ障害がそれぞれ別々に存在するという印象は薄い.

このように, 治療の中で何が起こり, 治療において何ができるのかという, 臨床における治療的接近の仕方とその経過を常に念頭に入れた診断分類と概念という意味でも, 彼の提唱は, その是非はともかくも, 画期的であったと筆者は考える. 彼は, 治療戦略として, 現実との対象関係や内的対象関係について, 治療者－患者関係を通じて主観的にはどのように感じているのかをまず言語化

表2　カンバーグの境界構造論（牛島，1991）

---

Ⅰ　記述的分析
 1．不安（慢性，びまん性，浮動性）
 2．多症状性神経症（多形恐怖，自我親和的強迫症状，奇妙な多形転換症状，意識障害を伴う解離症状，心気症状，神経症症状を伴う妄想や心気傾向）
 3．多形倒錯傾向
 4．古典的な病前性格（妄想性，分裂質性，循環性）
 5．衝動性神経症と薬物依存
 6．低水準の人格障害（幼児性格，自己愛性格，抑うつ－マゾヒズム性格）
Ⅱ　構造分析
 1．非特異的な自我脆弱性（不安閾値，衝動制御力，昇華能力の低下）
 2．第一次過程思考への転位
 3．特異な防衛操作（分裂，原始的理想化，原初型投影－投影同一視，否認，万能視と見下し）
 4．内在化された対象関係の病理性

---

するよう援助する重要性を唱えているが，やはりそこには治療を主軸にした精神分析的な姿勢が生きているのである。

　一方，パーソナリティ構造レベルから診断分類を模索するカーンバーグのやり方とは異なり，臨床的に観察可能な行動特性を抽出することにより，"境界例"を捉え，パーソナリティ障害をひとつの疾患単位として診断分類しようとする流れの研究も多くなされた。症候学的に"境界例"に共通する特徴と，その4つの亜型を描き出したグリンカー Grinker, R.R. (1968) による研究や，ガンダーソン Gunderson, J. らの「境界患者の定義」(1975) によって，従来の"境界例"は，臨床精神医学におけるパーソナリティ障害の一カテゴリーとしての境界性パーソナリティ障害（BPD）として位置づけられた（図1）。そして，その特性として，不安定さ，衝動性，アンヘドニア，浅い対人関係，一過性の精神病，等が記載された。

　このように，さまざまな研究の流れが相まって，米国での診断基準であるDSM-Ⅲ（American Psychiatric Association, 1980）の中に精神力動的視点がとり入れられたのである（以上，パーソナリティ障害についての今日的分類に関する米国での歴史を簡単に述べたが，それぞれの理論や治療技法については我が国にも数多く輸入され紹介されているので，より深い理解を目指される方には，それらの成書をお読みいただくことをお勧めする）。

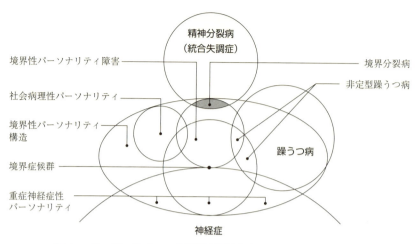

図1 ボーダーラインの診断基準関係（Gunderson, J. による）

## Ⅳ　DSM 診断分類とその是非[注]

　米国精神医学会によるDSM-Ⅲ（American Psychiatric Association, 1980）の作成にあたっては，これまで述べた数々の精神分析的な研究がとり入れられ，パーソナリティ障害とその類型が診断学的に確立され，"境界例"がパーソナリティ障害の一類型（境界性パーソナリティ障害）として組み入れられた。その作成にあたっては，表3に示すように，6つのマトリックス（対象に対する態度の4つのマトリックスと，それが積極的であるか受動的であるかという2つのマトリックス）によって機械的に分けられたものに，従来から言われてきた名前が繋げられたと言われている。やはりそこでも，明確に分類されない，その他の重篤なパーソナリティ障害の群として，従来の"境界例"と関連が深い類型が振り分けられている。それは先述したように，治療的視点からすれば当然かもしれない。そしてその後，この診断類型は，DSM-Ⅲ-R では各クラスターに分類・整理されている（表4）。このように，診断基準が変遷する流れ

---

注）DSM の版の違いにかかわらず，Personality Disorder はすべて「パーソナリティ障害」と表記する。

表3　パーソナリティの型とその障害（Millon, 1981）

4×2　matrix
依存
独立
アンビバレンス
離反

積極性
受動性

**DSM-III**
1. 受動－依存型……………………………… 依存性パーソナリティ障害（301.60）
2. 積極－依存型……………………………… 演技型パーソナリティ障害（301.50）
3. 受動－独立型……………………………… 自己愛性パーソナリティ障害（301.80）
4. 積極－独立型……………………………… 反社会性パーソナリティ障害（301.70）
5. 受動－アンビバレンス型………………… 強迫性パーソナリティ障害（301.40）
6. 積極－アンビバレンス型………………… 受動－攻撃性パーソナリティ障害（301.80）
7. 受動－離反型……………………………… 分裂病質パーソナリティ障害（301.21）
8. 積極－離反型……………………………… 回避型パーソナリティ障害（301.82）

**その他の重篤なパーソナリティ障害**
9. ……………………………………………… 境界性パーソナリティ障害（301.83）
10. ……………………………………………… 妄想性パーソナリティ障害（301.00）
11. ……………………………………………… 分裂病型パーソナリティ障害（301.22）


表4　DSM-Ⅲ-R　パーソナリティ障害　クラスター分類

| | |
|---|---|
| クラスターA群： | 妄想性パーソナリティ障害 |
| | 分裂病質パーソナリティ障害 |
| | 分裂病型パーソナリティ障害 |
| クラスターB群： | 反社会性パーソナリティ障害 |
| | 境界性パーソナリティ障害 |
| | 演技性パーソナリティ障害 |
| | 自己愛性パーソナリティ障害 |
| クラスターC群： | 回避性パーソナリティ障害 |
| | 依存性パーソナリティ障害 |
| | 強迫性パーソナリティ障害 |

の中において，カーンバーグの「境界性パーソナリティ構造」，ガンダーソンの「境界性パーソナリティ障害」，DSM-Ⅳの「境界性パーソナリティ障害」といった用語は，それぞれ異なった要素（特に，他の精神疾患との関連性）を含んでおり，捉える範囲もさまざまである．その点からしても，パーソナリティ

### 表5 パーソナリティ障害の全般的診断基準
（General Diagnostic Criteria for a Personality Disorder）

A. その人の属する文化から期待されるものより著しく偏った，内的体験および行動の持続的様式。この様式は以下の領域の2つ（またはそれ以上）の領域に表れる。
　（1）認知（つまり，自己，他者，および出来事を知覚し解釈する仕方）
　（2）感情性（つまり，情動反応の範囲，強さ，不安定性，および適切さ）
　（3）対人関係機能
　（4）衝動の制御
B. その持続的様式は柔軟性がなく，個人的および社会状況の幅広い範囲に広がっている。
C. その持続的様式が，臨床的に著しい苦痛または，社会的，職業的，または他の重要な領域における機能の障害を引き起こしている。
D. その様式は安定し，長期間続いており，その始まりは少なくとも青年期または小児期早期にまでさかのぼることができる。
E. その持続的様式は，他の精神疾患の現れ，またはその結果ではうまく説明されない。
F. その持続的様式は，物質（例：乱用薬物，投薬）または一般身体疾患（例：頭部外傷）の直接的な生理学的作用によるものではない。

障害の診断分類は現在も未整理のままであると言わざるをえないであろう。

また，この米国の診断基準であるDSMは，生物学的精神医学の立場にある臨床家や研究者も利用できるように作られており，上記したように精神分析的な考えもとり入れられてはいるが，こころの働き（パーソナリティのありよう，ひいては自我機能のレベル）の表現形としての「症状」を主に取り扱った，臨床的に観察可能な症候学的分類であることも忘れてはならない。それは，症状を取り除くことが先決である米国の医療事情にも添っていると言える。現在は5版（American Psychiatric Association, 2013）になっており，その基準に従って臨床や研究が行われている。ここではⅣ版（1994）での，パーソナリティ障害についての全般的診断基準を表5に示す。

このように，基本的に症候学的な診断基準であるため，その基底に存在するパーソナリティのありようは考慮されてはおらず，よって治療的接近をも含んだ診断基準ではないのである。また，個人差についての配慮がなされていない点でも，特に自己の病理とも言えるパーソナリティ障害においては充分なものとは言えまい。こうしたことから，この診断基準に基づいての疫学調査結果が，

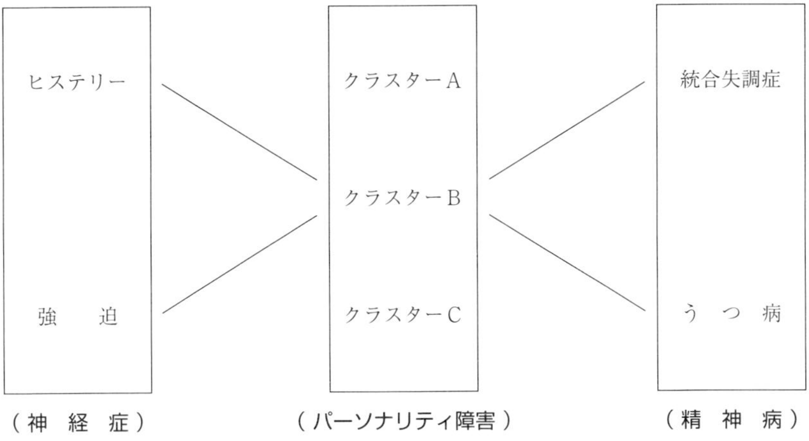

図2 パーソナリティ障害分類私案

研究者によってまちまちであるのも頷けるところである。それゆえ、さらなる改訂が不可欠であろうし、異なった視点からの新しい基準が加えられる必要があると言えよう。それが、本論文、そして本書の目的のひとつでもある。

## V パーソナリティ障害の分類私案

自己と他者との関係性の障害という側面と、臨床症状（DSMのクラスター群）とを繋げ、以下のように筆者はパーソナリティ障害を分類して考えている。すなわち、築ききれない自己を生きていくため、自己と他者との間のズレから生じる情緒（「さむしさ」や怒り）を自己と他者との間のどの位置に置くかを考慮した分類私案である（図2）。

---
①より他者側に置く（投影）————Schizoid（クラスターA群）
②自己と他者の間に置く（投影同一化）————Borderline（クラスターB群）←中核群
③より自己側に置く（自己愛的同一化）————Dependent（クラスターC群）
---

そして、クラスター群に示された多くの症状（表現形）は、不十分ながら自

己を確認し生きるための支えでもあるため，これらを手放すことは容易ではないが，一方では成長のきっかけを残しているものでもあると言える。

治療としては，それらの理解をもとに，認知はしているものの実感し言葉にできていない情緒を，治療者 – 患者間の関係性の中で共有し，ともに抱えることによってそれらの情緒を実感し，形成途上で障害されている自己感覚や他者感覚を修正し，能動性を築きあげていくことが目標となるであろうし，その能動性こそが，その個人の自己の確立に繋がるものと考える。

以下，筆者の分類私案による3つの群に属する症例の治療経過を簡単に提示する。

### ①群：Dさん（30代，女性）

Dさんは，小さい頃より自分の言動を常に母親から監視され批判されてきたという。彼女は，小学生の頃，友達が家に来て一緒に遊んでいたら，急に母親がやってきて，「はしゃぎなさんな！　うるさい！」と友達を追い返してしまったというエピソードを語り，その母親に合わせて生きるうちに自分を見失い，どう生きていけば良いのか分からなくなってしまったと話すのであった。留年を重ねながらも大学を卒業した後，仕事に就いたのだが，職場の雰囲気に溶け込めず転々とした。

やがて彼女は，息苦しい家を出て一人暮らしを始めたのだが，隣室に住んでいる人が自分の出す音を嫌がってガラス戸を閉めるのだと言い，家の外でも自分を殺し，音を潜めて生活せねばならない苦痛を語るのであった。また面接での治療者の一挙手一投足を捉えて，「先生が咳をされたのは，私の話が嫌だからでしょうね」と言い，黙り込んでしまうのであった。筆者はそんな彼女に非常な窮屈さを感じながらも，それが彼女自身の抱いていた母親からの批判に対する無力感と怒りであろうと理解し，言葉で返すことに努めた。やがて，隣室の物音に聞き耳を立てる自分や，治療者の動作が気になる自分は，嫌がられても相手と関係があることを確かめる手段であることが語られ，怒ったり怒られたりすることでのみ，母親との関係が成り立っていたことを話した。そして，そんなことでしか寂しさを埋めることができなかったと語った。

ここまで至るのに，約9年の治療を要した。

## ②群：Eさん（30代，女性）

　幼少時に両親が離婚し，Eさんは母親と暮らすことになったが，母親は仕事のために遅くまでEさんを一人にすることが多かった。彼女は，母親が帰ってくるまで暗くなる公園で一人待っていたという。しかしその情景を彼女は，「遊ぶのが楽しくて，いつまでも家に帰らなかった」と話すのであった。

　治療を始めて3年目の頃，深夜の夜間外来にリストカットして訪れ，「主治医を出せ！　まだいるはずだ！」と当直医に食って掛かり，大騒ぎをした後，家族に連れられて帰り，それを翌日には健忘してしまっている日が続いた。治療者である筆者は，当直日誌を見るのが怖くなり，当直医に謝らなければならない気持ちにさせられたり，無力感を味わわせられたりする毎日であった。やがて彼女は，そんなことがあった次の日のある面接で，「この前の面接中，先生は何か他のことを考えているようで上の空だった」と語った。治療者はいつでも必ず彼女の前にいるはずであるとの彼女の幻想がそこにはあった。そして，その思いが裏切られたときの怒りが，リストカットして夜間外来を訪れる行動として筆者に投げ込まれていたことが理解された。筆者はその理解を言葉にして返すことに努めたが，この時点ではEさんは寂しさや怒りを実感として抱くことができなかった。

　実感としてその情景を語るようになるまでには，あと4年の経過が必要であった。

## ③群：Fさん（40代，男性）

　幼少期に母親を亡くしたFさんは，その後にやってきた継母に叱咤激励されて育ったという。彼は自分に鞭打ちながら時間を惜しみ頑張るのであるが，目的が成就されそうになるや否や，まったくやる気を失くして継続できなくなってひきこもってしまうのが常であった。治療では，母親を亡くしたことをめぐる作業（mourning work）がなされなかったことが彼の精神的困難さを生んでいるのであろうとの仮説をもとに，その目的に向かって彼もエネルギーを注いだが，数年の間，何の変化も起こらなかった。しかし彼は，治療者である筆者を理想化はすれ，決して責めはしなかった。むしろ彼自身を責めるのであった。そんな彼を前にして，筆者は自分の存在をあたかも無視されているような気持

ちに陥った。しばらくして分かってきたことだが，彼は亡くなった実母と自分とを自己愛的に同一化し，実母への怒りを自分に向け，実母がいないという現実を否認しつづけていたのである。それゆえに，実母以外の他者に目を向けることはなかったのである。週2回の治療は今も続いているが，ようやく最近になって治療者に会うことの嬉しさと別れの寂しさとともに，10年以上におよぶ長い治療で何も得られなかった虚しさを語るようになった。そして，筆者に対する怒りの感情は恐ろしくて向けきれないと話せるようになった。筆者との間でもひきこもることが怒りの表現であることは，まだ意識できないようである。

## VI おわりに

本章では，パーソナリティ障害の，米国における診断分類をめぐる力動精神医学研究の歴史と，今日的分類を記し，それらに対する批判に応える形になるよう希望して，筆者の分類私案を付け加えた。診断とは，治療者との出会いの中から生きる手立てを得ようとしてやってきた患者に，治療者としてどんな援助ができるであろうかといったことを必ず含んだものでなければならないと筆者は考えている。

## VII 付　記（改訂にあたって）

本書が出版されて10年が経ち，改訂するにあたって当然ながら付け加えるべきことがいくつかある。そのうちの3つの事項を挙げてみる。

### 1．診断の軸としてのナルシシズムの在り方について

前書では，診断スペクトラムとして，自我機能の在り方や対象関係の在り方を軸に神経症－ボーダーライン－精神病を考え，そのラインでパーソナリティ障害を位置付けたが，パーソナリティ障害を自己の在り方の病理として理解した場合，生きる構えとしてのナルシシズムという要素がそこに絡んでおり，診断の軸としてのナルシシズムの在り方というもう一つの軸が加わるのではない

かと思われる。もしそうだとすると，神経症－ボーダーライン－精神病という単純な横並びでのスペクトラムではパーソナリティ障害を位置付けられないのではないかと言える。つまり，神経症にも精神病にもそれらに特有のナルシシズムの歪み（パーソナリティ障害）が重複した形で入り込んでくるのではないかと考えられるのである。これは，DSM における多軸診断とも重なることであり，コフート Kohut, H. が，自己愛には自己愛の発達経路があると言ったこととと一致する。

今後，ナルシシズムの病理を軸に加えた診断スペクトラムの再編成が必要となってくるであろうし，そのラインでのパーソナリティ障害の再定義をしなければならないであろう。

## 2．外傷に起因する障害について

自我機能の在り方や対象関係の在り方，あるいはナルシシズムの在り方といった診断軸は個人の在り方に帰する考え方であるが，外傷に起因する障害の場合は，個人だけでなく周囲の環境の在り方にその原因を帰することができる障害であり，環境との関係性から，それに沿った自己として生き長らえざるを得なかった生きるための手段としての自己の在り方が，パーソナリティ障害として診断されているという視点が必要なのではないかと思うのである。症例を挙げてみる。

抑うつ症状と数回の自殺企図のために来院した 20 代前半の G 男は，「人が信用できない」「自分が分からない」と訴えたが，初診時も治療を受けるかどうかでアンビバレントになり，付いて来た母親や新患担当の筆者を困らせた。結局，彼は治療を受けることに決めたのであるが，それは「お母さんを困らせたくない」という理由からであった。二重国籍を持つ彼は，幼少期から両親の祖国と日本とを，その時の両親の置かれた状況や気持ちによって行ったり来たりさせられたのであるが，そのことが彼をして「何時，何が起こるか分からないし，誰も信用できない」「自分がどんな人間なのか分からない」との思いにさせたことは明らかであった。しかし，一方で「お母さんを困らせたくない」という思いもあって，すべての出来事にアンビバレントとなり，両親をはじめとした周りの人たちを振り回した。国籍選択をめぐっても，進学をめぐっても，彼は

その時その場で気持ちが変わり，一旦決めたことをひっくり返すのである。そのためもあって，「パーソナリティ障害」との診断となったのである。

しかし，それが「障害」であるとすることには，治療者である筆者にとっても違和感を抱かせられるものであった。つまり，彼にとってそのような状態になることは，彼が置かれた環境の中で自分を守り生き長らえる術（手段）としての自己の在り方なのであり，また幼初期から吐き出すことのできなかった怒りを間接的ではあるが表出する手立てなのであろうと考えられる。それを「障害」とする視点は一方向的な見方であって，治療の方向性を見失ってしまう可能性をも含んでいるものなのではないかと思うのである。

## 3．自己と他者との関係性（コミュニケーション・パターン）からの「パーソナリティ障害」

パーソナリティ障害と診断された20歳代後半の手首自傷を頻回に繰り返す女性が語ったことであるが，彼女は常に相手のその時その場での心の状態を読みそれに合わせて自分の発する言葉や行動を選んでいると言い，本来自分がどのように感じどのように行動するのが自分らしいのか分からなくなったと言った。彼女はそんな自分を本来の色を忘れたカメレオンに例えた。「私は自分を守るために周りの色に合わせて色を変えている（保護色）内に，本来の自分の色が分からなくなったカメレオン」と言うのである。そしてまた，「手を切る時だけ自分を感じることができるし周りが自分のことを考えてくれる。だから，手を切るなと言われることは死ねと言われること」と言った。彼女は，自分の存在に無関心であった母親に育てられ，母親との間で自分の存在を確認するためには，言葉では通じず，行動（自傷行為）で伝えるしかなかったのである。言い換えれば，彼女にとっては親との愛情を確かめる唯一のコミュニケーション・パターンであったのである。このように，「パーソナリティ障害」は，個人（自我）と他者（環境）との間（ボーダーライン）にある関係性の病理に見ることができると言えるかもしれない。

## 文　献

American Psychiatric Association (1980) Diagnostic and Statistical Manual of Mental

Disorders Ⅲ. Virginia, American Psychiatric Publishing.
American Psychiatric Association (1987) Quick Reference to the Diagnostic Criteria from DSM-Ⅲ-R. Washington D.C..（高橋三郎訳（1988）DSM-Ⅲ-R——精神障害の分類と診断の手引．医学書院）
American Psychiatric Association (1994) Quick Reference to the Diagnostic Criteria from DSM-Ⅳ. Washington D.C..（高橋三郎・大野裕・染矢俊幸訳（1995）DSM-Ⅳ——精神疾患の分類と診断の手引き．医学書院）
Gabbard, G.O. (1994) Psychodynamic Psychiatry in Clinical Practice: The DSM-Ⅳ Edition. Washington D.C., American Psychiatric Press.（舘哲朗監訳（1997）精神力動的精神医学——その臨床実践［DSM-Ⅳ版］ ③臨床編：Ⅱ軸障害．岩崎学術出版社）
Grinker, R.R., Werble, B., Drye, R.C. (1968) The Borderline Syndromes: A Behavioral Study of Ego-functions. New York, Basic Books.
Gunderson, J.G., Singer, M.T. (1975) Defining borderline patients: An overview. American Journal of Psychiatry, 132 (1) ; 1-10.
Hoch, P. & Polatin, P. (1949) Pseudoneurotic forms of schizophrenia. Psychiatric Quarterly, 23 (2) ; 248-276.
Jacobson, E. (1964) The Self and Object World. New York, International University Press.（伊藤洸訳（1981）自己と対象世界——アイデンティティの起源とその展開．岩崎学術出版社）
狩野力八郎（2002）重症人格障害の臨床研究——パーソナリティの病理と治療技法．金剛出版．
Kernberg, O.F. (1967) Borderline personality organization. Journal of the American Psychoanalytic Association, 15 (3) ; 641-685.
Kernberg, O.F. (1975) Borderline Condition and Pathological Narcissism. New York, Jason Aronson.
Kernberg, O.F. (1981) Structual interviewing. Psychiatric Clinics of North America, 4 (1) ; 169-195.
Knight, R.P. (1953) Borderline states. Bulletin of the Menninger Clinic, 17 (1) ; 1-12.
Kohut, H. (1971) The Analysis of The Self. New York, International University Press.
前田重治（1985）図説 臨床精神分析学．誠信書房．
Millon, T. (1981) Disorders of Personality: DSM-Ⅲ, Axis Ⅱ. New York, Wiley.
西園昌久（1992）境界例をめぐる最近の動向．（福島章編）境界例の精神療法．pp.17-62, 金剛出版．
牛島定信（1988）境界例の概念と，その変遷．現代精神医学大系 年刊版'88-B．中山書店．
牛島定信（1991）境界例の臨床．金剛出版．

## 第 2 章
# パーソナリティ障害のメタサイコロジィ

松木　邦裕

## Ⅰ　はじめに

　「パーソナリティ障害」は，今日では精神保健領域で普通に使用される臨床概念となっている。しかしながら日常臨床でのその高い使用頻度とは裏腹に，「パーソナリティ障害」の概念はいまだ，臨床家それぞれによって気ままに使われるにとどまっているように思われる。たとえば，自傷や多量服薬をすれば急遽「境界性パーソナリティ障害」と見立てられ，ひきこもりであれば「回避性パーソナリティ障害」，医療関係者とのトラブルが際立つ人は「人格障害」と見立てられるように，パーソナリティ障害の診断は，おそらくは厄介さが加味される特異な現象を抱えた人物に無責任にあてられている。
　このような事態は，実際の臨床にかなりの不利益をもたらしている。そのひとつをあげれば，概念は不明瞭なまま，「パーソナリティ障害」の診断名のついた人物は多くの精神医療機関から敬遠されがちである。なぜならそこにはその患者への治療者の不快感が反映されており，それが暗黙のうちに共有されることによっている。だが，パーソナリティ障害という疾患概念が精神科診断学領域から明確に提示されてくる様子はいまだ見えない。というより，むしろいまだこの診断名をもてあましている印象さえ受ける。
　しかしながらパーソナリティ障害とは「行動の病」であることは，臨床上の事実である。自傷，過食，性的逸脱行為，ひきこもり，家庭内暴力，薬物やアルコール嗜癖，反社会行為等，すべて行動に病理が表されている。思考や感情

が一義的に臨床問題として提示されるのではない．その実態がどのように理解されるだろうか．

本論文は，精神分析学による「パーソナリティ障害」の疾患概念化のパーソナルな試みである．それはその本質が，精神分析的メタサイコロジィに基づく識別に明瞭に見出されることの主張である．

それでは初めに，ここに活用する精神分析的メタサイコロジィの基本概念を提示する．

## II　パーソナリティ障害のメタサイコロジィのための基本概念

ここではふたつの理論をその基盤として紹介する．

ひとつは，フロイト Freud, S. による「精神現象の二原則に関する定式」(1911)に提示された，精神現象の二原則，すなわち"こころの一次過程と二次過程の識別"である．

そしてもうひとつはそのフロイトの考えとクライン Klein, M. の投影同一化論を発展させたビオン理論である．なかでもビオン Bion, W.R. の「考えることに関する理論」(1962) に見る，欲求不満とそれへのパーソナリティの対処についての理論化，すなわち，"投影同一化機能による思考の破砕と排出であり，それと対照的なアルファ機能による考えることの推進"である．つまり，一次過程と二次過程を推進する心的機能理論である．

この二つの論文に認めるメタサイコロジィ概念によって，パーソナリティ障害のメタサイコロジィが提案される．そこで続いて，フロイト，ビオンそれぞれの理論を簡略に紹介する．

### 1．精神現象の二原則（フロイト）の検討

フロイトは，臨床疾患概念である神経症と幻覚性精神病の両者における現実機能の障害に注目した．（表1参照）

そこで精神病の幻覚は，無意識の心的過程の作用に基づいており，それは「快−不快原則」に基づく原始的な一次的な心的過程／「一次過程」primary

**表1　こころの活動を規定する二原則：快－不快原則と現実原則**

1. 快－不快原則（快感原則）の支配——無意識の過程
   一次過程：欲動の発生⇒ 快の追求
   　　　　　　　　　　　　⇒ 即座の万能的充足空想・充足行動
   　　　　　不快（苦痛）の発生
   　　　　　　　　　　　　⇒ 即座の万能的除去・放散
2. 現実原則の支配——意識機能が作動する過程
   二次過程：欲動の発生⇒ 現実検討＝（意識的な）思考の介在
   　　　　　　　　　　　　⇒ もちこたえ，考えること（現実吟味）
   　　　　　　　　　　　　　　　　⇒ 充足行為，あるいは中止
   　　　　　苦痛の発生　⇒ もちこたえ，考えること
   　　　　　　　　　　　　　　　　⇒ 苦痛の軽減の行為

process の産物であることを述べた。この一次過程が為すのは，運動による快の即座のとり入れと，同じく運動による不快／苦痛の即座の放散である。それは，その人物が置かれている現実状況とは無関係に，ただちに万能空想的に，あるいは幻覚的に実行される。

しかしながら精神の発達において，幻覚での充足はそのままでは失望に至るとの体験認識は，快－不快原則とは異なり，何が現実かを区別する，新しい「現実原則」を精神に導入させた。

現実原則の導入の結果，外界現実把握のために心的機能は活動を始めた。感覚器官の意義が高まり，その感覚の性質を把握する意識に特別な機能——注意，銘記，記憶，判断——が生まれた。現実原則に従うとき，快感原則のもとでの運動による放散は，感覚印象を取り扱う意識水準での思考過程の介入の下での行為に取って変わった（「二次過程」secondary process）。

フロイトは神経症の心的素質は，性欲動が快－苦痛原則の支配に長くとどまり，空想との間に緊密な関係を作り，現実原則の支配が遅れたためであると考えた。つまり神経症においては，現実原則に基づく二次過程思考が支配的なのだが，性欲動の関連物は無意識に置かれ一次過程優勢にあるため，その快感原則行動を押さえ込もうとするこころの主要部分とせめぎ合いをするのである。すなわち**神経症では，（意識水準では）知られていない思考をなんとか考えようと試み続ける**のである。

こうしてメタサイコロジィの水準で，無意識過程で快－不快原則に沿う一次過程（運動による快のとり入れ，不快・苦痛の放散）が支配する精神病と，意

識機能を使用し現実原則に沿う二次過程（考えることの上での行為）支配の神経症をフロイトは識別した。

## 2. 考えることと排出すること

前述の論文でフロイトは，心的成熟後も無意識の過程には快－不快原則支配のままにある領域が残存することを述べ，心的発達によって現実原則が快－不快原則と完全に置換されたとはみなかった。つまり，「快感－自我」と「現実－自我」の分裂を述べていた。

それはビオンによって引き継がれた。ビオンは，パーソナリティは精神病部分と非精神病部分に分割されており，パーソナリティの精神病部分と非精神病部分は並存しながらそれぞれでまったく異なった心的機能を実行することを述べた。

欲求不満が発生し，その苦痛が感知されているとき，パーソナリティの非精神病部分は，欲求不満にもちこたえて，その知覚されているものを認識し考えようとする。すなわちアルファ機能を使って，知覚されている感覚印象を生得的な前概念（空の思考）と番わせ，思考（アルファ要素，言語性思考）を発達させる。このことによって苦痛をもたらす対象が（たとえ不在であるとしても）対象として認識される。すなわちこころに置かれる。そしてこうしてこころに置かれるようになった思考や対象を操作して連結させ，知覚されているものの実体をつかみ，それによって欲求不満にさらにもちこたえるとともに，不満の解消を現実環境に沿って企て，行為につなごうとする。

それに対して，パーソナリティの精神病部分の活動はまったく異なっている。パーソナリティの精神病部分は，フロイトが放散と述べた一次過程に沿った不快の即座の排出をなすのである。フロイトの述べた「乳児は，……高まる刺激と中絶された満足に際して，叫び声やからだを動かすなどの放出のための運動」をすることを，ビオンはそれらの激しい身体活動の動因として，無意識の空想の中で「具体的な投影同一化によるベータ要素の排出」，「現実への攻撃」をなしていると理解した。赤ん坊が泣きわめき，手足をばたつかせるという行動は，こころが不快という具体物を即座に排出し，それを感じさせる現実をその具体物の破片によって破壊する万能空想の一構成部分なのである。

もう一度詳しく述べてみる。欲求不満の苦痛が感知されているとき，そこで

直ちに幻覚的に，自己を攻撃し苦しめる具体的な悪い対象が不満の源泉として知覚される。その悪い対象の増殖を精神から除去するために，精神病部分は憎悪から，それがもの自体という考えられないものであるため，その幻覚対象やそれを知覚するみずからの知覚装置を破砕する。この破壊活動は，パーソナリティを微細に断片化し，その微片群を投影同一化の装置によって吐き出し，弾丸のように使用することでなされる。その結果は，フロイトの言う精神装置の崩壊であり，考える機能は保持されないため，考えられないベータ要素のみが外界に存在するようになるとともに，投影同一化による運動放出，排出のみがこころのなす働きとなる。万能感と全知が発達し，とり入れと連結は不可能である。

　クラインの概念を使って追加するなら，パーソナリティの精神病部分は，原始的な妄想－分裂態勢水準で機能しているのであり，非精神病部分は，抑うつ態勢水準で機能していると著される。前者は無意識の世界はおのれの外にあり，後者は無意識の世界がこころの中にあることである。

　ここで強調されるべきことのひとつは，パーソナリティの精神病部分と非精神病部分は並存する形であらゆる人の中に存在していることである。つまりその人物において，どちらのパーソナリティ部分がどのように優勢かによって，表在化する現象，病態が異なってくるのである。

　単純に例示すれば，精神病部分が圧倒的に優勢なとき，幻覚妄想，思考の分裂が著しい急性精神病が発症する。精神病部分が活動的でも，非精神病部分がその勢いを制御できるなら，正気の精神病者である。一方，非精神病部分がパーソナリティ全体を優勢に制御しているなら，神経症か正常者である。また精神病部分がある身体部位に限局して活発に活動しているなら，身体－精神病（たとえば重症心気，醜貌恐怖）である。

　しかるにここでの主題であるパーソナリティ障害では，パーソナリティの両部分がどのようにありうるのだろうか。

# III 精神分析による精神疾患範疇での
　　パーソナリティ障害の位置づけ

　精神分析においてはその黎明期から，臨床知見を踏まえて，乳幼児の正常な心的発達過程の提示と並行して，その逸脱の病的結果，すなわち精神病理として特異な精神疾患の発症が理解されてきた。そこでは，より早期の心的発達での病的逸脱が，より重篤な病理を発生させると理解される。
　たとえばフロイトやアブラハム Abraham, K. の研究からは，0歳から5歳までの正常な精神－性的リビドー発達段階に，口唇期，肛門期，男根期が段階的に位置づけられている。そして口唇期の精神病理に，"統合失調症"，続いて"躁うつ病"，口唇期から肛門期にかけての病理に"うつ病"，肛門期に"強迫神経症"，肛門期から男根期にかけての病理に"恐怖症"，男根期に"ヒステリー"と精神疾患がそれぞれ段階的に位置づけられた。
　もうひとつ，クラインの妄想－分裂態勢と抑うつ態勢という，口唇期を詳しく検索した0歳から1歳までの心的コンステレーションの発達からは，妄想－分裂態勢に"統合失調症"，"パラノイア"，そして抑うつ態勢に"躁うつ病"，"うつ病"，"神経症"が位置づけられる。
　これらを今日的な視点から検討するなら心的発達の病理は段階的に，精神病，(内因性うつ病を含む) 躁うつ病 (双極性障害)，パーソナリティ障害，(抑うつ，解離，不安，恐怖等を含む) 神経症と位置づけられることになろう。たとえば境界パーソナリティ障害の内的構造を提示したカーンバーグ Kernberg, O.F. のパーソナリティ・オーガナイゼーション論も，実際これに近いものである。追加するなら今日では，精神病以前に，自閉症性障害が位置づけられるであろう。
　それでは，パーソナリティ障害がこのような段階的発達病理に位置づけられることが，精神分析的メタサイコロジィからの理解にどのように関連するであろうか。

## Ⅳ　パーソナリティ障害のメタサイコロジィ

　ここでパーソナリティ障害が精神病と神経症の間に位置するというところから，メタサイコロジィからの精神病と神経症を再吟味してみよう。
　精神病とは，二次過程が作動できなくなっており，こころが一次過程でしか機能できなくなっているための病態である。すなわち，快－不快原則による不快の粉砕と排出の具体的な運動をもっぱらしている。それは Ps 水準，つまり無意識はおのれの外に幻覚されている。他方神経症は，一次過程を作動させたいが，すでに二次過程の支配が確立されているゆえに考える機能を作動させないではおれない。そして考える機能を作動させる二次過程を肯定している。しかし無意識部分では快原則支配も捨てきれないため，抑え込まれていながら，考えることに取り囲まれた中で一次過程を作動させようと試みるのである。それはD水準，つまり無意識はこころの中にある。
　パーソナリティ障害全般がときとして，鋭敏と言えるほど現実を確実に把握し巧妙と言えるほどに現実を上手に活用することは周知の事実である。そのことからもパーソナリティ障害では，現実原則が十分確立されていることは明白である。それゆえ普段は，考えることを内包する二次過程が優勢に機能していることも明らかである。だがそれにもかかわらず，パーソナリティ障害は意識的，ときに前意識的にその心的機能を停止させる。それからみずからの心的機能を意図的に操作して知覚しているものに目をつぶり，無知に置く。考えることを停止させる。その次におもむろに，あえて意図して一次過程を積極的に活動させるのである。つまり即座の行動による不快物の放散，排出をおこなう。つまり考えることよりも万能空想に浸る方を意図的に選択するのである。この事態を心的機能の倒錯的使用と言い換えることもできる。
　これが前述したように，パーソナリティ障害が「行動の病」であるゆえんである。つまり現実を意識的に無視し，快原則を放棄せず，優先させる。考えず悩まず，万能空想に裏付けられる快感充足行動，回避行動，発散行動といった行動をみずからが積極的に採るようにするのである。
　ときとして，パーソナリティ障害が精神病と鑑別が困難な様相を呈するのは，このため，すなわち一次過程の優勢のためである。しかしよく観察するなら，

表2 メタサイコロジィから見るパーソナリティ障害,神経症,精神病

|  | 神経症 | パーソナリティ障害 | 精神病 |
|---|---|---|---|
| 心の体験<br>(不快／苦痛) | 保持<br>⇩ | 排出（放散）<br>（意図して）<br>⇩ | 排出（放散）<br>（能力欠落のため）<br>⇩ |
| 現実認知 | ambivalence（量価）<br>現実の受容が困難<br>⇩ | avoidance（回避）<br>現実を意図的に無視<br>⇩ | alteration（交換）<br>現実の拒絶<br>⇩ |
|  | 考え込む<br>考えあぐねる | 悩まず，行動（排出）で処理<br>回避行動（ひきこもり）<br>発散（排出）行動<br>快感充足行動 | 外的世界の書き換え<br>空想の現実化<br>（妄想・幻覚）<br>（心の世界の外在化） |
| 心の機能<br>二次過程<br>一次過程 | 機能不全<br>抑止 | 意図的放棄<br>意識的使用 | 崩壊<br>無意識的汎用 |

精神病では排出行為によって，その人のこころが外界にちらばってしまうのに対して，パーソナリティ障害では，こころを外界にちらばらせていることが見えてくる。さらに，精神病では一次過程がもっぱら苦痛の排出運動に使われているのに対して，パーソナリティ障害では苦痛の排出のみならず，一次過程を快感の呑み込み運動にもより活用していることも見えてくる。アルコールや薬物の嗜癖，性倒錯や性快感の濫用，暴力，加害による対象の奴隷化等に見るごとくである。また，パーソナリティ障害は対象喪失の喪の哀悼に基づく抑うつ症状を呈しうるが，それは精神病では元来困難である。

ここで，疾患によるメタサイコロジィカルな相違をひとまず極めて簡便に整理すると，次のようになる。

精神病における二次過程の崩壊と一次過程の不可避な突出，パーソナリティ障害における二次過程の意図的停止と一次過程の濫用，神経症における二次過程内の一次過程の操作困難かつ放棄不能である。（表2参照）

それでは，パーソナリティ障害にこのような倒錯的な心的操作を強いるものは何であろうか。

それは，パーソナリティ障害はこころという世界を持っているが，そこに苦痛な感情や苦痛な思考を置いておくことが耐えられないからである。抑うつ不安に持ちこたえられないのである。すなわち神経症では苦闘しながら置いてい

表3　パーソナリティ障害に見る行動の種類

| 1. 苦痛の発散と欲動の充足 | |
|---|---|
| a. 衝動的暴力 | 家庭内暴力，反社会行動，虐待行為，暴言 |
| b. 自己破壊 | 自傷，自殺企図，拒食・やせ，自発性嘔吐，性的乱脈，過食 |
| c. 刹那的快感追求行動 | 薬物・アルコール・下剤濫用，倒錯的性行為，性的乱脈，万引き（苦痛や葛藤を快感で消そうとする行為でもある） |
| 2. 回避行動 | 自己愛的ひきこもり（不登校，出社拒否），種々の嗜癖，過食 |

るものを，パーソナリティ障害は意図して放り出すのである。

　ちなみに，臨床場面においてパーソナリティ障害の治療ではマネージメントが積極的に求められる理由がここにある。彼／彼女らでは能動的な排出によってこころの内容が外界にちらばっているため，こころの内容をこころに戻す必要がある。その作業がマネージメントなのである。

　再度明確にするが，パーソナリティ障害は行動の病である。その人のこころに抱かれた不安や悲しみ，苦悩，葛藤をこころに置いておき，それに持ちこたえてその含みを考え続けることをやめ，行動，行為によってそれらをこころから能動的に排出してしまおうとする在り方である。その心的排出行為は，身体的な行為として達成される。

　ここにその苦痛に蓋をし，上消しするための強い快感獲得行動が持ち込まれるなら，明確なこころの倒錯が生じる。たとえば，アルコールや薬物の嗜癖，性倒錯，性的乱脈というパーソナリティの病理行動においては，こころの苦しみ，悲哀，不安を薬物や性的興奮の強度の快感をもたらす行為で霧散させてしまう。（表3参照）

　しかし，それでもパーソナリティ障害が抑うつを訴えることは少なくない。これは何ゆえであろうか。

　パーソナリティ障害に見る抑うつの病理は，前述したようにそもそもは喪失の喪の哀悼の仕事（mourning work）を維持できないことに起因する。何らかの喪失のために発生した喪の悲哀感情，抑うつ不安を，意識的前意識的に**あえて**能動的にこころから排出するのだが，（彼／彼女はもはやこころという喪の哀悼過程を体験できるだけの内的な世界を持っているので，当然のことながら）

それはこころに回帰してしまう。その回帰してくる抑うつ不安が，拒絶している主体に迫害的に体験される。この感情が，臨床症状としての抑うつである。こうしてパーソナリティ障害は，対象喪失による悲哀の感情を，自己愛的自己の傷つきと被害的に知覚し，迫害的に押しつけられたものとして迫害的な罪悪感や悲哀感を体験するのである。ときにはこの罪悪感や悲哀感を，行動によって他者に強引に押し込んで排泄処理しようとする。他者への暴力，いじめ，虐待や暴言はこの定型的形態である。

さらにこの体験する自己部分を主体が排出すると，離人感，脱現実感が発生する。抑うつを無効にするひとつの手技である。

最後にもう一度，まとめてみよう。

パーソナリティ障害は，こころを確立させていながら，抑うつ不安に持ちこたえられないために，意図して二次過程を放棄し，行動による排出をなす一次過程を能動的に使うことで対処する人の病理的あり方／病態に使用される用語である。

## V メタサイコロジィから見た
　　パーソナリティ障害の再分類

上述したパーソナリティのメタサイコロジィから，今日パーソナリティ障害に分類されている病態の再分類をここに試みる。

生物学的研究知見と，症状と精神機能の多次元的量解析の組み合わせで診断を構成する米国精神医学会の診断システム（DSM-5）では，パーソナリティ障害は表面病態水準で以下のように分類されている。妄想性，シゾイド，シゾタイパル（統合失調型），反社会性，境界性，演技性，自己愛性，回避性，依存性，強迫性である。ここで新たに改行しています

今日多用されるこの分類を素材に検討する。

パーソナリティ障害は，排出もしくは制止の行動による抑うつ不安の対処をおこなうこころのあり方である。よって，妄想性とシゾタイパルでは，保持する不安が明白に迫害性もしくは破滅－解体性という精神病性の不安であるゆえに，両者は精神病に分類され，治療対処されるべきである。パーソナリティ障

表4　パーソナリティ障害の分類試案

| 1．排出行動型 | **反社会性，境界性，演技性，自己愛性（厚皮型）** |
| 2．制止－回避型 | **回避性，依存性，シゾイド，自己愛性（薄皮型）** |
| 3．パーソナリティ障害から除かれるべきもの | 妄想性，シゾタイパル ⇒ 精神病へ<br>強迫性 ⇒ 廃止 |

害からは外される必要がある。

　パーソナリティ障害に関する残りの類型は，抑うつ不安を基底に置いていると考えてよい。しかしいずれにおいても，現象としてはそれらの項目に該当していたものが，背景の不安が精神病性（迫害，破滅－解体）のものであることが判明することも見られる。その場合は，やはり精神病と位置づけ，治療対処することが最善である。

　これらの残りのパーソナリティ障害類型は，その行動の性質からふたつに分類される。すなわち不快の排出行動が優勢なあり方と，制止という行動による回避が優勢なあり方である。

　排出行動型は，反社会性，境界性，演技性がその典型である。自己愛性でも厚皮型はここに収まる。制止－回避型は，シゾイド，回避性，依存性がその範疇におさまる。自己愛性のうち薄皮型はここにおさまる。強迫性は両型の可能性を持つが，まったくの症状水準の類型，広範な病理を含むものであり，むしろパーソナリティ障害からは除去し，廃止するか，それぞれの疾病項目に収めるべきである。

　結果を表4として，図表化してみた。

## VI　おわりに

　ここでは，パーソナリティ障害を精神分析的メタサイコロジィから確定し，疾患エンティティとしてより正確に位置づけることを試みた。この試みは，パーソナリティ障害の分析臨床に基礎的指針をもたらし，治療にも寄与すると私は信じる。

## 文　献

American Psychiatric Association (Ed.) (2013) Diagnostic and Statistical Manual of Mental Disorders. Fifth Edition. Virginia, American Psychiatric Publishing.

Bion, W.R. (1957) Differentiation of the psychotic from the non-psychotic personalities. International Journal of Psychoanalysis, 38; 266-275. (中川慎一郎訳 (2007) 精神病パーソナリティの非精神病パーソナリティからの識別. (松木邦裕監訳) 再考：精神病の精神分析論. 金剛出版)

Bion, W.R. (1962a) A theory of thinking. International Journal of Psychoanalysis, 43; 306-310. (松木邦裕監訳, 白峰克彦訳 (1993) 思索についての理論. メラニー・クライン　トゥデイ②. pp.34-44, 岩崎学術出版社)

―. (中川慎一郎訳 (2007) 考えることに関する理論. (松木邦裕監訳) 再考：精神病の精神分析論. 金剛出版)

Bion, W.R. (1962b) Learning from Experience. London, Heinemann Medical. (福本修訳 (1999) 精神分析の方法Ⅰ. 法政大学出版局)

Freud, S. (1911) Formulations on the Two Principles of Mental Functioning. In: The Standard Edition of Complete Psychological Works of Sigmund Freud, Vol. XII. (加藤正明訳 (1969) 精神現象の二原則に関する定式. フロイト著作集6. 人文書院)

松木邦裕 (1998) 精神分析的精神療法の最近の病態に対する適応. 臨床精神医学, 27 (8)；969-977.

松木邦裕 (2005) フロイト「精神現象の二原則」論文を読む, 再々読む, そして考える. 精神分析研究, 49 (1)；10-16.

松木邦裕 (2007)「抑うつ」についての理論. (松木邦裕・賀来博光編) 抑うつの精神分析的アプローチ. 金剛出版.

第 3 章

総　　説：パーソナリティの病理構造と
　　　　　　パーソナリティ障害


永松　優一


## Ⅰ　はじめに

　前章「パーソナリティ障害のメタサイコロジィ」では，快感原則に従う「快感－自我」と現実原則に従う「現実－自我」の分割が述べられているが，これから述べる「パーソナリティの病理構造」は，「快感－自我」部分の病理とそれがパーソナリティ全体に与える歪曲を対象関係論的な視点から検討したものである。
　乳幼児は，出生後破滅不安から迫害不安へ，さらには妄想－分裂ポジションと抑うつポジションが相互に交代しながら，抑うつ不安のワークスルーを繰り返すことによって情緒的に成長していく。しかし投げ込まれた情緒が妄想－分裂ポジションでも抑うつポジションでも対処できないと個人が感じたとき，その情緒は心的発達ラインから逸れて，妄想－分裂ポジションでも抑うつポジションでもないその個人特有の病理性をもった迷路にはまり込んでしまう。このような行き場を失った情緒は，現実検討能力の光を避けるように，万能的な快感原則に従うパーソナリティ部分にもぐりこみ，次第にその領分を広げていき，さまざまな病理性を顕わにしていく。すなわちこの逸れてしまった情緒は現実原則に従う現実－自我ではなく，快－不快原則に支配された快感－自我の部分のなかで拡大していき，ひとつのまとまったパーソナリティであるかのような存在となり，パーソナリティ全体に影響を及ぼし病理的なパーソナリティが形成されていく。

病理的なパーソナリティは，英国クライン派精神分析のなかで陰性治療反応や治療の行き詰まりとして研究が積み重ねられ，さらに自己愛に関する研究の深まりとともに概念化されていった。以下に歴史的な展開に沿って概念の理解の深まりと広がりを示そう。

## II クライン派精神分析における病理的なパーソナリティ研究

### 1．空想とパーソナリティ

クライン派精神分析は古典的なフロイト精神分析を基盤にしながらも，独自の展開を進めてきた。その独自性は1943年から1944年にかけてのアンナ・フロイト Freud, A. らを中心とした古典的フロイディアンとの論争で明らかになった。

クライン派精神分析においてもっとも重要な理論的枠組みは，自己と内的対象群の交流の場となる三次元的空間としての精神内界の存在とそこでの対象群と自己の交流という理解モデル，そしてその心的空間での自我の状態，内的対象関係の性質，不安の性質，「妄想－分裂」と「抑うつ」という心的発達過程に形成された「ポジション」から成っている。それらは幼い子どもの治療のなかで発見され，成人の精神病や種々の病理的パーソナリティ患者の無意識においても活発に働いていることが明らかにされていった。

アイザックス Isaacs, S.（1948）も自己と対象群の交流のなかに，本能欲動，防衛機制，不安などの感情，空想，思考が内包されており，それはその個人独特の考え方，振る舞い，意識的空想という形で外界に姿を現してくる，と考えた。つまりその個人の独自の振る舞い，考え，空想は内的世界での自己の体験，交流の反映なのである。

このようにクライン派精神分析は空想という内的世界における対象群と自己の交流の姿を想定し，空想における体験様式はパーソナリティそのものであると考えた。クライン派精神分析の独自性，そしてその後のパーソナリティ研究に大きく寄与できたのはこのような理解モデルが基盤にあったからである。

## 2. 自我と対象関係の分割

　フロイト Freud, S. は 1911 年の「精神現象の二原則に関する定式」のなかで，自我の分割について述べていた。すなわち快感原則に従う快感 – 自我と現実原則に従う現実 – 自我との分割である。現実原則に支配された現実自我 – 対象関係と快感原則に支配された快感自我 – 万能的対象関係が並列して別個に存在していることが示唆されている。

　クライン Klein, M. (1946) は，フロイトの自我分割の理論を本能二元論との関係からさらに補強した。乳児は出生とともに死の本能の脅威すなわち自らの攻撃・破壊欲動による解体・破滅恐怖にさらされる。乳児はパーソナリティの核となる生の本能に充当されたよい自我部分を守るために，死の本能による破壊・攻撃欲動に満ちた悪い自我部分を隔離・排除しようとし，その自我部分を分割，断片化して対象群に投影する。こうして自我は分割され，それに伴って対象も分割される。一方の自我部分ではよい自己 – よい対象関係のなかでよい自己のなかによい対象を取り入れ，同化しようとし，もう一方の自我部分では悪い自己 – 悪い対象群において悪い自己を悪い対象群のなかに投影，排泄する。こうしてよい自己は強化されるが，悪い破壊的な対象群はさらにその攻撃性，破壊性を高めていく。ここにおいてクラインは本能二元論との関係のなかで自我，対象群がどのように分割されるかということを理論化した。死の本能が優勢で快感原則が支配的な自我 – 迫害対象関係と，生の本能が優勢で現実原則に支配された自我 – 対象関係という 2 つのパーソナリティ部分が分割した状態で存在することが明らかにされた。

## 3. 初期クライン派のパーソナリティの病理理解

　フロイトが「精神現象の二原則に関する定式」で提示した内的構造についての見解を臨床知見を踏まえて検討，展開したのは，クラインの盟友リビエール Rivière, J. (1936) である。彼女は陰性治療反応に関する論文のなかで，パーソナリティのなかに，傷ついた内的対象群への罪悪感に基づいた抑うつ不安に対処していくのに，万能，否認，理想化，脱価値化という躁的防衛を多用する特異なより構造化された自我 – 対象関係構造をもつ存在を指摘し，「躁的防衛構造体」と名づけた。この躁的防衛構造体は内的世界に健康なパーソナリティ

部分と並列して存在していて陰性治療反応を引き起こす。おのれの攻撃性によって傷ついてしまっている対象群への悔恨や哀悼を体験し，思いやりや償いの気持ちを向けていくことをこの躁的防衛構造体が妨げてしまう。つまり抑うつ不安のワークスルーを妨害し，治療の遷延化をもたらすというものである。この研究はその後のパーソナリティのなかの心的病理構造体の防衛的側面の識別に先鞭をつけたものである。

### 4. 精神病性パーソナリティと非精神性病性パーソナリティ（ビオン, W.R.）

ビオン Bion, W.R. は精神病者の精神分析的な治療, 研究を進めていくなかで, 彼は個人のなかに存在する別個の心的構造体として精神病パーソナリティと非精神病パーソナリティに言及している。非精神病的パーソナリティはフロイトの現実－自我－対象関係に，精神病的パーソナリティは快感－自我－対象関係にほぼ相当する。

精神病パーソナリティでは自我は欲求不満に十分耐え切れないため，投影同一化が過剰に行われる。その結果自我は断片化，弱体化していく。一方，断片化された自我は対象に投影されるが，精神病パーソナリティの対象は十分コンテインできないため，さらに自我の断片化，投影同一化は激しさを増す，という悪循環に陥っていく。自我が排泄したものはベータ要素となり，排泄されたベータ要素や断片化された知覚装置や超自我・自我成分を加えて凝集された奇怪な対象群（bizarre objects）が形成されていく。自己が対象に過剰に投影同一化された結果，自己と対象が未分化な自己愛対象関係が支配的で，現実検討能力を持つことができず，思考も象徴機能が不全に陥り思考も具体的思考となり，自我の認知判断能力は断裂，崩壊する。この心的状態が幻覚や妄想に支配された急性精神病状態である。精神病パーソナリティが非精神病パーソナリティを圧倒し，パーソナリティ全体を支配したとき精神病症状を顕わにしていく。しかしこうしたときにも，もう一方の非精神病パーソナリティは機能しているとビオンは考えた。

### 5. 自己愛構造体

病理的なパーソナリティの理解はナルシシズムの病理と結びつくことが次第

に明らかになっていった。とくにメルツァー Meltzer, D. とローゼンフェルド Rosenfeld, H. は自己愛対象関係を臨床的な知見を踏まえて考察し，分割されたもうひとつのパーソナリティ部分との関係を描き出した。

　メルツァーは，自己の暴君的な部分が，残りのパーソナリティ部分が暴君的な自己に従わないと，取り返しのつかない状況に陥ってしまうような恐れを抱くように仕向けて，次第に暴君的な自己は力を拡大し自己全体を支配するようになる様子を描いた。そこでは暴君的な自己は死んだ対象，傷ついた対象と向きあっているのだが，抑うつを体験することを避けるため，躁的で暴君的な態度で対峙している。それによって残りのパーソナリティ部分はあたかも死んだ対象の攻撃から護られているかのようである。しかし対象への思いやりやいたわり，喪失感を味わう機会は失われ，抑うつポジションのワークスルーは妨害されパーソナリティ全体の成長も困難となる。メルツァーはこのようなパーソナリティのなかの心的構造体を，自己愛構造体と呼び，組織化されたきわめて悪質で倒錯的な構造体であり，患者の改善を妨げる重篤な要因とみた。

　ローゼンフェルドは死の本能とナルシシズムとの関係をさらに詳しく考察し，パーソナリティ内部の自己愛構造体の病理性を臨床的な知見をもとに理論的に位置づけた。

　フロイトは，生下時には対象を持たない，すなわち対象関係は存在しないと考えていたが，クラインは幼い子どもたちの分析を通して生下時から内的対象は存在し転移も生じることを例証した。クラインは早期の対象関係を原始的防衛機制が活発に作動し自己と対象群が未分化になりやすいことを明らかにした。ローゼンフェルドはクラインのこれらの業績に基礎を置いてナルシシズムの解明を進めていった。ローゼンフェルドはナルシシズム状態が自己と対象との分離を認識することに対する防衛となっていることを指摘した。それは分離への気づきが対象への依存感をもたらし，対象に対する羨望を刺激するからである。自己にはないよいものをわがものとしていて，楽しんでいる対象が許せないのである。クラインが述べているように，羨望はよい対象を破壊することであり，よい自己の基礎となるよいものの供給源を失うことであり，それは自己破壊以外の何ものでもなく，死の本能の最も純粋な表出物である。羨望を防衛するために，自己と対象の分化を否認し対象を自己の延長とみなす，すなわちナルシシズム状態を創り出すのである。それゆえナルシシズム状態を放棄す

るとき対象へ攻撃が向かうことは避けられないし，ナルシシズム状態へ固執する程度や放棄するときの攻撃の激しさは羨望の程度と密接に関連している。このようにローゼンフェルドはナルシシズムと死の本能そしてその表出物である羨望との関連を描き出した。

その後彼は死の本能と結びついたナルシシズムの破壊的な側面に注目した。脱融合された死の本能に支配されたパーソナリティ部分は，万能的で破壊的な自己愛対象関係を作り上げ，攻撃性・破壊性は理想化される。冷酷さや残酷さが賛美され，現実に背を向けたパーソナリティ部分であるため，多くの場合倒錯的であり性的興奮に満ちてもいる。この自己愛構造体は破壊的な犯罪行為を効率的に遂行する強力なリーダーに率いられたギャング団に例えられる。強い破壊性，勢力を保持し，弱体化を防ぐために，自己の依存的な部分と結託せず，ギャング団の秘密を警察——それは患者を助ける分析家——に暴露しないようにギャング団のメンバーを統制・支配する。万能感・優越感に浸っている自己愛構造体からすると，援助を受け入れること，変わることは弱さを意味し，悪いこと，失敗として体験される。このため残りのパーソナリティ部分すなわち依存的な対象関係は強力に妨害される。分析の中でこの種の患者が進展を遂げ，変化を求めるとき強力な陰性治療反応が生じてくるのはこのような自己愛構造体の存在によるものである。

メルツァーは自己愛構造体が抑うつ不安や罪業感を回避することがひとつの目的としたが，ローゼンフェルドはそうした不安に対する防衛は二次的であり，もっと原初的な不安，すなわち妄想－分裂ポジションでの自我の迫害不安，破滅不安を防衛し，破壊的ナルシシズムの理想化と優越力を維持することを目的にしていると考えた。

ここで，この自己愛構造体が実際の臨床場面ではどのように現れてくるのか，見てみよう。20代女性の精神分析的精神療法例で，迫害的な抑うつが強く多量服薬したり，あるいは強い羨望から夫が結婚前に付き合っていた女性へ激しい憎しみを向ける等情緒不安定な境界性パーソナリティ障害の症例である。いくつかの際だった病理的な側面を描写してみよう。

### 1）分裂・対立する対象関係

最初のセッションで，高校時代の男性の友達について触れ「高校時代にバンドを組んでいたときの仲間で，自分自身でもどうして連絡を取りたくなったの

かよくわからなかったが，数年ぶりに自分の方から連絡を取った。以前から憧れの気持ちもあったのかもしれない。自分の持っていないものを持っていて，夫とは正反対のものを持っているように思えた。夫はやさしいけれどアドバイスしてくれないし，はっきりものを言わない。でもその友人は私に対して「こうした方がいい」とはっきり言ってくれる。彼は高校中退してその後やくざだったこともある。今の仕事も3,4年働いたけど，もうすぐ辞めるらしい。そういう不安定なところもいい。銀行員の夫とは正反対だ」と語った。

その後，昔からよく思い浮かべる好きなイメージがあると言って，次のように語った。「静かな海岸線から沖へ延びる細い一本の堤防があり，その堤防の向こうに林立するビル群がある。そこはこちらの静けさとは対照的に騒音と活気に満ちた街並みがある」というものだった。

穏やかな夫と活動的で反社会的な男友達，静かな海岸と活動的で猥雑なビル群のイメージ，内的世界に相対する対照的で分裂した対象関係が存在していた。

### 2）破壊的・倒錯的な世界

たびたび夢を報告してくれたが，あるセッションでは「陽の当たらない暗い部屋にいるようだ。非常階段のところに男女6,7人がたむろしている。順に外に出ようとしている。鎧を着た見張りがいて，見つからないように脱出しなければいけない。見つかったら殺されてしまう。私の前にいた女の子は無事脱出した。次は私の番。怖いという感じはなく，スリルがある」

また別のセッションでは次のような夢を報告してくれた。「夫をレストランに一人残して夫の昔のガールフレンドの家へ向かっている。恐怖映画の主人公の怖いマスクをした男が数人の手下を引きつれてバイクでやってくる。怖い感じはない。彼らと一緒に家の中に入って行く。私は着ていた服を脱いで上半身裸のまま，ジーパンのポケットに手を突っ込んで歩いている。居間にはそのガールフレンドと思われるかわいいアイドル歌手がいる。サラサラのきれいな髪でかわいい服を着ている。私はその服を奪う」というものである。

はじめの夢では，非行グループのたまり場のようで，「非常階段」からは性的興奮を連想させる。「陽の当たらない部屋」「鎧を着た見張り」「脱出」からは肛門愛的な倒錯的な雰囲気，スリルを味わっているようだ。次の夢では，夫という穏やかな世界から離れて倒錯的な世界に近づいてゆく。露出症的な自分が羨望の対象である夫の昔のガールフレンドのよいものを強奪し自分のものに

し，反社会的で破壊的な方法で羨望を防衛している。そしてそのような世界が彼女の穏やかな世界と相対するもうひとつの世界で，倒錯的な快感によって彼女を引きつけていた。

### 3) 治療者との関係

治療開始から 20 回頃次のような夢を報告してくれたが，それは治療関係をよく物語っていた。「麻薬の密売組織と刑事が対立している。私は刑事の方についているが，どうなるんだろうと様子をうかがっている。女がピザ屋に電話しているのが見える。麻薬の密売はそのピザ屋を通して行われていた。その女は『麻薬を』と言っているが，ピザ屋の店員は『配達できません』と答えている。ピザ屋にはもう警察が手を回しているようだ。その女は初めは刑事の側だったのに，いつのまにか麻薬組織の一員になっていた」

「刑事」＝治療者と「麻薬の密売組織」＝自己愛構造体が対立している。自己愛構造体の目論みは，「麻薬」という倒錯的な快感で健康な自己の目をくらませ，彼女を完全に支配することにあるのだが，「私」の分身である「女」は倒錯的な快楽・誘惑に負け再び密売組織に身を委ねてしまっている。「刑事」＝治療者は，ピザ屋を抑える等さまざまに手を尽くし少しずつその影響力を拡げてはいるようだが，まだまだ弱々しく，「麻薬の密売組織」＝自己愛構造体との戦いが続いている。

健康な自己は治療者と手を組んで成長しようとするのであるが，自己愛構造体はその行く手を麻薬という正気を麻痺させ衰弱させる方法で妨害しようとしている。麻薬は一度その味を覚えると次第に神経を侵し，それなしでは生きていけなくなる。そのように一度自己愛構造体の倒錯的な味を覚えた「私」はそうそう簡単にはそこから抜け出せない，ということをこの夢は物語っているのである。

## 6．病理構造体

スタイナー Steiner, J. は，これまで研究されてきたパーソナリティのなかのさまざまな病理的な心的構造体を病理構造体と総称し，これまでの研究を統合する試みを行い，さらに新たな視点を持ち込んだ。

スタイナーは病理構造体を次のように考えている。妄想－分裂ポジションにおける原初的な破壊欲動から産み出される自己の断片化や迫害不安に対する防

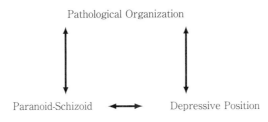

図1　Ps, Dと病理構造体との関係（Steiner, J., 1993）

衛として病理構造体はそもそも作り出されたものであるが，抑うつポジションにおける不安や罪悪感に対する防衛としても働く．病理構造体は安定した組織として，妄想-分裂ポジションと抑うつポジションそれぞれの不安，葛藤に対して防衛的に働く．

ビオンが指摘しているように，個人は妄想-分裂ポジション（Paranoid-Schizoid Position：Ps）と抑うつポジション（Depressive Position：D）という2つの異なる性質の不安，防衛，対象関係を揺れ動きながら（Ps⇔D），抑うつポジションでの抑うつ不安のワークスルーを繰り返すことで情緒的に成長する．病理構造体は真実への洞察に気づかないふりをし，真実を巧妙に取り繕いある種の偽統合をもたらす．しかしそれは抑うつポジションでの真の統合への妨害となるし，ある種の安定を患者に供給し，不安や苦痛から逃れられるという幻想を与える．

スタイナーは，病理構造体はパーソナリティの残りの部分と分割・解離し，自己と対象群が自己愛的に構造化された独特の病理的な構造体を作り出し，不安や恐怖からの逃げ場所を提供したりする防衛的側面と，病理的な世界がより倒錯的でパーソナリティの残りの部分を誘惑したり脅かしたりする搾取的な側面という二つの側面を持っていることを強調した．

さらにスタイナーの考えには，自己愛構造体などでは明確には打ち出されていなかった部分を含んでいる．それは妄想-分裂ポジションと抑うつポジションの間という唯一つの心の推移形態に加え，妄想-分裂ポジションと病理構造体，抑うつポジションと病理構造体という二つの心の推移形態を付け加えたことである．すなわち病理構造体を第三のポジションとみなしているのである（図1）．その第三のポジションとしての病理構造体は，心的退避所を形成する．

彼は病理構造体に，パーソナリティの局所論的視点だけでなく，さらに力動的な視点をも明確に見出したのである。

## 7．ブリトンの発達と退行のモデル

スタイナーの力動的視点は，ブリトン Britton, R.（1998）によってさらに推敲された。彼は妄想−分裂ポジション・抑うつポジションを，生涯にわたる人間の情緒的な成長・変化の絶え間のない周期的な一部として記述しようとした。そこにはビオンの定式を心の成長の観点から見ることも重ね合わせられている。

彼は乳幼児期の初めの妄想−分裂ポジションを Ps（1）とし，それが乳幼児期抑うつポジションに発展する過程を Ps（1）→ D（1）と表した。そして今日のあるときのバージョンを Ps（n）→ D（n）と表し，未来のある時点で生じることになるバージョンを Ps（n + 1）→ D（n + 1）表した。ビオンは考えが生まれてくるためにはコンテインすること，名づけること，統合することが必要であることを提案した。彼は D を形を生み出すものと見なし，コンテインメントの過程をこの形に意味を与えるものと見なした。これが起こるためには十分な期間 Ps に留まり，選択された事実が現れ D に心的配置が結晶化するのを待つ必要があるとした。ビオンはこれを Ps と D が交互に入れ替わる Ps ⇔ D という記号で表した。ここにおいて彼は，Ps はあるパターンが発展するまで持ちこたえられなければならないことを強調している。Ps は病理的な状態ではなく，不安定ではあるが成長へ向かう方向性と統合の芽を孕んだ状態を表している。

ブリトンの現在の Ps（n）→ D（n）から未来の Ps（n + 1）→ D（n + 1）への動きすなわち D（n）→ Ps（n + 1）は，今現在の安定したまとまりのある状態から離れ，まとまりのない不安定な，何が待ち受けているかわからない状態へ移ることである。臨床的な場面でいえば，たとえばあるセッションのなかで気づきが得られ，それによって今まで無意識の中に埋もれていた情緒が現れてくるときのような状況である。それは必ずしも快いことではなく，不快で自我崩壊感や喪失感を伴うこともある。このような不安定な自我状態に耐えることが次の段階である Ps（n + 1）→ D（n + 1）の動きへの土台になるのであるが，この D（n）→ Ps（n + 1）はそうそうたやすいことではない。Ps（n

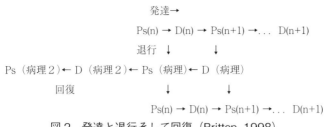

図2 発達と退行そして回復（Britton, 1998）

＋1）は心的発達であり，新たな知識，以前は分離されていた心的素材が現れてきた結果であるが，これはパニックや混沌への強烈な恐れを生み出すことがある。

このような不確かさや恐怖を避けるために，場合によっては心的発達ラインから逸れ，「退行」することがある。ブリトンはスタイナーが概念化した病理構造体への後ろ向きの退避のみを退行と名づけ，それ以外のどんな動きにも退行という用語は使わなかった。良い退行や悪い退行というあいまいな言葉の使い方も避けた。ブリトンは妄想－分裂ポジションモードの病理構造体を Ps（病理），抑うつポジションモードの病理構造体を D（病理）として表し，図2のような退行のモデルを示した。

退行のタイプとして D(n)→Ps(病理)はよく知られている。ブリトンは D（病理）の特性を強調している。さきほどの D (n)→Ps (n＋1) において，不確かでまとまりのない新生のポジション Ps (n＋1) に耐えることができずそこからの退行が D（病理）への退行である。これは，既成の以前信奉していたまとまりのある信念体系 D（病理）への動きであり，不確かさを終わらせたいという願いと断片化の恐れによって誘発された動きである。この防衛状態 D（病理）は，まとまりがあり道徳的な正しさの点では抑うつポジションに似ているが，苦悩や喪失感を伴わない。そしてつねにある程度の「全知」という特性がある。

病理構造体が活発に動き出すとき，もう一方の自己部分である現実－自我に敵対的となり，さらに力を増してゆくと，さらに支配的となる。すなわち病理構造体はパーソナリティ全体の力動的な状態を決定する大きな要因になる。病理構造体の病理の内容とその程度によっては，パーソナリティ全体は PS 的に

もD的にもなりうるのである。

　その病理構造体の病理は，同じ個人であれば常に同じ病理が出現してくるというものではない。その個人の過去現在にわたるさまざまな内的な経験，力動的な状況を背景に，快感−自我がより強く現実に背を向けるときにはより病理的な病理構造体が，そうでない場合には程度の軽い病理構造体が形作られることになる。これまで多くの精神分析家は病理性の重い，したがって変化しにくい病理構造体を記述してきた。もちろん高度に組織化され倒錯的でパーソナリティ全体を支配しているような場合はそうであるが，日常生活のなかでの不安や罪悪感の防衛として現れてくるような場合，はじめからそのように高度に組織化されるということはない。現れては消えてゆくものも多いし，同時に複数の病理構造体が現れることもある。しかしそのような日々の情緒的な積み重ねが人間の成長を促している。

　ブリトンは病理構造体を，重症で長期にわたる重い病理のものだけではなく，さまざまな日常の内的な経験によって形作られ変化してゆく一時的で風邪のようなものだったり，ひとつのセッション中に正常な発達ラインへと回復する軽症で短い時間で消滅したりする軽症のものも含めている。そうして，日常の生活や対人関係におけるさまざまな情緒的な経験や精神分析の臨床における細やかな変化を，情緒的な成長の転換点として評価し見極め，検討していく足がかりとして病理構造体を生かすことができることを示している。

　ここでブリトンが示している退行・発達が臨床の場でどのように現れるのか，見てみよう。

　はじめにPs (n + 1) → D（病理）→ D (n) に変化していく症例を示そう。症例は精神分析的精神療法を行っている30代の恐怖症の女性で，クリスチャンの家庭に育ち絶対的な存在である神に対して，あるいは親や目上の者に対する恐怖が著しく，それは治療関係においても顕著だった。

　治療開始3年目に入った頃のあるセッションからである。まず沈黙から始まり，彼女は治療者から身を隠したいようだった。治療者が沈黙に触れると，彼女は少しずつためらいがちに話し始めた。治療者に気に入られるように話さなければならないことの苦痛や，自分の思ったことをありのまま言ったら相手を傷つけるのではないか，という不安があるなどの話が語られた。ときおり治療者からの「なぜ？」「どのように？」などの問いかけが織り交ぜながら，やり

とりが続いた後に，彼女は息子（10歳）との次のようなやりとりを報告した。

掛かってきた電話を息子が取り，電話の相手は夫のようだったので，息子が受話器を置いた後で彼女が息子に「お父さんは何と言ってた？」と聞くと，息子は「いつもいつも『何と言ってた？』と言わないでよ！」と『ブチ切れて』（患者の言葉）怒りだした，という。彼女は，確かに自分が息子の立場だったら，何から何まで話さなくちゃいけなかったら嫌だろうと思うと語り，幼少期の母親とのやりとりを想起した。遊んで帰ってくると母親は必ず「誰と遊んできた？」「○○ちゃんじゃないでしょうね，○○ちゃんはだめよ」と執拗に，詮索するように聞いてくることがたまらなく嫌だったことを語った。

そのような母親に対する思いは，語り口は一見穏やかではあったが，「ブチ切れて」という言葉に表れているように，詮索されることに対する「怒り」に重点が置かれていた。しかし治療者はその情緒をそのときは十分に汲み取ることができず，転移解釈をする際「怒り」という攻撃性を取り上げず，彼女の「苦痛」という受動的な情緒に重点を置いた解釈をしてしまった。解釈がまったく間違ってはいなかったものの，焦点が外れていた。その結果，彼女の治療者への怒りの感情は結局，意識化，言語化されず，すくい取られる寸前で取り逃がされてしまった。それまでは，治療者と触れあいながら面接は進んでいるように思えた。しかし，その後は「自分は治療から逃げようとばかりしていて，そういう自分では進歩がない，きちんと治療しなければならない」などという，一見抑うつ的だがそれまで何度となく治療者との間で繰り返されてきた内容で，語り口も平板で治療者にはとうてい洞察には思えなかった。治療者が面接が上滑りしていることに気づいたのは面接も終わりに近づいた頃だった。「治療者の気に入る患者を演じているのでしょう」と介入すると彼女は肯定した。その回はそこまでで面接は終わった。

次回の彼女は，前夜まったく眠れなかったこと，前回の面接の後から具合が悪く何も手につかなかった，と語った。そしてそれは前回の面接の内容が重くこたえたからで，その苦しさは裸にされたような状態で，そして口先だけで「治療しなければならない」と言ってもそれは治療者に見透かされていると語った。治療者は弱々しい彼女に対して暴力的にその秘密を暴く恐ろしい絶対的な対象として立ち現れていた。しかし，その後次第に彼女は「前回の面接はとてもこたえたけど，直視しなければならないし，それは悪いことではなく新たなスター

トラインに立ったような感じがする」と気持ちを込めて語り，治療者が健康な自己に協力していることに改めて気づいたようだった。

　はじめの面接は，「怒り」を意識化することはいい対象を傷つけ，その結果対象を失うのではないかという抑うつ的な不安と同時に，対象からどんな恐ろしい仕返しに遭うのかという迫害的な不安にも直面しなければならないことだった。この自らの攻撃性がもたらす抑うつ不安，そしてさらにそれに続く迫害不安はこれまでの治療関係のなかではじめて語られたものだった。すなわちD（n）→ Ps（n + 1）だった。治療者はその変化に十分対応できず，その不安をすみやかに汲み取り解釈することができなかったために，患者は不安に耐えきれず病理構造体D（病）に退行し，彼女は再び治療者から身を隠してしまった。そしてそこには，淡々とした調子であたかも洞察しているかのように語りながら，その裏で治療者の追及を逃れほっと胸を撫で下ろし，自分の思い通り，自分の得意なシナリオに持ち込めたという，そこには勝ち誇った万能感も窺えた。その次の回では，前回の面接の最後のやりとりで，引きこもりの殻を破られて「まる裸」にされ，万能感を傷つけられた苦痛を語った。しかしその後次第に抑うつ的な情緒が展開され，次の新たなD（n）へと進んでいった。

　次にD（n）→ Ps（病理）の例も示そうと思う。症例は5）自己愛構造体で示したものと同じ症例である。

　あるセッションでのやり取りである。必ず弁当を平らげて帰ってくる夫が，昨日は昼食会があって，弁当にまったく手を付けずに持って帰ってきた。彼女はその弁当を捨てていて，とても寂しくなったと言う。治療者にもその寂しさが伝わってきたので，相づちを打ちながら愛情を受け取ってもらえなかった寂しさについて言葉を添えると，彼女は頷いて「ええ」と答えた。治療者は寂しさやそれに伴う情緒が語られることを期待した。ところが，それとはまったく関係のないセックスと暴力の混在した夢を語り始め，寂しさという情緒も消え去ってしまった。寂しさという情緒に留まることができず，倒錯的な世界Ps（病理）に逃げ込んだのである。

## 8．病理構造体とパーソナリティ障害との関係について

　パーソナリティ障害の患者は不安や抑うつ，不快，苦痛等の情緒に持ちこたえられなくなったときに，現実－自我の働きを停止させ，それまで保たれてい

た現実−自我と快感−自我のバランスを意図的に崩して，快感−自我が優位に働けるような状況を整える。すなわち快感−自我の部分はより病理的な病理構造体としての性格を持ちはじめ，もう一つの健康なパーソナリティ部分である現実−自我と敵対し，さらに病理構造体という破壊的なシステムを操作し万能的な力を獲得したかのように振る舞い，パーソナリティ全体をコントロールしようと目論む。

そのような病理構造体の圧力のもとにさまざまなタイプのパーソナリティ障害が形成されていく。どのようなパーソナリティ障害が現れてくるのか，考えてみよう。

### 1）シゾイドパーソナリティ障害

病理構造体はそもそも現実の不安や苦痛，抑うつ等に耐えられないときの退避所として現れるのであるが，その不安が甚だしい場合，すなわち迫害不安あるいは精神病性の不安等の重く苦痛な不安から逃れようとする場合，病理構造体に強く引きこもった状態が続く。そのようなタイプがシゾイドパーソナリティ障害である。病理構造体に引きこもることによって，妄想−分裂ポジションや精神病状態に陥ることから保護されている。シゾイドパーソナリティの特徴は，周囲から孤立し感情的に距離をとる態度，万能的な態度，内的現実への没頭，現実感の障害である。快感−自我は病理構造体に深く埋没し，理想化された対象と融合して万能感浸り，没頭することで現実的な不安を遠ざけ，否認する。病理構造体に引きこもった自我部分が大きいとそれだけ健康な現実−自我はやせ細り，また病理構造体の支配が強いため他者への依存は否認され，周囲への関心も薄れている。シゾイドパーソナリティ障害の患者が対人関係に無関心で，超然とした態度はこのような病理によるものである。

### 2）回避性パーソナリティ障害

引きこもりという病理は回避性パーソナリティ障害にも共通するが，回避性の場合は，抱えている不安・苦痛がシゾイドパーソナリティ障害の場合のような迫害不安や精神病性の不安ではなく，抑うつ的な不安や罪悪感・苦痛である。快感−自我は内的現実に没頭するほど病理構造体に埋没しているわけではなく，より現実−自我が活発で健康度が高く，現実の対人関係にも無関心ではなく，逆に求める気持ちが強い。回避性パーソナリティ障害の場合は，妄想−分裂ポジションではなく抑うつポジションに対する防衛である。

### 3）自己愛パーソナリティ障害

次に病理構造体内部の基本的な構造の病理そのものがパーソナリティの特徴として強く現れている場合を考えてみよう。病理構造体の構造の基本は死の本能の支配下にある自己愛対象関係である。そこでは快感－自我は迫害的・破壊的・万能的な対象と過度の投影同一化によって融合してナルシシズム状態となり，快感－自我は万能感に満ち，破壊性，攻撃性は理想化される。この万能感が中心的な病理を示すとき，自己の万能・誇大・優越を誇示し，対象を軽蔑・支配しようとし周囲に対して無関心となる。この特徴がもっとも前面に出ているのが自己愛パーソナリティ障害である。理想化された対象と快感－自我は合体し，自己愛的な充足に浸りそのこと自体に没頭してしまい，外界対象との関係に関心を向けなくなる。自己愛パーソナリティ障害の場合，支配性や破壊性に満ちた迫害的な対象との自己愛対象関係が特徴的であるが，この自己愛対象関係のオリジナルは内的世界での母子関係であり，乳幼児期の空想上のそのような対象関係の理想化である。健康で現実的な現実－自我や対象は無能なつまらないものとして排除される。なぜならそれらは現実の壁にぶつかって傷ついたり抑うつを体験する弱い部分としてみなされ，軽蔑されるからである。さらにこの病理構造体は抑うつ不安からだけでなく，羨望からも保護してくれる。羨望は最も強烈な破壊性を秘めているので，羨望があまり高まると自我も対象群も破壊され，迫害不安や破滅不安を引き起こす。ゆえにそのような対象と同一化し，理想化することによって羨望を含む破壊的な対象を宥めようとするのである。あるいは自らが羨望される側になることで羨望を防衛しようとしているのである。この自己愛パーソナリティ障害は摂食障害の中核的な患者群の病理である。

### 4）反社会性パーソナリティ障害

破壊性・攻撃性が前面に出てくると，反社会性パーソナリティ障害となる。この場合の攻撃性・破壊性は理想化される傾向にある。病理構造体の構造がより高度に複雑化すると理想化も強くなり，また倒錯性も増す。現実－自我は病理構造体にからめとられ，本来備えているはずの倫理観は麻痺させられる。その結果犯罪行為に走る危険性は増し，犯罪を犯す自分が，何かすばらしいことに着手するかのような，倒錯的な思いに支配されるようになる。

### 5）境界性パーソナリティ障害

万能感，破壊性，攻撃性，倒錯性，自己破壊性（自傷）等の病理構造体の病理性の全てが同時にあるいは交代して出現し，不安定で混乱した状態が続くのが境界性パーソナリティ障害である。症状としては，不安定な対人関係，同一性障害，衝動的な自己破壊行為（物質の乱用等），自殺，または自傷の繰り返し，情緒の不安定さ，慢性的な空虚感等である。この不安定さは現実－自我の未熟さに由来する。現実の困難や苦痛，不安，抑うつに出会うとき，自我はそれに耐えられず，そのような情緒を背負わされた快感－自我は病理構造体へと姿を変え，衝動的な自己破壊性，攻撃性，倒錯性等が顕になる。病理構造体はその悪性度を増すにつれ，現実－自我を圧迫するようになり，現実－自我はさらに弱体化する。そして情緒不安定，空虚感，同一性の低下等をきたす，という悪循環に陥る。

### 6）依存性パーソナリティ障害

依存性パーソナリティ障害の「支持または是認を失うことを恐れるために，相手の意見に反対を表明することができない」「独りになると不安や無力感を感じる。または独りになるのを避けるために手段を尽くす」「世話をされたいという広範で過剰な欲求があり，そのために従属的にしがみつく行動をとる」等の症状はただ弱々しいだけで一見病理構造体とは関係ないように見える。しかし，相手に濡れ落ち葉のようにしがみつき，あるいは常に他者の尻馬に乗って一切の責任を逃れられる安全な場所に身を潜め，外の世界を見下し支配したかのような態度は，そこには隠れた万能感が窺われる。外見は受身的で，さまざまな状況において弱々しく独り置かれる恐怖を語る一方で，ある限られた関係の中では支配的で攻撃的である。そこには自己愛的で万能感に支配された病理構造体の存在は明らかで，受身的あるいは弱々しさは病理構造体を覆う隠れ蓑である。

### 7）演技性パーソナリティ障害

演技性パーソナリティ障害の特徴は，誇張した情緒表現，誘惑的な態度が顕著で，強い性愛性，注目の的になることを求める露出症的な欲求が強いことであるが，そこには対象を引きつけ思い通りに操作しようとする万能的な傾向が際立っている。演技性パーソナリティ障害は一般にヒステリーといわれるパーソナリティが重症化したものであるが，そのヒステリーパーソナリティ自体は，

転換症状，解離，夢遊，豊かな空想等であり，対人交流のなかでの情緒は豊かで取り入れも豊かである．精神分析はヒステリーのこの豊かな情緒応答性に支えられて発展してきた，と言っても過言ではない．このような状態に留まっているヒステリーの快感−自我は，現実−自我と競り合って対象と結びつこうとしているかのようである．しかしその豊かさが過剰になってしまい，より重症の演技性パーソナリティ障害になると，快感−自我は素手では現実−自我には勝ち目がないので，病理構造体という病理的な鎧を身につけ，現実−自我を打ち負かし，対象を我が物にしようとしているかのようである．

## III　まとめ

　病理構造体は，クライン派精神分析のなかで展開されてきたパーソナリティの理解に基づいている．ここまでクライン派のパーソナリティ理解について歴史に沿ってみてきたが，病理構造体として総称されるパーソナリティの構造の特徴をまとめておきたい．さらに治療についても簡単に触れておきたい．

### 1．自己愛的，万能的であること

　病理的なパーソナリティ構造の最も中心的で基本的な特徴である．乳幼児的で原始的な万能感に支配され，自己と対象群が過剰な投影同一化によって未分化なナルシシズム状態をつくりあげている．この万能的なナルシシズム状態は死の本能およびその表現形である羨望の防衛であると同時にその充足でもある．このナルシシズム状態のなかでは羨望だけでなく他のさまざまな病理的な側面も醸成されてゆく．そこは他の世界とは切り離され，現実検討の及ばない自己充足的な世界が作り上げられていて，その様相はケースによってさまざまであるが，病理性が増してゆくほどに複雑になり，と同時に倒錯的で嗜癖的な傾向が強くなってゆく．そしてときに反社会的な傾向が強くなる場合もある．

### 2．分割と敵対

　自己は自己愛的な部分と残りのパーソナリティ部分に分割されており，鋭く対立していて，対象関係も分割されている．残りの部分とは健康で，現実検討

能力が十分働いており，治療者と手を組んで洞察を深めようとしている依存的な部分であるが，自己愛的な対象関係が肥大してゆくとこの健康な対象関係は弱体化してゆく。自己愛的な部分はその部分がパーソナリティ全体の主人公であるかのように主張し，もう一方の健康な部分と敵対し脅したりあるいは嗜癖的な欲求を満足させるなどさまざまな巧妙な策略をもって自己愛対象関係が維持されるよう，さらに力を拡大させようとし，さらには自我全体を乗っ取ろうとする。

### 3．退避

スタイナーやブリトンが主張しているところであるが，病理構造体は妄想－分裂ポジションでの解体不安や抑うつポジションでの抑うつに耐える苦痛から逃れる目的でも使用される。それは一時的で病理性も軽いものから，妄想性で構造も複雑な病理性の重いものまで構造や病理性の内容の幅は広い。たとえ程度の軽い病理構造体であってもそこに退避していることを理解し評価することは，現在の治療の局面や今後の治療の行方・見通しをよりよく理解し予想することにつながる。

### 4．陰性治療反応について，治療について

もともと病理的な心的構造体の研究は陰性治療反応や治療の行き詰まりの研究に端を発している。一見治療は進んでいるように見えて情緒的に深まらない，治療は進展し情緒的に深まったかと思うと遅刻やキャンセルが続く，さらには引きこもり，中断にいたるなどの状況である。

そのような患者のなかには，話の内容は理屈が通っていて，治療者の問いかけや解釈に対して反応良く答えてくれたり，と協力的に見える場合も少なくない。病理的な部分はさまざまな策を練って健康な自己そして健康な自己と手を組んでいる治療者の目を欺きごまかそうとする。この病理的な部分が働いていることに気づくことは難しいことではあるが，この部分が働いていることに気づくことがまず第一に重要なことである。それには話の内容からだけでは気づきにくいことが多く，話の内容の整合性やわかりやすさに惑わされることなく，患者から受ける印象や雰囲気，すなわち逆転移をよく吟味することは病理的な部分の存在を見極めるきわめて有効な方法である。パーソナリティ障害の患者

の場合，自傷行為や過食・拒食などの症状あるいは病的な行動は，一見痛々しく周囲から同情や共感を得られそうに思えるが，実際にはそれらは倒錯的で，無責任な意味合いを含んでいるため，周囲に対して不愉快さや嫌悪感を抱かせる結果となる。このような病理性を踏まえておくこと，逆転移も生かしやすいのではないだろうか。病理的な部分の存在が見極められると残りの部分すなわち健康で依存的な部分の輪郭もはっきりしてきて，治療のなかで今どちらの部分が働いているのかわかりやすくなり，健康な部分への働きかけもしやすくなるだろう。

　治療は，図式的には，依存的な部分と手を組んで病理的な部分に立ち向かって行くことである。そしてこの病理的な部分に取り込まれている自己を解放し，現実検討能力，情緒，思考の自由度，対応能力が増すことを目指す。しかしこの病理的な部分の構造が複雑で強大な場合は，治療が難航し長期化することは避けられない。また病理的な部分から解放されそうな状態まで健康度が増してきているように見えても，長いあいだ対象群とべったりとした自己愛的な世界に閉じこめられてきた自己は，そこに留まることが危険であることは知的には理解できても，対象とのほどよい距離を取ることが難しいため，温々とした世界から追放されるような感覚に圧倒され，途方に暮れ被害的・妄想的になり，別の新たな自己愛的な対象関係に再び近づこうとすることも珍しくない。このように病理が重い場合，回復への道は一筋縄ではいかず，根気強く治療を続けていかなくてはならない。

## 文　献

Britton, R. (1998) Belief and Imagination: Explorations in Psychoanalysis. London, Routledge.（松木邦裕監訳，古賀靖彦訳（2002）信念と想像——精神分析のこころの探求．金剛出版）

Bion, W.R. (1957) Differentiaton of the psychotic from the non-pyschotic personalities. International Journal of Psychoanalysis, 38; 266-275. In: Spillius, E.B. (Ed.) (1988) Melanie Klein Today Vol.1. London, The Institute of Psycho-Analysis.（松木邦裕監訳，義村勝訳（1993）精神病人格と非精神病人格の識別．メラニークライン　トゥデイ①．岩崎学術出版社）

Bion, W.R.(1963)Elements of Psycho-Analysis. London, Butterworth-Heinemann.(Reprints: London, Routledge, 1984)

Isaacs, S. (1948) The nature and function of phantasy. International Journal of Psychoanalysis, 29; 73-97.

Klein, M.（1946）Notes on some schizoid mechanisms. In: The Writings of MELANIE KLEIN vol. Ⅲ. London, Hogarth Press.（狩野力八郎・渡辺明子・相田信男訳（1983）メラニー・クライン著作集4．誠信書房）

Klein, M.（1957）Envy and gratitude. In: Money-Kyrle, R., Joseph, B., O'Shaughnessy, E., et al.（Eds.）（1975）The Writings of MELANIE KLEIN vol.Ⅲ. London, Hogarth Press.（小此木啓吾・岩崎徹也責任編訳，松本善男訳（1996）羨望と感謝．メラニー・クライン著作集5．誠信書房，pp.3-89）

松木邦裕（1990）クライン派精神分析における人格病理，とりわけ人格の中の心的構造体についての研究の展開．精神分析研究，34（2）；81-91.

松木邦裕（2006）摂食障害の精神分析的アプローチ──病理の理解と心理療法の実際．金剛出版．

Meltzer, D.（1968）Terror, Persecution, Dread: A dissection of paranoid anxieties. In: Spillius, E.B.（Ed.）Melanie Klein Today Vol.1. London, The Institute of Psycho-Analysis.（松木邦裕監訳，世良洋訳（1993）恐怖，迫害，恐れ──妄想性不安の解析．メラニー・クライン　トゥデイ②．岩崎学術出版社）

永松優一（2002）恐怖症における過酷な超自我対象関係と2つの自己愛構造体．精神分析研究，46（4）；383-392.

永松優一（2007）迫害的な抑うつ，あるいは抑うつによる迫害──パーソナリティの病理構造体の働きとの関連から．（松木邦裕・賀来博光編著）抑うつの精神分析的アプローチ──病理の理解と心理療法による援助の実際．金剛出版．

Rosenfeld, H.（1987）Impasse and Interpretation. London, Routledge.（神田橋條治監訳（2001）治療の行き詰まりと解釈──精神分析療法における治療的／反治療的要因．誠信書房）

Rosenfeld, H.（1971）A clinical approach to the psychoanalytic theory of the life and death instincts: An investigation into the aggressive aspects of narcissism. International Journal of Psychoanalysis, 52; 169-178.（松木邦裕監訳（1993）生と死の本能についての精神分析理論への臨床からの接近．メラニー・クライン　トゥデイ②．岩崎学術出版社，pp.107-126）

Rivière, J.（1936）A contribution to the analysis of the negative therapeutic reaction. International Journal of Psychoananlysis, 17; 304-320.

Steiner, J.（1993）Psychic Retreats: Pathological Organisations in Psychotic, Neurotic and Borderline Patients. London, Routledge.（衣笠隆幸監訳（1997）こころの退避──精神病・神経症・境界例患者の病理的組織化．岩崎学術出版社）

# 第 2 部
# 分析的心理療法の実際

# 第 4 章

# ねじれた愛情希求

万能的な充足願望と満たされなさへの不耐性

鈴木　智美

### 鈴木論文の紹介──松木　邦裕

　激しい自傷や自殺企図を繰り返す境界性パーソナリティ障害女性の精神分析療法に素材を得たこの論文は，パーソナリティ障害の精神分析治療にかかわる臨床論文の冒頭を飾るにふさわしいものです。パーソナリティ障害の治療で出会うはなはだしい艱難に，生身の治療者がどのように向かい合い，精神分析をやり通したかが秀麗かついきいきと描かれています。

　この困難な女性にはいくつもの医療機関が治療対応できず，著者によって初めて治療がなし遂げられました。その過程において彼女は，激しい行動化によって治療そのものを破壊しようとします。また意識的無意識的に治療構造を破壊しようとし，さらには分析空間では治療者を破壊しようと激しい攻撃欲動を向けました。それらの破壊活動を治療者はみずからのパーソナリティを使ってコンテインしていきました。

　その重要な鍵は，逆転移という内的資源を治療的に使用し，機能させることでした。本論文では治療過程全体での病者理解を深めるための逆転移の活用もさることながら，"逆転移夢"という見解にその真骨頂が描き出されています。治療者の夢にコンテインされている彼女の投影物が治療者によって情緒的に味わわれ，読み解かれ，それからなされる解釈によって彼女のなかに戻されました。こうして彼女は，破壊活動のなかに隠されていたみずからの愛情希求や寂しさを意識化できたのでした。

　壮絶な治療です。ゆえに終焉のなかに光がほのかに輝いているのが見えます。

## I　はじめに

　境界性パーソナリティ障害の患者は，愛情を飽くことなく希求する。彼らは暴力的に迫るやり方でもって，自分の欲求を何も言わなくとも即座に満たしてもらおうとし，100％の愛情を確かめ続ける。それは，こころにある空虚で耐え難い飢餓的な感覚に基づく行為だが，他者を巧妙に巻き込み，混乱させ，倒錯的であるがゆえに不快にさせ，彼ら自身が疎まれる結果を生んでしまう。そしてさらなる孤独の恐怖から，愛情希求の行動を強めるという悪循環が確立される。そこにいかに愛情が注がれても，それは彼らの求める自己愛的で万能的なものとは異なるために，彼らが終に満たされることはない。彼らのこころには，対象からの愛情を受け取る受容器が備わっていないかのようであり，かかわる対象にとっては，底の抜けたグラスに水を注ぎ続けるかのような徒労感だけが膨満することになる。
　ここに，ある境界性パーソナリティ障害の患者との精神分析における治療経過を示し，その愛情希求のあり方を考察してみたい。

## II　臨床素材

　20代後半の女性Aは，度重なる激しい自殺企図とA自身が治療者を信用できない思いのためにいくつもの治療機関をめぐった後，夫に連れられて来院した。その身体は嘔吐によって痩せこけ，アトピーで黒ずんだ皮膚は，自傷による切り傷や火傷の痕が誇らしげだった。Aは投げ遣りに「死にたいだけ」と言い放ったが，「治してほしいんじゃない，理解してほしい」と小声で語った。Aの自殺企図は頻回であり，外来治療の許容範囲を超えるものと推察されたが，Aは頑として入院には抵抗を示した。
　私はAと数回会い，知的理解は良好なこと，彼女を抱える現実的な環境は破壊的ではないこと，夫や両親の治療協力を得られること，夫との関係や友人関係が継続されていること，息子との愛情を保持しようとしていること，何より自分を理解してほしいという心的あり方への接近をAが希求していることか

ら，週4回（1回50分）の精神分析を提案した。週4回という構造によって，Aの行動化に外的な枠組みを提供できるとも考えてのことであった。生命危機が切迫したなら，そのときには入院してもらうことを条件として加えた。しかし人的な理由で，私が分析面接と管理の役割とを兼ねた形での治療を行うことにした。Aは，当初隔週での外来通院を希望してはいたが，私の提案した枠組みでの面接にはしぶしぶながらも同意した。同伴していた夫にも治療枠を伝え，協力してもらう約束をした。数回後には，両親にもこの治療設定を説明し，彼女の破壊的行動の意味を見ていくことが治療的である旨を伝え，了解を得た。

　Aの語るところによれば，共働きの厳格な家庭に育ち，母親には愛された思いがなく，常に母親からの体罰を恐れていたとのことであった。母親は世間体にこだわり，お金に異様な執着があるようにAには思えていた。母親の「定規」はいつも正しく，それに沿わないことをほんの少しでも感じたり考えたりすることは許されないことであった。父親は優しく，幼いAのアトピーの治療に遠くの病院まで連れていくなどAの世話を焼いてはいたが，母親の脅威から守ってはくれなかった。母親からの独立を願い続け，大学進学を機に，実家から離れた土地で一人暮らしを始めたが，その頃よりAは偏頭痛や吐き気に悩まされ始めた。こうした状況に母親は惣菜を作っては足しげく彼女のもとを訪れて，その惣菜を食べるように強要した。母親が帰ると，その直後にAは嘔吐し，自傷して部屋の壁を血で染めたり，枕を引き裂いたりして，こころを治めなければならなかった。就職が決まり経済的にも母親を頼らなくてよくなったときに，「死にたい」との思いに圧倒されて大量服薬による自殺企図を初めて行い，以降アルコールの乱飲や手首自傷を繰り返すようになった。その度に母親が車を飛ばしやっては来るのだが，枕元で顔を背けて舌打ちしているといった様子だったとAには感じられた。アルバイト先で知り合った男性に熱烈に請われ結婚したが，それは，母親から逃げ出したい思いと，結婚がすべてを幸せに彩ってくれるとの思いからであった。ところが，結婚後，夫には多額の借金があることが発覚し，日々の生活にも困窮して，母親から経済的援助をしてもらうことが再三となった。そのなかで男児を出産し，その養育に専心したが，息子が歩き始め授乳を必要としなくなったとき，育児に自信を失い，追い詰められた気持ちとなって，自分には価値がなく生きる意味が見出せないとの思いや，苦しさを誰かにわかってほしいとの思いが切迫するようになった。夫の帰りは遅

く，Aはひとりでその不安を抱えることができなくなっていた。

　面接でAはひたすらに母親への恨みを語った。母親の「定規」がいかに厳しく理不尽なものか，それに合わせて「よい子」をしてきたことでの圧迫感について延々と述べ立てた。そして「母親というのは無償の愛を与えるべきものでしょう！　あの人がお金を出し渋り，何か援助をする都度に，感謝の言葉を求めるのは我慢ならない」と言い，「ありがとうの五文字なら，いつでも言えますよ。何の意味もない。ただの音。私がそれさえ言ってりゃ，あの人は満足なんです」と母親との情緒的関係を否認した。しかし，その恨みの表現は常に攻撃的侮蔑的であり，母親への度重なる罵詈雑言は，私にはしばし聞くに堪えないほどのものであった。〈あなたは心細くて一人ではどうにもならない思いでいるのに，あなたの思うように手助けできない私に腹が立ってしかたがないのでしょうね〉と，私たちの関係にもそうした母親との関係性が映し出されるであろうとの解釈を重ねても，Aからはことごとく撥ねつけられ，私は理想化した対象としてだけ語られた。面接は進展せず，永遠に母親へのののしりという吐物でこの場所が埋め尽くされるのではないか，それだけで終始することでの徒労感が私のこころに残っていった。

　一方で行動化は激しく，手首自傷はもとより，アルコールを多飲しての大量服薬やトラックの前に飛び出すといった自殺企図を繰り返し，私に母親や夫との面接をするよう執拗に求めた。Aを理解しない母親や夫こそが諸悪の根源であり，彼らこそが治療の対象になるべきだとのAの思いのゆえであった。Aの自殺企図の様相は，「自己殺害」と呼ぶような暴力的なものだった。私は，管理医として警察や救急隊，救急病院との連絡に奔走しつつ，彼女との面接では，その都度Aの要求の意味を明確にし，Aの自殺企図の意図するところとつなげようと試みた。しかしAは「死への思いでこころの風船が少しずつ膨らんで爆発するだけのこと」と淡々とし，こころの痛みとその操作や行動化は結びついたものとしては理解されぬままであった。

　それでもAの語る過去の出来事に対して，Aのなかにあるであろう怒りや寂しさに触れるように介入し続けていったところ，治療開始より1年半過ぎた頃，「治療を止めたい」と憎々しげに語った。「先生は何もしてくれない。通っていても私の環境や状態はちっともよくならない。私の期待はいつも裏切られる。先生が何もしないせいです」と言って，実際に遅刻や無断キャンセルを重ねる

ようになった。私への万能的な期待感と現実的解決を即座に望んでいることを解釈し，〈治療を今止めたいのは，私があなたの思い通りの現実的な援助をしないからなのでしょう。けれど，これまでの治療者との間では，あなたの期待に添った援助を実際にされてきても，あなたの傷つきはさらに痛みを増してきたし，あなたの自殺企図は激しくなっている。今私たちにできることは，あなたの傷ついたこころを一緒に理解していくことではないでしょうか〉と介入した。そして過去や現実的な関係においても母親や夫に抱いている期待が裏切られてきたことへの怒りが，A自身に向いてみずからを傷つけ殺そうとする行為になっていることを私は伝えた。Aは私に対して「苦しいのは私なのに，先生はその私にさらに苦しくなる治療を押し付ける。何でこの私が治療を受けないといけないんですか。先生なら，これまでの先生とは違ってできるはずなのに，何もしてくれようとさえしない。こんなに人を恨んだことはない」と険を含んで言い放ちながらも，予定外の面接を要求することが続いた。

私は管理医として，予定外であっても会わざるを得なかったが，そのとき語られることは一貫して何もしない怠惰な治療者への怒りや，無能な治療者への罵倒であった。診察として短時間で会うようなことがあれば，Aは後からそれを抗議するのであった。私は，その都度，A自身の願いが叶えられず傷ついている思いに触れながら，約束以外の時間ではAの思い通りには面接として会うことはできないという現実枠を伝えていった。一方で私は，こうしたAの治療態度に辟易とし，身動きがとれない感覚にとらわれていた。明らかにAは私に母親を転移していた。私は逆転移としてAに対して怒りの感情を抱いていた。それは，度重なる自殺企図の度に，夜半でも何時間もかけて車を飛ばして駆けつけながらも，"枕元で顔を背けて舌打ちしている母親"そのものであった。逆転移はAの投影同一化の結果であることを私は知的にはわかりながらも，それを治療に利用できず，立ち往生し，せめて現実の母親のような態度にならないようにとAの攻撃をひたすら黙って受けるだけだった。

私はこの頃数回にわたってAの夢を見た。それは，ある時は爆弾の落ちる戦火の中を一緒に逃げ惑う夢であったり，ある時は言い争っている夢であったり，またある時はひとけのない駅のホームで一緒に汽車を待っているセピア色の夢であったりした。私はこれらの夢を吟味した。私個人の問題としてみずからの個人分析のなかで省みた上で，Aの私への投影として熟考し，Aの口調に若干

穏やかさが混じる瞬間を待って，〈今私たちは，あなたのなかにあるよいものを破壊しようとする力にどうしようもなく脅かされているようです。それでも一緒になら，なんとか破壊されずに生き残れるとも思っているのでしょう〉と慎重に伝えた。Aは私の言葉を黙って聞いていた。翌回にAは，「唯一無二の存在として愛されたい，護られたいとずっと願ってきた」と語った。そして私への恨みは母親に対して抱いてきたものと同じであることを理解したようであった。このとき私のなかにAの悲しさが伝わってきた感触があった。

　ところがその情緒に私たちは長く留まれず，Aは再び面接で母親への徹底した攻撃と脱価値化をし始めた。その一方で，表面上の母親との関係は良好なものへと変化し，自殺企図の回数もその破壊性も減弱し，より存在を誇示する形での自傷行為となっていった。それは，アベックの多い海岸から冬の海の中に入っていくものであったり，繁華街のビルの上で柵を乗り越えようとする行為であったりだった。そして息子との密着した関係が際立つようになって，夫を排除した。その結果，実際に夫は単身地方に職を求めて別居することになった。しかし面接でAは，今度は逃げ出した夫への不満を語るのであった。私は，頼りたい思いと攻撃が一対になっていることを伝え，〈私に頼りたい思いがあるのでしょう。でも私がその思いに応えず，逃げ出すのではないかとあなたは私に腹立たしさを感じているのでしょうね。そうした思いのためにあなた自身を傷つけることになっている〉と解釈した。

　Aはその解釈を神妙な面持ちで聞いてはいたが，その直後には迫害妄想を訴え始めた。「暴力団が付け狙っている」「電話が盗聴されている」と言い，Aは警察に助けを求め，探偵に調査を依頼した。

　私はこのAの状態に，解釈を誤ったのではないかとの思いや見立ての甘さを後悔し，面接だけでAを支えることに不安となった。私は窮地に立たされた。入院や薬物介入をするように方向転換をすべきなのか，転移性の妄想として解釈し続けていくべきなのか。Aの性急な動きに，私も猶予ならない切迫した気持ちとなった。私は，予定外のスーパービジョンを受け，この状況を冷静に理解することを試みた。

　私は再びAの夢を見た。「Aがうっそうとした森の中を心細く彷徨った挙句に，助かったとの思いで乗ったトロッコ列車がゆっくり山に向かって昇っていく。安心して乗っていると，突如急降下し始める。そのスピードと激しい揺れ

に, 放り出されてばらばらになるとの恐れを感じているうちに平地に着く。ほっとした途端にAが私になっている」夢である。依存対象との一体化を求め続ける結果, 裏切られ続けているとの思いしか持てないAが, 私との分析体験に安心とともに情緒が揺さぶられ, 迫害的な恐怖を味わっているのであろうこと, そうした思いを今私のなかに投影しているのであろうことを私は考えた。そこで〈あなたが頼りたいと思っている私は, あなたを追い詰める私のようにも感じているのかもしれません。心細くてならないあなたは, 私にあなたが期待するそのままの私であってほしいのでしょう〉とAに伝えた。しばらく沈黙の後, Aの切羽詰った様子が消え, 夫が傍にいなくなって寂しく心細い気持ちでいることや, 一人で何もかもしないといけないと思うが何もできない自分なのだと語った。面接空間に落ち着きが戻り, Aの妄想は消褪していった。Aは2歳のときに母親から柱に縛り付けられ, 折檻された記憶を思い起こした。Aのたわいもないいたずらが, 母親の持ち帰った書類整理の仕事を邪魔したためであった。次々と幼い頃の傷ついた記憶が涙しつつ語られていった。

　その後A自身が, 夢を語るようになった。それは「母親を包丁でめった刺しにする」といった具体的な願望充足的排泄の夢であったが, 「先生には通らない理屈をこねたいような叫びたい思いでいた」とかつての私への期待を語り, これまでの自己殺害を企てていた頃のことを振り返ることができるようになった。面接空間を包む空気は, ぴりぴりした一触即発の緊迫したものから, 和らいだものへと変化していった。

　だが, Aは面接の前日になると, 急性の膵炎を起こしたり, 風邪をひいたり, 胃痛やひどい頭痛に悩まされるようになり, 面接が終わるとこの症状はすっかり消褪するということが繰り返されるようになった。Aは身体の痛みで苦しんでいる間, 遠い将来の息子との幸せな姿を夢想していた。それは, 背広姿の息子と手をつないでいる姿であったり, 息子とドライブする場面であったりした。息子との一体化願望があることに介入すると, 「面接では, 辛い現実を知らされる。もう落ち着いたんだから身体の病気で動けなくなることがあってもいいじゃないかと思う」「私がこんなに痛みを感じているのだから, 先生が私の家まで来てくれて面接してくれたらいいじゃない!?」と語った。そして, この身体症状が現実逃避であるとともに, 私に世話してもらいたい思いも表していることを共有していくことができていった。

しかし，その思いは世話してくれなかった母親への怒りを再び活性化させ，「母がいつも馬鹿にしている病人や貧乏人のように，母自身がなればいい。母に生き地獄を味わわせたい」と述べた。その「病人」や「貧乏人」にA自身が身を置き，母親に復讐していることが話し合われていったが，Aは，「母への憎しみはここで吐き出すしかない。普段はこころの奥底に沈めておく。触ると熱くて痛くて冷たい氷塊のよう」と身体に留まっている怒りを表現した。私は，Aが母親を求めるあまり母親から自由になれない思いがあることをあらためて伝え，この怒りがかつては自分に向いて自分を殺そうとしてきたこと，今は身体の中に留まってAを苦しめていることを解釈した。Aは「憎い母で，消したい母で，消したい気持ちで母を求めている。どうあっても母の存在が大きい」と母親からの愛情をあきらめきれない思いがあることを意識化した。

そんな中，知人の葬儀に参列した翌日のセッションにAは喪服で現れた。遺影にかつての自分が映しだされて感じられたこと，今自分が生きている意味を見出そうとしていると述べた後で，「母に対する攻撃的な気持ちが占領することがある。何か言おうとすると棘のある言葉になる。こんな関係しか持てない私も寂しいけど，子どもの私からこんなふうにしか思われないあの人も寂しい人生なんだよね」としみじみと語った。Aは，私と一緒に母親を射殺する"夢とわかる夢"を見た。「わかってくれない母，抱っこしてくれない母」に同一化して自己殺害していた怒りは，凍結されて身体症状へと変化し，夢の中で安全に消化できるようになってきていることを話し合うことができるようになった。

その後，Aは父親と母親が「つがい」であることが許せないようになっていった。息子の誕生日の祝いに父親を呼ぶと母親が嬉々としてついてくることや，2人が旅行を楽しんでいることへの不満を語るのであった。「あの人たちは私のことを愛してくれていないんじゃないか。そのお金があるなら，私を助けてくれてもいいのに。2人だけで楽しんで！」。Aは，父親が自分と似た性格で，自分の気持ちをすべてわかってくれているはずなのに，母親ばかりに味方することを悔しがった。それは，夫があんなに請うて自分と結婚しておきながら，借金を残して，単身で遠隔地へ行ってしまったことへの腹立たしさにつながった。私の休みにも「私を放って休んでしまう」と反応し，A自身が翌回の面接をキャンセルした。私がA以外の人と結びついているであろうことへの腹立ち

として伝えると，「私のことを一番に思っていてほしい」「先生が自分自身のことを優先したり，考えたりすることすら許せない」「先生には他に患者さんがいる。私以外の人を診ているから信用ならない」と語るのであった。Aには「自分だけを見つめ続けてくれる」ことだけが信用できる愛情なのであった。

　私への信用ならない思いや，求めるそのものが与えられないことへの怒りを，繰り返し扱うなかで，Aの連想は，見捨てられる不安へとつながっていき，一分の隙もない一体の関係を求め続けていることが明らかになっていった。それと並行して，現実的にはPTAの役員をこなし，時折帰宅する夫との時間を楽しめるようになり，破壊的な行動化はまったく見られなくなった。このときAは「牧場で馬に乗って自由に走り回る」という夢を語った。その夢からの連想において，Aは母親の「定規」から外れ，自分の自由にしてもいいのかもしれないと述べた。

　Aは，経済的事情から働きに出ることを決め，治療を終わる提案をしてきた。面接では，息子への過剰な期待が語られていたり，両親との金銭をめぐるいざこざが繰り返されている様子が語られたりしていた。いまだAは万能的な対象を求めるあり方をしており，苦痛を即座に排泄する傾向があることは明らかであり，治療から逃避して再び行動化による排泄を行うようになる危険は考えられるものであった。しかし，治療当初の破壊的な行動化は消失しており，経済的に困窮していることも現実であった。この現実にみずからの力でどうにか対応しようとする彼女の健康的なこころもあるように思えた。私たちは，残されたAの問題について，とくに思い通りの愛情を求めてやまないあり方について，数カ月間話し合った。ややもすれば，怒りは浮上しては消褪することを繰り返したが，次第に悲しみを含んだ空気が面接空間を満たすようになった。

　最終回，Aの求める愛情は非現実的なものであること，あきらめきれない思いはまだ残っていることを，私たちは落ち着いた空気の中で話し合うことができた。そして，「先生にいっぱい迷惑をかけてきたけど，迷惑をかけれたことがよかった。ありがとうございました」との言葉をAは残して，5年8カ月におよぶ私たちの分析のときは終わった。

## Ⅲ 考　　察

### 1．発症の力動的理解

　Aは，母親が自分に愛情を向けてくれているとの安心を抱けずに生育した。母親からみずからの欲求不満という苦痛を受け入れてもらった実感のないAは，苦痛に持ちこたえることはできず，衝迫的に具体的な形でそれを排泄することで，即座に欲求を満たそうとするようになった。柱にくくりつけられ，自由を奪われる体験は，みずからの欲求は受け入れられないものであるととらえられ，みずからを母親の「定規」に合わせた自分——柱に縛る——ように仕向けたのであろう。それはまた，母親の投影に巻き込まれたあり方であると同時に，A自身の投影であり，愛情を確かめるあり方であったといえる。

　Aのこうした内的状況ゆえに，母親との現実的な分離はAを混乱に陥れ，その極度の心的痛みは頭痛や吐き気として排泄され，さらには，母親との決定的な分離を回避するための自傷／自己殺害行為へと拡大していった。そこには，身体の痛みは，心的苦痛の排泄であると同時に，母親の関心・愛情をひきつけることができるとの二重のもくろみがある。心的苦痛を即座に排除するあり方こそが，愛情を感じることのできる方策となっていた。

　さらに，表面的には母親から夫へとその愛情対象を移したかに見える結婚も，無意識的には，母親と結びつくものであったし，結婚そのものが破壊的に作動する結果を生んだ。妊娠出産によって一時的には自己愛的一体感の満足を得ることができたが，それも離乳によって喪失することになった。そしてAは再び一体感を求めて，みずからを傷つけることで，苦痛の排除と空想上での充足を試み続けることになったのだろう。

### 2．治療過程における愛情希求のあり方

　Aは，治療当初から「理解してほしい」と語り，みずからが理解するのではなく，私に理解を求めていた。みずからは no-K の状態で万能的な理解を治療者に求め，投影によって私は万能的な治療者になるようにしむけられた。それは，外来での治療枠を超えると判断しながら加療を引き受けたことや，精神分析の治療者としての役割と管理医としての役割をひとりで担うという私のあり

方に現れているだろう。

　こうして始まった関係性において，Ａは私を理想化し，スプリットさせた陰性感情は，母親への非難として表された。よい対象と悪い対象のスプリットがそこにあった。Ａは母親から見返りのない愛情を与えられることを求め，母親がＡに感謝の言葉を要求することすら許せずにいた。感謝の言葉を発することは，Ａを卑小な位置に置くことを意味していたのであろう。感謝の言葉は，意図的に情緒的意味を剥奪された文字に分断された。ここにＡの自己愛の病理とともに，精神病性の病理を持ち合わせていることが理解される。それは，快－不快原則を基盤とする一次過程優位な病理であり，私との間でも欲求不満の即座の解消を求めてくるであろうことを示唆していた。そして，理想化された私とともに，万能的なＡであろうとしていた。私は，スプリットされた情緒を統合させようとの試みを重ねたが，当初Ａには受け入れられなかった。もともと，母親との分離の痛みに耐え切れずに症状を呈した彼女にとって，理想化したよい対象と非難すべき悪い対象とが同一のものであると気づくことは困難なことであったし，一体感を求める対象との分離は耐え難く，私との間でも一分の隙もないように理想的な関係に留まっておきたかったのであろう。Ａは私を，理想化した投影を引き受け，愛情を与え続ける対象／自己として扱い続けた。

　そうした過剰な投影同一化は，私をとらえ，治療者としての機能を失わせ，私はＡの罵倒する母親そのものとなり身動きできなくなってしまった。そのときに見たＡに関する私の夢は，逆転移ではあるが，Ａの投影として熟考したとき，Ａが私に何を投影しているかを知る手がかりとなった。逆転移夢から得た理解にもとづく解釈によって，Ａは私への依存の感情を意識化し，膠着した面接は変化した。しかしそれは一瞬のことで，Ａは依存をよいものとした関係性に留まることはできなかった。Ａはみずからが依存するのではなく，私から無償の愛情を向けられることを欲していたのであった。

　Ａはみずからの依存感情を意識することで，かつての母親との関係を想起し，かえって攻撃を顕わにした。攻撃することで愛情を確かめようとするＡのあり方に対し，依存と怒りとが一対になっていることについて解釈したことは，私とＡが一体ではないことを明瞭にする結果となった。わずかな隙間が生じることにも持ちこたえることのできないＡは，再び情緒的混乱に陥り，みずからの苦痛をこころの外に置き，迫害妄想を展開したと考えられる。

そのときに再び見た逆転移夢で，なまの情緒を伴って，Aの私との一体化願望と迫害感，Aの迫害妄想の根底には心細さがあることを私は体験した。私の実感にもとづく解釈によって妄想－分裂態勢優位なAの中にある抑うつ態勢部分での痛みが，コンテインできたと考える。それまで語られなかった幼い頃の記憶を，情緒的に語り始めたように，このコンテインされた感覚は，Aが痛みをみずからのこころに持っておける部分を膨らませることへとつながった。これまで$\beta$要素として排出していた怒りの情緒を，次第に$\alpha$要素に変換できるようになって，A自身が夢見ることが可能となっていった。それは，まずは具体的な排泄夢として現れた。

破壊的な行動化によって表されていたAの苦痛な情緒（求める愛情の不在の感覚）は，排泄夢や身体へと転換されたが，そこでは，求めている愛情のあり方そのものが非現実的なものであり，万能的な一体感であることを話し合うことが可能になっていった。この作業を繰り返す経過において，初めて象徴的な夢を見ることができるようになった。

ここにおいて，Aは私からの分離を図ろうとした。Aの求める愛情体験は，あきらめざるを得ないものであることをAは知的には理解できていたが，語られる内容からは内的にはいまだ腑に落ちたものではないようだった。しかし私には，経済的困窮という現実を無視すべきではないようにも思われた。Aがみずからの力で経済事情を改善していこうとする動きを，私がコンテインすることが治療的なことと考え，私はAとの治療を終わることに同意したのだった。

残された課題について話し合うなかで，Aが求める愛情は現実にはないものであることを私たちは確認した。Aが最後に残した「迷惑をかけれたことがよかった」という言葉は，迷惑をかけていることを感じつつも，そうしなければ自分への愛情を確認できなかった耐え難い飢餓感が，私との分析体験によってコンテインされたことを伝えていたと考える。

## 3．技法上の工夫について

診療に訪れたそのときから，Aは過剰な投影同一化を私に向け，A自身は考えず，私にAのすべてを理解することを求めていた。私は，その投影を引き受けつつも，現実にできることとできないことを伝えるように努めた。

外来という枠での加療においては，彼女が当初提案した受診回数では，Aを

抱えきれないと判断し，週4回という頻回の面接を提示し，生命危機時には入院をしてもらうこと，夫の協力を得ることといった実際的な治療環境を設けることが必須のことだと考えた。この枠を，私も厳密に守り，Aにも守ってもらうように常に示していくようにした。Aの現実原則を破ろうとする動きにも，原則を伝えていくことを繰り返したが，それがAのこころを排除する結果にならないように，思い通りにならない痛みや傷ついた感覚について必ず触れつつ行うことをこころがけた。また，投影をいったん引き受けたことが，Aをコンテインする素地を作り出したとも考える。

　分析面接担当と管理医とを兼ねた治療体制は，Aの病理に巻き込まれやすいものであり，Aにとっても万能的な治療者を投影しやすいため，私は，面接と診察を異なる場所で行ったり，時間設定を厳密にしたりと，目に見える形で私自身の役割のあり方を明確にするようにした。ただ，私は，現実と心的空想との境界がなくなるパーソナリティ障害の患者において，現実原則だけをつきつけるあり方は，拒絶というさらなる心的傷つきを負わせ，破壊的行動化に拍車をかけることになると考えている。Aの場合，力動的な理解なしで行うA-Tスプリットよりは，面接と管理とをひとりで担ったことが，抱える環境として適切に作用したと思われる。すなわちAとの分析面接では，そこで生じたAの心的空想やその満たされなさを扱うようにし，管理医としては，外来設定が維持できるように外来看護師の電話応対や，行動化したときの外部の医療関係者の対応にも配慮した。そこでは，現実と心的空想を把握し，外界との適切な判断をしたことが重要であった。治療者が心的空想や内的問題について関心を持ちながらも，理性的に対応する態度が，Aに安心と信頼をもたらしたと考えている。

　私は，Aの情緒を引き出すように試行錯誤したが，引き受けた以上，Aを放り出さず治療的理解を深めたいとの思いを維持していくようにし，私自身がAを抱えきれなくなることを防ぐために，スーパービジョンや同僚とのコミュニケーションを活用した。また，私が個人精神分析を受けていたことは，Aとの治療に反映されている自分の問題を見出していくことに有益であった。こうした，治療者としての"私"をコンテインしてくれる環境設定も必要なことだったと考える。

　Aの行動化の意味と愛情希求についての徹底操作はできていないが，パーソ

ナリティ障害の患者との面接では，現実との折り合いをどこでつけるかが課題となる。生きている限り，問題は生じ，傷ついて，抑うつ態勢の痛みに耐えられなくなり，妄想－分裂態勢のこころの動きをすることは誰しもある。分析には終わりはない。内的な病理的あり方と現実とのバランスを見た上で，治療の終わりを決定していくことが現実的なことだと考える。経済的困窮は，Ａにとって抑うつ的な現実である。みずからの力でその改善をしていこうとする動きを，治療からの逃避とだけとらえずに，現実的なもの，抑うつ態勢へのもちこたえを示唆していることとして受け入れたのは，このバランスを考慮してのことであった。

## Ⅳ　まとめ

　境界性パーソナリティ障害であるＡとの精神分析過程と若干の管理的対応を示した。Ａの破壊的行動は，愛情希求のあり方であり，依存感情とその欲求不満の排泄としての攻撃であったことが本治療の中で扱われた。その過程では，治療環境の厳密な設定と，そこでの傷つきの扱いが重要であった。さらに，治療の限界についても言及した。

### 文　献

Bion, W.R.(1962)Learning from Experience. London, Heinemann Medical.(福本修訳(1999)経験から学ぶこと．精神分析の方法Ⅰ——セブン・サーヴァンツ．法政大学出版局)
松木邦裕・飛谷渉(2003)投影によって変容されることと投影を変容すること——投影同一化とコンテイナー／コンテインド．精神分析研究，47(4); 411-416.
松木邦裕(2005)私説対象関係論的心理療法入門——精神分析的アプローチのすすめ．金剛出版．
松木邦裕・鈴木智美編(2006)摂食障害の精神分析的アプローチ——病理の理解と心理療法の実際．金剛出版．
Pick, I.B. (1985) Working through in the counter-transference. International Journal of Psychoanalysis., 66; 157-166.（松木邦裕監訳，鈴木智美訳(2000)逆転移のワーキング・スルー．メラニー・クライン　トゥデイ③．岩崎学術出版社)

## 第 5 章
# ひきこもり男性における薄皮のナルシシズム

世良　洋

### 世良論文の紹介──松木　邦裕

　パーソナリティ障害の病理には，明らかに自己愛（ナルシシズム）が関与しています。その自己愛病態の解明を試みたのが本論文です。

　提示されているのは，自己愛パーソナリティ障害であり，傷つきやすい薄皮のナルシシズムを主徴としています。しかし分析的交流の過程で，厚皮のナルシシズム，アズイフパーソナリティ（as if personality）という自己愛の別の様態も顕在化させるのです。この事実は，パーソナリティ障害の自己愛病理は力動的視点から把握されねばならないことを示しています。

　陽に陰に万能的自己愛的世界に誘い込もうと働く患者の力に揺さぶられ，治療者は強烈な逆転移に翻弄されます。しかしその逆転移の意識化をこころがけるとともに，転移の性質，とりわけ結合したカップルとしての転移対象にみずからが置かれていることに眼を向けながら，治療者がみずからの自律を保持しようとする苦闘を，読者は自分自身の臨床経験と重ねて読み取られるでしょう。自己愛的二者関係にはまり込まず，エディプス的三角関係の視点を確保しておくことの重要性が筆者の主張です。

　提示されている治療は道半ばで途絶えてしまいます。それでもエディプスの閾に届くという達成はなされました。私たちが万能であろうとするよりも，こうしたほどほどの達成から実生活は成り立っています。筆者のように私たちは，治療者とは誰なのかに立ち返って考え続ける必要があります。

## I　はじめに

　パーソナリティ障害を診断するとき，その病態にさまざまな要素が絡み合い，特定のパーソナリティ障害と明確に同定し難いケースがあることは珍しくない。しかし，これらパーソナリティ障害スペクトラムに通底している問題が自己愛の問題であることは間違いないであろう。ただ，自己愛といっても概念はさまざまであり，フロイト Freud, S. (1914) とアブラハム Abraham, K. (1924) 以来，リビディナルな側面と破壊的な側面が従来論議されている。
　ローゼンフェルド Rosenfeld, H. (1987) は自己愛患者を，自己愛構造により深層心理に鈍感になっている厚皮のナルシズムと，過敏で傷つきやすい薄皮のナルシズムに二分することを提唱した。ブリトン Britton, R. (2003) はこのカテゴリーを継承しつつ，転移−逆転移の観点から，臨床的に厚皮のナルシズム，薄皮のナルシズム，そしてアズイフパーソナリティの3つのカテゴリーを提唱した。しかし筆者は，これら3つの側面が互いに錯綜し，時を変え，それぞれが前景化するのを経験している。加えてパーソナリティ障害を論じるにあたり，治療者−患者関係が二者関係の文脈で論議されがちだが，筆者は精神分析の中核概念であるエディプスの三角関係から常に治療者−患者関係を見ることが重要であると信じている。
　この小論では，パーソナリティ障害での自己愛の在りようを提示し，分析臨床的観点から検討を加える。

## II　臨床素材

　30歳代独身男性が私の外来を受診した。彼は華奢な体型で，まるで未熟児のまま大人になったような印象であった。言葉使いは丁寧過ぎるほどであったが，蒼白で表情を欠いた一方，内側には隠れた憤りを感じさせ，その手にはメモした紙がしっかりと握り締められていた。彼は私との距離を一定に保つかのように座り，私の視線を避けることなく，淀みなくしかし平坦な声で話し始めた。

## 第 5 章　ひきこもり男性における薄皮のナルシシズム　87

　彼は就職したが 1 年ほどで腰を痛め，手術することとなり入院した。だが腰痛が悪化し手術もままならなくなり，父親が相談に病院を訪れた。腰痛で排便もベッドで足さざるを得ないほどであったので，彼は父親が自分を擁護してくれると思い期待していた。ところが逆に，お前の身体が汚いから手術をしてもらえないと，周囲の嘲笑を誘うかのように言われたのだった。彼は父親に裏切られ，周囲の人からの恥辱に晒され，突然激しい混乱状態に陥ると同時に死にたい思いになった。結局手術せずに腰痛は改善したが，以来病院でのことが忘れられず，父親を思い出すと手がしびれるようになった。その後の数年間，仕事に就かず家にいたままであった。彼に言わせれば，好きでもない仕事をしているより遙かに一生懸命生きてきたとのことであった。
　しかし，初診を遡る数カ月前に父親が別の町に家を新たに購入し，家族全員がその家に転居する話が持ちあがった。彼にとって父親は幼少時より単身赴任でほとんど一緒に過ごした記憶もなく，いまさら父親が家に戻ってきて家が上手くいくはずはなく，父親が帰ってきてからこれまでの家が変わり，おかしくなったと感じていた。彼が描く家は，2 階建ての家が 2 つ合わさり玄関はひとつであった。そして家族構成員は皆バラバラで生活し，父親は隣の家にいたという奇妙なものであった。その父親はあたかも彼から刑に処せられ監獄にいるようであった。そこには彼と母親との繋がりだけが温存され，それ以外の家族構成員はそれぞれの繋がりを欠いていた。この数年間まったく時間が流れていないようであり，時間をずらし生活することで，彼は家族各員間の関係を見ずにすんでいた。
　いまさらひとつ屋根の下で暮らせないと彼は訴え，購入した家には父親だけが住み，母親と兄と 3 人で残って元の家で生活していた。しかし父親が母親を彼から奪うように新しい家へ連れ去り，兄との生活が続いていた。兄はもともと働いていたが，数年前に精神的変調を来たして以来家にいた。時期を同じくして彼もひきこもっていたのだが，このひきこもりは母親の獲得を巡る兄との同胞葛藤に由来しているようであった。彼はときおり涙を浮かべながら話すのではあるが，情緒というものが伝わってこなかった。家族のことを何とかしてほしいと彼は私に援助を求めてきた。
　聴いていた私には，保育器の中で凍てついている新生児のような彼自身と，彼の家族の困窮した状態の 2 つを，何とか援助できないかとの想いが湧きあ

がってきた。そこには，彼が家族と折り合いをつけ，少なくとも同居くらいはできないだろうかとの社会通念に基づいた私の欲望があった。そして，この不思議な家族のファンタジーに棲んでいる彼のことを知りたいという好奇心が湧いていた。そこで私は，ここでは家族への直接の働きかけはできないが，家族間の問題を一緒に考えていくお手伝いはできますと伝えた。彼は同意し，週1回50分の自由連想法による面接を行うことになった。薬物の処方に関しては面接終了後に行うことになった。

彼の内的体験では幼少時より親密な対人関係はなく，記憶すら漠然としていた。何よりも主体性というものがないかのように，人生の決断にあたってはすべてが父親と兄に強いられ，服従してきたと捉えており，サド－マゾ関係にいるようであった。おそらく彼の無作為という，隠された破壊性が，そのような関係性をもたらしていた。

私は彼について，外的現実世界に距離を置き，ひきこもり，情緒を欠く，スキゾイド傾向の強い自己愛性パーソナリティ障害，そのカテゴリーとしては薄皮のナルシズムであると診断した。

以下「　　」は彼の言葉であり〈　　〉は私の言葉である。

## 第Ⅰ期　導入

彼は家族に連絡を取ろうとせず連絡を受動的に待っていたのだが，面接が開始されて間もなく，母親からの連絡が途絶え，兄も家を出ることとなった。

次第に，排斥される状況が切迫し「父に責められ，おかしくなりそうなので，交番や家庭裁判所にも相談に行った」と，自分の正当性を証明しようと権威からの審判を得て，私を納得させようとした。面接において私が彼の正当性を当然のことと支持し，彼を排斥した家族たちを彼と一緒になって非難してくれるものと期待していたのであろう。しかし私は一方の側だけに加担する気はなかった。

彼は交番や家庭裁判所でも受けつけられず，さらに傷を深めることになったのだが，懲りずにその後も利用可能な公的な機関に相談しに行き，その度に医師に相談するよう勧められていた。すると彼は，私と父親とがすでに連絡を取り合い繋がっているかのように捉え，「父は家族が別々にご飯を食べたり，別々にお風呂に入ったりすることも，自分のせいにすると思います。しかし，それ

は，全部父の嘘の作り話です」と，父親の不誠実さを訴え，牽制し，別居している両親からの迫害不安を語った。そこで私は〈私があなたと一緒に家族を非難しないのを，理解してもらえていないと感じているだけではなく，あなたに敵対しているように感じるのではないでしょうか〉と伝えたが，スルリと抜けるように彼は話題を変えた。彼は，無視することで私を自分の側へとさらに誘っているようであった。強い無言の圧力で，自分とだけ繋がっていてほしいと強要される息苦しさを，私は感じ始めてきた。そして，「父と母は似ている部分がある。今まで父は悪い人，母は良い人であったが，母もそんなに良い人ではない」「手のしびれは半分なくなった」と，いとも簡単に母との繋がりが消え，症状も軽減したと語った。私は自分が感じている息苦しさから，彼は投影同一化により私の中で私と融合し，母との融合の喪失により生じた手のしびれも軽減したものと考えた。

　そうするうちに「親とのことと，自分だけのことを両立させようとしているから，答えが出ないと思う」と彼は語った。私が〈その両方の立場が必要なのではありませんか〉と介入すると，「すぐに自立してほしいというのは諦めてほしい。その代わり，自分も親にしがみつくのは捨てる」と語ったものの「自分は悩んでいるのに，二人はげらげら笑っている。恨んでいる」「このままで困らないし，母も考えが変わり以前に戻ると，嘘でもそう考えるようにしている」と，両親カップルからの恥辱，さらにはそれを否認するためのファンタジーを語った。そこで私が，〈以前に戻ることは本当にできるのでしょうか。以前に戻るとはどういうことなのでしょうか。私のこうした質問で考えさせるようにすること自体も，私がご両親のように，お前は一体何をしているのだとあなたを見下し，窮地に陥れようとしていると感じているのではないでしょうか〉と解釈すると，「父が一人で別の部屋にいるのは罰だと思っている」「面接にそなえて考えようとしても，かえって具合が悪くなって考えられない」と，彼は復讐心を顕にし，自らは省みず，考える機能を私に預けているようであった。

　「昔から親は過保護だと思っていたが，結局は親のエゴだけで，自分を自立させ社会に出られるように育てなかった」と，自立を口にしながら，結局は自己の正当性を執拗に訴え続ける彼に，私は辟易してきた。挙句の果てには，面接を開始するにあたり取り交わしたはずの枠組みがなかったかのように「病院ではいったい何ができるのか聞いてみたい」と，私個人の背後にある病院とい

う組織と私がカップルを作っていると牽制した。

### 第Ⅱ期　夢の報告と条件闘争

　彼は次第に夢を報告するようになった。
　「父が3つ水の入ったバケツを持っていて，その後を猫3匹が付いてくる」との夢を語った。それについての連想を促すと「猫を今まで何匹も飼っていて，母親に去勢や避妊の手術をするよう提案していた。3匹なので気になる。夢が無意味なものとは思えない。期待を持たせるかもしれないし，自分にもプレッシャーになるが，今後のことを考えられそう」と答えた。実際に彼は，自分の家の飼い猫と野良猫の区別も曖昧なまま，多くの猫に餌を与え，その一方では母親に猫たちの去勢手術を勧め受けさせていた。私は合法的な動物虐待という隠れた倒錯性を感じつつ，詳しく説明するようにこころがけ〈夢の中のお父さんは実はあなたなのではないでしょうか。あなたはこっそりお父さんのように仕切っているのではないでしょうか。それは男性，女性という性を感じると，お父さんとお母さんがカップルを作り，お兄さんを作ったことがすぐに思い出され，自分だけ排除された怒りを感じるのではないでしょうか。そこであなたは，いっそのこと性がないほうが妬みを感じなくてすむと思っているのではないでしょうか。それは，ここで私とあなたの間で何か新しい考えが生じるのも，不安にさせるのではないでしょうか。それで私も，あなたと家族との問題を解決する滋養あるミルクがなく，ただ先延ばしにする水しか与えていないように捉えているのではないでしょうか〉と解釈した。だが彼は，「それなら，ここへは受診はしていません」と語り，接触を避けた。次の面接で「先生だけは，僕の中で特別な存在。いろいろな患者さんを診てきている。どうしたらいいのか，分かっているのでは」と語った。このことから，母親が離れ，私との融合を求め，私を理想化していると私は解釈した。
　彼は夢を語ることで，私を自己愛的世界へ勧誘するようであり，直接の接触を回避していた。彼にとっては，直接の接触は父親からの去勢という報復による死を意味していると私は理解していた。そしてしばらくしてから，「父と母と兄が暮らしていた自分が生まれる前の家のことが気になる。父と母がなぜ結婚したのか聞いてみたい。何か隠しごとがあるはずだ」と彼は語り，私が以前解釈したことへ，私に気づかれまいと滑り込ませるように言及した。

次第に彼は「このままでは何も解決しない。親を呼んで，自分の状況を話してほしい」と，私に再三にわたり要求するようになった。その圧力から私は，個人精神療法という構造が台なしにされ屈服した想いで，〈ご家族を面接に連れてくるのも方法ですが，もし私がご家族と会ったら，あなたは私がご家族と結託してあなたを責め立てると感じるようになるのではないでしょうか〉と伝えた。すると次の面接で「今までここに何カ月か来させてもらった中で，先週の帰り道が一番，スカッとした。僕の言っていることが分かって，先生が面接をしてくれているのが分かった」と，彼の側の一方的思いが通じた満足から私への陽性転移が言及された。

　しかしながら「小さい頃の夢をまた見るようになった。円柱状の堅い肉の塊が，口の中にぐっと突っ込まれている。自分の両腕が虫に食われてパンパンに腫れた肉の塊になった」と，私が彼の訴えを連結し提案するという，親である私の側の思いを呑み込むと彼は不平不満で脹れ，ふてくされていた。また同時に，個人精神療法医としての立場が瓦解されたことによる，私の落胆と憤りを彼が感じているようで，投影同一化によって彼は「治療者である私になっている」と私は理解した。続いて彼は「母は，女は男が寄ってくるとゾッとする，お前も結婚しなくていいと言っていた」と誘惑的な母親像を語り，私からの接近に対し同性愛衝動を感じた様子を伝えてきた。そして，その性衝動から「父が出張で家にいないと，母が晩ご飯を作らなかったのを思い出した。父と僕たち子どもの間に一線を引いていた」と，世代間の差が蘇ったようであった。

　続いて「実際には吐いていないが，吐いた夢を見た。吐いたのは小さく折りたたんだ紙。よく見るとカレンダーで，1カ月分のカレンダーだった」と夢を報告した。ふと壁に目を向けるとそこにはカレンダーがあり，私の延長である面接室の一部を密かに彼は盗み持ち帰っていたと私は考えた。〈ここで私があなたの意見をとり入れて，合意案を私なりに作り提案しました。あなたも私と同じようにあなた自身で相反する2つのものから何かを作ろうと思ったのでしょうが，作り出すこと自体が腑に落ちなかったのではないでしょうか〉と私は伝えた。すると「働いていたときは，すごく楽しいこともあればすごく嫌なこともあった。家にいるときは，すごく楽しいこともないが，すごく嫌なこともない。これを平均すると，働いていたときも，家にいたときも同じ」と，いつもの自己愛的世界へと立ち返った。すべてが彼には調和が取れ，万能的にコ

ントロールでき，自らの案出した産物をもなかったことにする強迫機制が語られた。私の提案には彼の側の想いが含まれており，呑み込まざるを得なかったが，私の合意を作り出す力は彼にとっては羨望を惹起させるもののようであった。そして，カレンダーの夢についての解釈として，1カ月で均せば良いことも悪いこともなかったものとして相殺されるとの考えが読み取れると私は伝えた。その後の面接で「病院のことばかりが原因ではないと感じる。それでいろいろ昔からのことを考えたが，頭がおかしくなる。病院のときと同じになる。説明の仕様がない。たとえば黒色という言葉がこの世の中になくて，黒色を指さして，この色は何だと聞かれているのに近い。気が狂った人は，そういう言葉がないのだと思う」と語り，彼の中で彼の側でないものと連結しカップルを形成させようとするなら精神病的不安を生じることがここに窺い知れた。そして病院のことは，彼にとって彼の正当性を裏づける重要な証拠であり，私にこれ以上踏み入るなと牽制しているようであった。

　夢を報告するうちに「いろいろ見る夢で共通しているのは，夢の主役になっている人が，あるところから引き返そうとしていることだと気がついた。行った先で，引き返そうとしている。先生に話を聞いてもらっていて，推測すれば，自分の置かれている現状と実社会の現実を行ったり来たりしている夢なのかなと思う」と，治療者としての私の機能をとり入れ，自己を客観化できるかのように語った。しかし続けて彼は，「人から言われたことが気になって，自分で自分をビデオで撮り続けた時期があった。自分ではそのつもりはないのに，いい加減で乱暴そうで，面白くなさそうな態度をしていた」と語った。彼には自己を省みる三次元空間が欠けているため，ビデオで自分自身を写し自分を見なければならず，二次元世界にいるのが確認できた。

　これまで彼から伝え聞いた父親イメージから〈お父さんに似ているのでは〉と私が介入すると，「父は，乱暴というよりは，背も小さくて，どちらかというと苛められっ子」と彼は誇大的自己を顕示し，父親を矮小化した。その後私も矮小化され，保険加入にあたっての会社の不手際に執拗に苦情を訴え続け結局は何らかの保障金を得たことや，高校時代に教師から服装を注意され食い下がったことに言及し，私を威圧した。私は，これまでの執拗な正当化と激しい憤怒に尻込みし，この面接もヤクザ紛いのゆすりたかりが永遠に続くような戦慄と絶望を感じていた。まるで終身刑に処せられているようで，私は彼の父親

そのものであるように感じた。

## 第Ⅲ期　性の気づきと陰性転移の顕在化

　彼みずから「病院のこと」と繰り返し話しておきながら，「体がむずむずしてかなわない。最近，ここへ来るのが嫌だと思うようになった。先生に言われることが気に障り，来たくない。病院でのことを訊いてほしくないと言っているのに，わからないからと訊いてくる」と，陰性転移が顕在化し，彼は声を荒げ激しい怒りを私に向けるようになった。そして「先生が，どうしたこうしたじゃなく，こうなったら治らない。通院費は2年間しか安くならないので，治るなら2年のうち」と，治療の脱価値化と撤退をほのめかし，治療の主導権を取るようであった。私の無力感は深まっていった。

　そして幾度か「面接の意味がない。来たくない。ズルズルと引き延ばされるだけで，ただ話して帰るだけであれば嫌な思いをするだけ」と，私に家族へ直接行動を取るよう促し続けた。私は，彼と同じように服従の姿勢であり続けることで彼と融合している自分自身に気づき，常にみずから責任を負わない彼に対し〈あなたは自分のことを何もできない赤ん坊のように思っているようですが，今は手もあり足もあり歩くこともできます。面接も来る，来ないという選択肢がありますよ〉と，サド－マゾ関係から抜け出そうと，なるべく言葉を二人の間におくようにこころがけ，直面化を試みた。すると次の面接で，今まで一番来たくなかったと言いながら，「先生に頼っているというか，味方になってほしいと感じている」と依存を垣間見せた。私はさらに〈ここへは一体感を求めていらっしゃっているようですが，互いに別々な方向を見ているのではないでしょうか。むしろ別々な方向を見たままでいられるように，あなたのこころで交わらないようにするためにいらしているのではないでしょうか〉と解釈すると，「何年かぶりで，腰を痛めながらインターネットを繋いでみた」と，いくらか外的世界へ踏み出そうとし，同時に別な対象との繋がりを求めた。

　その後「でも，夢の中では先生は味方してくれる。趣味のCDがある部屋へ行こうとすると，やせた白衣を着た医師が机を運べと言ってくる。僕は腰が悪くて運べないと言うと，その医師がお前は腰が悪いからでなく，頭が悪いからだと言った。すると先生が出てきて，この患者だけにはそうするなと，その医師を殴った」と彼は語った。どちらにしても彼は「自己愛部屋」へとひきこも

ろうとしていた。彼を阻止する，私の白衣を着てはいるが実際には彼の超自我部分は暴力的だが貧弱であり，一方で彼と結託しカップルとなった私は，彼自身であった。彼と私は融合し，その暴力性は理想化され強力であった。そこで私は〈あなたご自身の中でもこのままでいいのかと迷っているのを，私なりに充分理解しているつもりです〉と言葉を添えてみた。その後しばらくしての面接で，「言った言わないの話が続いたときがあり，来たくないとも思った。でも，その後でいつもと変わらない先生がいて立ち直った」と支えられたようであった。

　ある日，突然父親から電話があり，彼が交番へ行って警察官に依頼し家族を呼んでほしいと言ってきているので，どうしたら良いのかとのことであった。そして，その直後に彼からも電話がきて，母一人で来てほしいと言ったのに，兄も来て仁王立ちになっている云々とのことであった。私は家族と彼の仲介に入るべきかどうか躊躇し，双方に今は引き取っていただくよう，そして彼には次の面接で話し合いましょうと伝えた。

　その直後の面接で彼は，「先生のことは信用できない，どんなに困っても自分で決めなさいとしか言わない。何も言わないと言っておきながら，先日母が来たときには帰ってもらいなさいと言った。そういうことだけは言う。矛盾している」と，部屋中を怒りで充満させた。私には珍しく怒りと同時に寂しさを感じ，〈あなたが私やお父さんに理屈でやり込められ惨めさを感じていたように，私もあなたから圧迫感を感じ動揺してしまっていたことがあると思います。動揺した私は，あなたの惨めさを充分に受け止められていなかったのかもしれません〉と伝えた。すると「猫の具合が悪く何回も手術を受けている。普通だったら同じところへ行かないが，私情が入り連れていく」と，「私情」という言葉を明言した。この「私情」とは私への同性愛を意識化し向けたものと理解した。

## 第Ⅳ期　エディプスの気づきそして中断

　「先週遊びに来た人から，自分に中性的なイメージを持っていると言われた。性に対しての意識が違う。こっちから見ると，性欲とか性行為と捉えていて，男性，女性としか見ていない。これは一体何なのか。質的に違うというか。父を見てなくて，夫婦を見てなかった」と，エディプスでの父親と母親の結合に彼は気づき，「ここ1年自分の中で参っているのは，アダルトビデオを見て，

女の人の顔に母を連想してしまうこと」と近親姦願望を語った。そして病弱で怠惰な母親が語られ，これまで父親が問題と思っていたが，母親が問題であったとの気づきが生じた。続いて依存を巡る話題が現れたが「先生を失うような気がするとか，ここでの繋がりを恐れているという意味合いが，先生が感じているのと僕が感じているのとは違うと思う。先生は，僕が先生を頼みの綱としてほしいと思っている。僕はそこまではなく，専門家としてできるだけのことをやってほしいだけ」と，情緒での繋がりは否認し，知識のみの私を要求した。

　珍しくキャンセルした後の面接で，15分ほど遅れて彼は入室し「飼い猫の様子が悪化して，病院へ連れて行ったら，腸が大きくなり，尿も出ない状態。手術すればもつかもしれないと，腸を全部取ってしまった。それが気になっている」「眩暈がして，病院のときのようにならないよう注意を逸らしたり外出したり，とにかく動いている。ごまかしている」と語った。私は〈受診を躊躇されているのは，私との関係が深まり，抜け出せなくなってしまうと恐れているからではありませんか。今までは私の言葉を持ち帰り，あなたの側の言葉は温存し，あなたの側ではない言葉は汚い便として排泄できていたのができなくなってしまっているのではないでしょうか〉と解釈した。すると「今までよりは遠くへ出かけられるようにはなったが，八方塞がりで生きているのも嫌になる。自分に良いものを感じない。どうにでもなれと，自分の身体を痛めつけている」と，普段の整った身なりとは異なり，やつれすえた臭いからも危機的状況が差し迫っているようであった。

　私は彼を支持しようと，〈あなたの子どもの部分である猫を守ろうと，必死なんですね〉と介入し，生活の詳細を確認しようと質問した。すると彼は「質問しないでいられないのか。自分にも分からないことがあるということが，分からないのか。一方的に質問していいと思っているのか」と，見る見るうちに怒りの表情へ変わり，今にも爆発しそうになった。それにシンクロナイズするように私の中にも怒りがこみあげてきたが，何に対して怒りが向けられたのか判然としないままであった。私の脳裏に浮かんだのは，彼自身の中にも残っている問いを投げかけずにはいられない人間存在そのものに対しての怒りなのではないかとの思いつきであった。そしてこの面接が最後となり，彼がほのめかした2年が過ぎようとしていた。

　数カ月後，突然父親から私に電話があった。最近よく彼から電話が来るよう

になり，素直に話してくれるようになったとの私への謝辞であった．

## Ⅲ　考　察

### 1．恨み，辛み，憤り

　この症例の第一の特徴は，恨み辛みを愚痴ることで治療者をその不平不満の洪水で溺れさせるが如きところにある．
　その恨みを大事そうに抱え続け手離すことができず，積極的に自己の責任において取り組もうとしない．父親や母親の無能力さを訴え続け，自己を省みずに現実世界との接触を避け，開かずの門がいつかは開くであろうと待ち続けている．自己が不当に扱われたことによる傷つきや，その傷つけられたことに抗議することの正当性や妥当性を他者に求め，そしてそれを認めない世界の不当性への恨みや不平不満を訴えつつも，怒りや憤りと復讐心が表面化せず秘密裡に行われている点に，この症例の特徴があると思われる．恨み辛みや愚痴は，その背後に潜む罪悪感や精神病性の不安を防衛しているばかりではなく，サドーマゾ関係という倒錯的興奮を彼にもたらしている．

### 2．自己愛者の語る対象

　彼の面接ではほとんど家族以外で個性を持った人物は登場せず，ときおり登場する友人は単なるナレーションの声のようである．これら彼の舞台に登場するキャラクターには実在感が乏しく実体がない．至極当然のことではあるが，彼が語る家族構成員は彼の内的対象そのものであると思われる．ナルシスが水面に映った己の姿に魅入られたように，彼は家族に自己自身の諸部分を見て，自己の諸部分に語りかけていただけなのではないだろうか．たとえば突然鳴り響く雷鳴のような超自我的部分の父親，嫉妬を感じないでいられるように幽閉された父親，怠惰な母親，性的に誘惑してくる母親，従属的な猫等である．彼の自己愛的部分は，父親が帰ってくる前の母親と融合していた．その母親の性質は，慈愛に充ち養育してくれる良い乳房ではなく，空気のように当たり前に存在し，ただ彼を生き延びさせてくれる母親である．融合した彼には，母親は対象として明確に意識できずにいた．この自己愛的な彼と母親とのカップルは，

何ら創造という行為のないままでいた。このように自己愛者が語る対象は内的対象の投影そのものであるのを強調してもしすぎることはないであろう。さらに家屋は、母親という対象ではなく、彼自身の心的空間という舞台であると考えられる。このため彼は家を離れることができなかったのではないだろうか。舞台を失えば彼は彼自身を含むすべてを失ってしまうことになる。また、彼が彼の精神病的部分を投影できていた兄が家を去ったのも、その投影で精神病部分を排除していた彼に大きな困難を引き起こしただろうことが想像に難くない。治療経過自体、彼は幕切れを予告し、予告どおりに幕が下りた。

### 3．結合したカップルそしてエディプス錯覚

クライン Klein, M. は論文「転移の起源」において、時に分析家は同時に両親を表象しているように見えることがあると言及し、それを結合した両親像と命名した。これはエディプス・コンプレックスの最早期段階に特徴的な空想の一つであり、羨望からの産物であると指摘している。またブリトン Britton, R. は「欠けている結合（The Missing Link）」の中で、ある患者において三角のエディプス状況の出現は単に望ましくないだけではなく苦痛であり、破局として恐れられるとしている。このような患者ではそしてこのような心的現実に対する防衛的幻想をエディプス錯覚と名付けている。この錯覚が優勢であると、子には両親の関係は知られていても、その完全な意味は回避され、両親の関係と親子の関係の違いは認識されてないと記述し、スタイナー Steiner, J. の病理構造体との関連も示唆している。これら3つの概念が示しているのは同じエディプス状況なのではないだろうか。

この症例においても、エディプス状況での両親結合を阻止すべく、家は2階建ての家が2つ合わさったような家で玄関はひとつ、皆バラバラで生活し父は隣の家にいると幻想していた。さらに、父と母と彼は同じ部屋で寝ていたはずなのに、父はいなかったと幻想していた。そして筆者が他の家族構成員と結託しているのではないか、また病院と言う組織と結託しているのではないか、一般人と同じ常識と結託しているのではないかと、カップルとしての私に迫害的であった。これは、筆者がすでに彼以外の誰かと結託し或いは結託しつつあり、そのカップルから彼が排斥される不安が根底にあると考えられる。彼自身の対象関係においても母との結合が途切れると、すぐに筆者との結合を希求し融合

してしまった。そして筆者が，父から母へ，母から父へと豹変するのではと恐れ，顔色を窺いながら条件闘争をし，呑み込めない条文は吐き出すのである。そうする中，彼は夢を報告するようになった。始め自己愛夢が語られ，次いでカップルからの排斥，自己愛的世界の暴力性やその世界からの墜落，同性愛恐怖，破壊的カップル等が語られていった。夢は治療者自身を自己愛的世界へと誘うものであり，治療者との生の接触を避けるものであった。夢に底流している筋書きは私と彼が交替するサド－マゾ関係と，退屈さや虚無や絶望といった無時間性によるものであり，反復強迫がこの無時間性を作り出していた。それでも夢の解釈を続けるうちに，彼自身が進んで連想し洞察するようになっていき，現実から逃避していると気付き始めていった。このような夢の作業が進む中，治療者が彼の要求に屈服し，彼が感じていたその敗北感を味わって初めて治療者への陽性転移が語られ，彼に悲しみといった情緒も出現した。すると私との繋がりは同性愛恐怖を惹起させた。そして，夫婦だからと言って一緒になって良いのか，父がいる時だけ良い食事だった等怒りを顕わにし，エディパルイリュージョンが意識化され，性差，夫婦，親と子の世代間の差が蘇った。陽性転移が危ういながら確立すると，彼は私へと結合したカップルへの激しい怒りを向け，陰性転移が顕在化した。この怒りの表出は背水の陣で臨んでおり，常に面接終了間際で生じていたために，私は解釈する時宜を取りかねていた。そして，面接終了後，処方するうえでの合意という構造が繋がりを維持させていたのに気付いた。なんとか彼の怒りをコンテインし，報復せず変わらぬ治療者が彼の安全基盤を保証したようであった。すると彼は両親に対し具体的な行動を取り始めた。そして，エディパルイリュージョンが放棄され，父である私に男性ライバル像を向け，治療の限界，彼の現実や治療からの自立，依存を巡っての話題が，挑戦的に語られた。彼にとって，人生最初のエディプス状況への男性的戦いであったが，向かうには大きすぎると瀕死の状態となり，治療を放棄し中断となった。

## Ⅳ　おわりに

最後のセッションとなったとき，私はなんとかその場を取り繕うように彼の

日常の生活をたずねた．問われること，問うことが彼には我慢ならなかった．知るための入り口である問うことは彼には鬼門であった．マイナスKが彼の人生を覆っていた．

## 文　献

Abraham, K. (1917) Ejaculatio praecox. In: Selected Papers of Karl Abraham. (Reprints: London, Karnac, 1979)

Abraham, K. (1919) A Particular Form of Neurotic Resistance against the Psycho-analytic Method. In: Selected Papers of Selected Papers of Karl Abraham. (Reprints: London, Karnac, 1979)

Abraham, K. (1924) A short study of the development of the libido, viewed in the light of developmental disorders. In: Selected Papers of Karl Abraham. (Reprints: London, Karnac, 1979)

Bion, W.R. (1958) On arrogance. In: Second Thouths. (Reprints: London, Karnac, 1984) (松木邦裕監訳，中川慎一郎訳 (2007) 傲慢さについて．再考：精神病の精神分析論．金剛出版)

Bion, W.R. (1959) Attacks on linking. In: Second Thoughts. (Reprints: London, Karnac, 1984) (松木邦裕監訳，中川慎一郎訳 (2007) 連結することへの攻撃．再考：精神病の精神分析論．金剛出版)

Britton. R. (1989) The missing link: Parental sexuality in the oedipus complex. In: The Oedipus Complex Today Clinical Implications. London, Karnac.

Britton, R. (1998) Belief and Imagination: Explorations in Psychoanalysis. London/NewYork, Routledge. (松木邦裕監訳，古賀靖彦訳 (2002) 信念と想像――精神分析のこころの探求．金剛出版)

Britton, R. (2003) Sex, Death, and the Superego: Experiences in Psychoanalysis. London, Karnac.

Feldman, M. (1989) The oedipus complex: Manifestations in the inner world and the therapeutic situation. In: The Oedipus Complex Today Clinica Implications. pp.103-128, London, Karnac.

Freud, S. (1905) Three essays on the theory of sexuality. In: The Standard Edition of The Complete Psychological Works of Sigmund Freud. Vol. Ⅶ. London, Hogarth Press. (懸田克躬・吉村博次訳 (1971) 性欲論三篇．フロイト著作集5．人文書院)

Freud, S. (1914) On narcissism: An introduction. In: The Standard Edition of the Complete Psychological Works of Sigmund Freud. Vol. ⅩⅣ. London, Hogarth Press. (懸田克躬・吉村博次訳 (1971) ナルシシズム入門．フロイト著作集5．人文書院)

Freud, S. (1918) From the history of an infantile neurosis. In: The Standard Edition of The Complete Psychological Works of Sigmund Freud. Vol. ⅩⅦ. London, Hogarth Press. (小此木啓吾訳 (1983) ある幼児期神経症の病歴より．フロイト著作集9．人文書院)

Klein, M. (1945) The oedipus complex in the light of early anxieties. In: The Writings of Melanie Klein Vol.1; Love, Guilt and Reparation and Other Works. London, Hogarth Press. (西園昌久・牛島定信責任編訳 (1984) 早期不安に照らしてみたエディプス・コ

ンプレックス．メラニー・クライン著作集3．誠信書房）
Klein, M. (1952) The origins of transference. In: The Writings of Melanie Klein Vol.4; Envy and Gratitude and Other Works. London, Hogarth Press.（小此木啓吾・岩崎徹也責任編訳（1987）転移の起源．メラニー・クライン著作集4．誠信書房）
松木邦裕（1993）クライン派から見た狼男．（吾妻ゆかり・妙木浩之編）（1999）現代のエスプリ——フロイトの症例．pp.220-228, 至文堂．
松木邦裕（1996）対象関係論を学ぶ——クライン派精神分析入門．岩崎学術出版社．
松木邦裕（2004）コメント——向かい合っているそのスフィンクスは，誰なのか．精神分析研究．48（1）；82-83.
松木邦裕（2007）英国対象関係論からみた自己愛と分析治療——クライン派を中心に．精神療法．33（3）；280-286.
Money-Kyrle, R. (1971) The aim of psycho-analysis. In: The Collected Papers of Roger Money-Kyrle. Strathtay, Clunie Press.
Rosenfeld, H. (1971) A clinical approach to the psychoanalytic theory of the life and death instincts: An investigation into the aggressive aspects of narcissism. International Journal of Psychoanalysis, 52 (2); 169-178.（松木邦裕監訳（1993）生と死の本能についての精神分析理論への臨床からの接近．メラニー・クライン　トゥデイ②．岩崎学術出版社）
Rosenfeld, H. (1987) Impasse and Interpretation. London/New York, Tavistock.（神田橋條冶監訳（2001）治療の行き詰まりと解釈——精神分析療法における治療的／反治療的要因．誠信書房）
Steiner, J. (1987) The interplay between pathological organizations and the paranoid-schizoid and depressive positions. International Journal of Psychoanalysis, 68 (1); 69-80.（松木邦裕監訳，世良洋訳（1993）病理構造体と妄想－分裂態勢，抑うつ態勢の相互作用．メラニー・クライン　トゥデイ②．岩崎学術出版社）

# 第 6 章

## 治療の行き詰まりと，
## 愚直に逆転移の吟味を反芻すること
パーソナリティ障害の事例との経験から

東中園　聡

### 東中園論文の紹介──松木　邦裕

　本論文は連動する2つのテーマを検討している。ひとつは，困難なパーソナリティ障害の精神分析的アプローチの実際を描き出すことである。もうひとつは，分析的治療の行き詰まりの理解とその打開の技法である。これらの背景に確実に息づいている著者の人間観と，その人の人生の"同伴者"であるという「中心軸」が記載されていることにも，まさに東中園論文ならではの特徴がある。

　ここに提示されているパーソナリティ障害は，恐怖・不安症状，連続飲酒，多量服薬，自己誘発の嘔吐，浣腸濫用，性的乱脈を呈した，いわゆる境界性パーソナリティ障害である。その女性が退避する「隠れ里／病理構造体」のなかに庇護されていた"心痛"に何とかして出会い，ともに"破綻"しつつ，その心痛と対話する治療過程が感動的に描かれている。

　しかしパーソナリティ障害の治療に多く生じることとして，そこに至るまでの行き詰まりには相当に深刻なものがある。その打開は，パーソナルな逆転移への「複数胃による反芻／愚直な吟味」を夢想のなかで実践し続けることで，「雨乞い師」の道教的思想にみる，新たな"開け"に治療者が至ることがもたらしてくれると著者は主張する。

## I　はじめに

　この論文において私は，精神分析的心理療法のプロセスの全体を提示し，そ

の大きな節目になる，行き詰まりの理解と取り扱いについて論述したい。この行き詰まりは，パーソナリティ障害の事例とのプロセスにおいて典型的に現れ，それは中核にある心痛ゆえの防御であり，意義ある精神分析的心理療法においてはこの防衛とその背後にある心痛とを和らげることが相補的に進んで行く。

　この心痛とは，まさに病理の中核を意味しており，統合失調症においては破滅－解体不安，発達障害においては二次元の心的空間，そしてパーソナリティ障害においてはスタイナー Steiner, J. (1993) によって「対象喪失の恐怖」と命名された抑うつポジション前半の病理ないしそれによる空想を意味している。また，この心痛と防衛を緩和する最も本質的な要因はコンテイニング（containing）および夢想（reverie）であり，これが発揮されるためには，逆転移の吟味によって治療者と患者との間における無意識の交流へのアプローチが必要不可欠であることも論じたい。私の体験によると，この逆転移の吟味は一部のクライン派や独立学派が用いている名人芸ではなく，治療プロセスの全体において，ごく自然なコミュニケーションの一つとして機能すべきであり，特に行き詰まりを乗り切るためには，より丁寧で誠実に逆転移の吟味を反芻することが必要とされる。これは，行き詰まりは，治療者からの正しい理解と解釈に対しての患者からの間違った陰性反応なのではなく，ローゼンフェルド Rosenfeld, H. (1987) が「私の理解が足りない……」とモチベーションを鼓舞したことをなぞり，加えて，「治療者として」のインターナルスーパーヴィジョンを習慣とすることとは別に／相補的に，「一人の人間として」自らの内界と対話し続ける姿勢から得られた知見でもある。

　まず，以上の論点からの実践例を提示する前に，いくつかの視点を記述したい。

## II　理論への固執から自由になること

　クライン Klein, M. を始まりとする理論において，攻撃性の取り扱いこそが，特に口唇期に病理を根ざす事例において必要不可欠であることには私も学んでいるが，患者の攻撃性のある語りをすべて「私に怒っておられる……」と解釈することでは，まるで人間味がなく選択肢の少ない自動販売機である。この解釈は，無意識からのメッセージをも吟味して，確かにそうであるときに限りた

い。ローゼンフェルドは遺稿の最終章において述べている。「……自分のなかにある攻撃性とは同一でないことが明らかな，恐ろしい何ものかのことを訴える患者のいることに，気づくようになった。……私は，この死の力を分析のなかで承認し，分析していくことが，治療の行き詰まりを予防するうえでしばしば絶対的に必要であると確信している」。そこにあるのは「攻撃性」なのか「不安」なのか。また，その違いは単に投影のメカニズムで解釈し得るものなのか。

さらに次のような見解も述べている。「もし分析家が患者のこの健康で不平をいう部分を，病的で攻撃的なものとみなしつづけるならば，敵意に満ち，拒絶的な逆転移を含んだ身構えが分析家に生じる危険性があり，実際のところもう起こっている……。患者は分析に反抗しようとしているのではなく，本当は協力しようとしているのだとわかるに違いない」。そこにあるのは「痛み」なのか，「攻撃性」なのか。

理論ではなく，患者の無意識からのメッセージにこの答えがある。

## Ⅲ 心痛とそれゆえの防御の理解

後述する事例との治療経過において，私は『隠れ里伝説』に関心を抱いた。

これと近縁の説話として『異類婚説話』のなかの『鶴女房伝説』を治療プロセスと重ねて考察した北山（1993）は，「見るなの禁止」をエッセンスとして治療上の行き詰まりとその取り扱いを論じた。私もこれに学び，大人の「おつる」そして動物の「鶴」の奥に，子供の「おつるちゃん」を仮定して人格の三分割を論じた。

これをさらに推考したのが『隠れ里伝説』からのパーソナリティモデルである。

『隠れ里伝説』は『神隠し伝説』とも重なり合い，民俗学者小松の研究に詳しい。そこでは，この伝承は結末から三つに分類されている。一つは無事に帰ってくるもの。鼻が伸びて天に行き，雷どんの手伝いをするという『源五郎の天昇り』等が知られ，宮崎駿による映画『千と千尋の神隠し』『となりのトトロ』等もこれに類縁であろう。乳幼児が原始的な防衛機制を克服して行く正常な発達過程を思わせる。そして，それと対岸にあるのが，隠されて帰って来ないも

のである。天狗にまつわる伝承が多いとのこと。これは病理に圧倒されて治療そのものが破綻する帰結を思わせる，体験したくない展開である。

この二つの中間に位置するのが，帰ってはくるものの大きな痛手を負うものであり，その代表はよく知られる『浦島伝説』であろうが，冒頭の「報恩」や隠れ里の「理想郷」や「異類婚」が強調され，帰結の「老化」は面白い落ち程度に防衛されている。あまりの痛々しさに無意識的な意図も関与しているのであろう。

ここに孕まれている智恵を吟味するにつれて，後述の事例との展開中に私の心には幼少期に心に刻んでいるテレビアニメーション『ゲゲゲの鬼太郎』のテレビオリジナル版の一つ『隠れ里の死神』（1970年代版）が想起されて反芻したくなった。事例の無意識からの後押しであったと思う。そこには『浦島伝説』と同様の『隠れ里伝説』の物語の構成が展開されており，事例と私との間に降りてきた道標であるため，それも交えながら解説したい。よって，公式化や奇をてらう意図はない。

### 第1幕：隠れ里への訪問

小松によると，異界にはいっていく主人公たちは貧しい生活をしているという設定が多く，被っている現実苦／心痛ゆえに理想郷へと逃避したい願望を秘めやかに抱いている。鬼太郎の物語においても，隠れ里の主人である隠れ座頭は「できるだけ貧しい子を連れてくるように。現実の苦しみから救ってやるのだ」と言う。「助けた亀に～」という「報恩」の観念は，この願望を否認ないし正当化するためなのだろう。なぜなら，取り込まれる主人公たちは隠れ里に住むには自らの意志を持ってはならないからである。鬼太郎は，取り込まれた子供たちを救い出すために，隠れ里に侵入する。そこは，隠れ座頭が住む隠れ里／病理構造体に，子供たち／依存的自己が取り込まれている世界／対象関係である。

### 第2幕：隠れ里のなかの暮らし

小松が，「神隠しとは，恐ろしい響きと甘美な響きの双方を合わせもっている……」と記述しているように，両極端なことが展開されている閉鎖された理想郷である。つまり隠れ座頭と子供たちの関係は，「庇護する者と享受する者」

であると同時に「支配する者と服従する者」であり，そこで生活する絶対条件は「現実世界に戻りたいという本心を起こさないこと」なのである。そもそも，隠れ座頭自身もその視力を取り戻そうとして修業したがかなわずに，代わりに念力を得たと設定されており，子供たちが鬼太郎に会って「村に戻りたい」という封印された本心を起こしたのは「危険な考え」なのだった。

パーソナリティ障害の患者は，肉体は神隠しには遭っていない。しかし，自らの病理構造体を囲囲に投影同一化させて，自らは「no K」の依存的自己となって，支配してもらい庇護してもらう，いわば心の神隠しに遭っている。そして，この世界を維持することに最も寄与している患者たち自身の想いは，先に記載した現実苦／心痛についての封印された記憶であり，（私が解釈によく使用する）「二度とあんな想いをしないで済むように」というものである。ここに「変わろうとしない力」が痛々しく働く。スタイナーが命名した「対象喪失の恐怖」とは，一人にさせられることを破局として体験する心痛である。

### 第3幕：隠れ里からの脱出

それでも何とか病理構造体の術がやわらぎ，そこから自由になる道に進み出るとき，ハッピーエンドとはならず，なぜそこからの展開が無事では帰って来れないのであろうか。実際，臨床において治療が進み，病理構造体から少し自由になりかけると，かえってそれにしがみつくことの反復がみられ，行き詰まりと呼ばれる。小松は先の引用に続いて述べている。「本当のところは『失踪者はもう戻ってこないと諦めよ』という諦めの響きこそもっとも強いのである」。「変わろうとしない力」がかたくなに働く。

それでも，ここからの脱出を決行すると，『浦島伝説』が愉快どころではない結末になるように，鬼太郎の物語の結末も胸痛いものとなる。鬼太郎が隠れ座頭を倒し，鬼太郎と子供たちは現実世界に戻る。しかし，気がつくと，無事で帰ってきたのは鬼太郎だけで子供たちはすべて白骨と化している。慚愧の念に包まれる鬼太郎……。

この結末は何故なのか。行き詰まりについては，見知られることへの迫害性の恥，治療者の熱意や能力への羨望等の視点がある。しかし，私が論じたい視点は，そもそも病理構造体に庇護されることを作らざるを得なかった，かつての現実苦ないしその心的空想がまず最も理解され触れられるべきであるという

ことである。病理構造体の庇護から抜け出ることは，長年忘却してきた本心ではあるが，同時に，『またひどい目に遭うに決まっている！』という破局的な不安，人生への思い込みを惹起してしまうのである。つまり結末は患者自身が思い描いてしまうものなのである。この人生への思い込み，破局的な不安をこそ，患者に同伴して丁寧に理解し解釈して，歩みを進めるべきである。病理構造体と呼ばれているものは，病理的な自己と対象が一塊となっているものだが，成り立ちから考えると人生において体験せざるを得なかった痛みゆえに形成された，怒り・憎しみ・諦め・絶望等の自己不信・他者不信・人間不信の塊であり，その属性はニヒリズムであると私は考えている。

## Ⅳ　逆転移のモニタリングを無意識の交流の入り口とする技法

　この技法については，クライン派ないし独立学派の諸家が論述しているが，私にはこれらは二種に大別されると考える。ビオンが述べるように，乳児／患者からのどんな無意識のメッセージをも受け入れる母親／治療者は，その受け入れたものをコンテインしながら夢想の機能を発揮し，乳児／患者が必要としている愛情と理解を求める欲求の「供給源」を醸成する。これらの機能は精神分析療法／精神分析的心理療法の全プロセスにおいて発揮されるべきであり，逆転移の吟味においても治療者のなかで発揮される機能である。
　そして行き詰まりとその取り扱いを治療プロセスの展開点と考えると，行き詰まり以前の逆転移の吟味を理解と解釈につなぐ機能と，行き詰まりの取り扱いにおいて発揮される機能とでは，違いがあると私は理解する。それを胃による消化機能の二種になぞらえて説明したい（一見すると，下記の1と2の違いは，「中立性」を旨とし「解釈」に力点を置く個性の論者と，「コンテイニング」と「夢想」に重要性をみる個性の論者の違いとも読めるが，それ以上にそれぞれの機能の違いがあると，私は体験している）。

### 1．単数胃による消化

　逆転移のモニタリングによって発見された患者からのメッセージは，治療者

によってコンテインされ夢想されるという胃の消化機能によって、治療的コミュニケーションとなる。行き詰まり以前のこの営みは、逆転移は無意識の交流であり解釈に応用し得るものであるという前提に立って、治療者が取り組み得るものである。

例えば、ジョセフ Josep, B. (1988) は自らのなかに生じた「考えが壊れる感覚」や「みじめになっている感覚」を鋭敏に知覚し、それが患者から投影同一化されたもの、もしくは患者から無意識に展開された対象関係であると理解し解釈につないでいる。また、グリンバーグ Grinberg, L. (1962) は患者の語りの「硬さ」にひっかかった自分の感覚が、「死体を分析してる」みたいだと自分の無意識が体験していることに気づき、理解と解釈につないでいる。

しかしながら、行き詰まりの渦中においては、この治療に応用し得る逆転移はなかなかモニターし難いのではなかろうか。患者からの意識レベルのメッセージも、無意識レベルのメッセージも万策尽きた状況になっている。そこにおいて、かろうじてモニタリングし得たものを、繰り返し反芻することによって、この行き詰まりを打開する糸口に至る展開を記述している諸家がいる。

行き詰まり以前の逆転移を応用する営みを、人間をはじめとする大半の動物が有している「単数胃」による消化機能になぞらえると、この行き詰まりにおける消化機能は、牛等の草食動物が有する「複数胃」によるいわゆる「反芻」という消化機能と言える。

## 2. 複数胃による反芻

草食動物が、草食という単数胃では消化し得ない繊維質に阻まれた食物のみ摂取していながら、そこからエネルギー源のみではなく蛋白質等まで抽出することは「単数胃」には思いもよらない機能である。精神分析臨床においては、特にケースメント Casement, P. (1991) が丁寧な論述を展開している。また、リーゼンバーグ＝マルコム Risenberg-Malcom, R. (1988) は次のような事例を記述している。その重症な男性患者は独特のニュアンスで「はい」という返答を繰り返していた。それは分析的コミュニケーションの腰を折るもので、治療者からの理解はこの「はい」によってことごとく患者自身へは届かず、霧散させられてしまうものであった。治療者がこの違和感を温め続けていたところに羽化し、治療者の心の内に「疎外感がある」ことに気づいた。

……徐々に，赤ん坊が泣き叫んでいる，もしくは何かをコミュニケートしようとしていて，「はい，はい，いい子ね」という優しい言葉を受けているが，それは機械的な反応である，という心象が私の心に湧いた。彼の振る舞いと私自身の反応から，ごく早期の母親との関係で，その母親は，肉体としてはそこに居た（そして彼の話では献身的であった）にもかかわらず，精神的には居なかった，もしくは赤ん坊に共鳴する能力がなかったようだという考えが生まれた。

　治療者の心に生じた違和感そして疎外感は，赤ん坊の頃の事例の姿へと醸成され，治療者はそれを抱き抱えた。そして，事例側に残って「はい」を連発していたのは母親との同一化から形成された病理構造体であった。そしてその理解からの解釈が展開する。

## V　症　例

　症例Ａ子は20代後半の女性。約２年間稼ぎの乏しい年下の男性と結婚生活をしており，彼女は身を粉にして働き，徹底して自虐的世話役であった。長年，ある信仰ももっていた。そして当院を初診する約半年前から一人になると密かに連続飲酒や多量服薬，自己誘発嘔吐や多量の浣腸使用が習慣化していた。また，屋外に出ると「太陽がおちてくる」「地球が割れる」「宇宙空間に吹き飛ばされる」といった破局的な空間恐怖と，その際に動悸や過呼吸に見舞われるパニック発作が小学校４年生の時からあり，それが悪化していた。約２カ月間あるクリニックを受診していたが，過量服薬で救急病院に運ばれることを繰り返して職も失い，当院に入院目的で紹介された。父親はアルコール依存症で肝硬変があり，母親は狭心症を患っている。両親は10年ほど前に離婚して，Ａ子たち兄弟は母親の身近に生活していた。

　入院の間は終始して彼女は心にあることはほとんど語らず，「反省しました。もうしませんから退院させて下さい」と涙を流して懇願した。私が〈何をどう反省したの〉と問うと彼女は「え？」と言葉に詰まった。しかし母親もＡ子に呼応して彼女を「我がまま。甘えている。ちゃんとしなさい」と言い聞かせて

退院させてしまった。ここに言うことをきけば庇護してもらえる関係が強固にあることがうかがわれた。またＡ子は退院後は紹介元のクリニックに通うと言い，「Ｂ先生は私が入るとまだ座る前に『あ，あんたね。薬出しとくから，もういい，帰んなさい』って言われるんです」とさもおかしそうに笑うのだった。本当の世話にはならない世話に従うことで何がしかの庇護（過量服薬するための薬）をもらう関係がここにもあった。１カ月もたたずに彼女は再入院になり，再び内容のない反省がなされて退院をした。夫は一度も顔を出さず，ここも自虐的に言うことを聞く関係があった。彼女の対象との関係は，支配されることに彼女がしがみついているものだらけであった。私は腹をくくって，〈きちんと精神療法を受けない限り治りません〉と繰り返し介入した。このセッションを開始する時点において必然的に私を，新たなる言うことを聞くべき人物，そして希望をもたらしてくれるいい先生≒外傷の再現に引っ張って行く破壊者と見做す転移が始まっていた。週３回のカウチを使用した精神分析的心理療法を開始した。

　行き詰まりまでの経過を簡略に述べる。

　前記したように，病理構造体と依存的自己による対象関係を見定め，事例が本来体験しているはずの情動を「単数胃による消化」によって理解することによる展開であった。自虐的世話役として対象にしがみついているために，実際には体験しているはずの傷つき，悲しみ，怒り，憎しみ等の情動は自覚できずに，それらを紛らわすために，かつ確実に快感を保証してくれるものとして連続飲酒や過量服薬や自己誘発嘔吐や多量の浣腸使用をしていたことが徐々に洞察されたが，行動の変容は緩徐すぎて私には忍耐が必要だった。離婚は彼女の傷つきと腹立ちを身代わりに共有した母親の援助によってほどなく成立し，彼女は一人生活保護で生活するようになった。しかし自由になったと彼女は体験しなかった。少しの進展は空間恐怖を悪化させ，彼女は再び過量服薬した。一人暮らしになった彼女のもとを母親が頻繁に訪れるようになり，主な支配者は母親になった。母親との関係の正常化はとても難しかった。解釈を重ねて徐々に打ち明けられたことは，彼女の結婚生活の数年前に，母親が彼女の保険証を借用して大きな借金をし，彼女は自己破産をするということがあっており，この話題は済んだこととされていてタブーになっていた。そして，母親へのしがみつきが和らぐと，再び過量服薬をし，新たなるしがみつきの対象として，入

院中に知り合った境界型人格障害の男性を招き寄せた。お互いに境のない一体感を求め，しかし彼女は子供になってすがるその男性に身も心も財布もすべて捧げた。しかしそこにある自虐性とそこに秘められた本音と本心に気づくにつれ，彼女はバランスを失い，再び過量服薬して男性との関係は破綻した。自暴自棄になった彼女はテレクラにはまり，複数の男性が訪れるようになり，一人にならないで済む代わりにひどい目に遭った。ここが行動化のピークだった。また，彼女の病理的な信仰へのしがみつきもとても強固であった。教義や主催者の言動の矛盾に気づいてそれを理解し口にすると，その主催者から「高慢だ！」と説教され，すると，「地獄に落ちる」と本当に怯え，庇護を失うことは破滅に至ると恐怖して，気づきを保つことをかたくなに拒絶した。ここからの開放につれてＡ子はある男性と交際することになっていった。初めての年上で稼ぎのある男性との交際であった。関係が接近することに揺れて数度の過量服薬をしたが，徐々に自虐的ではなく依存して率直に意見できる関係をもてるようになった。驚いたことにその相手は私と同じ哲学的関心を抱く人物だった。それでも彼女はその男性からの求婚は頑なに拒んだ。幸せになると必ず破局的結末になると確信するのだった。

　ここまでに約 150 セッション経過しており，空間恐怖とそれによるパニック発作以外の症状や各種の嗜癖行動はかなり和らいでいた。この経過中に最も困難な心性であったのは，「no K」と表現される彼女の考えようとしなさであった。私が解釈をすると「はい」とは言うものの，まったく気づきにつながっているものではなく，彼女は従順をこそ美徳にしており，私も病理構造体を宿らせている主要人物の一人とみなされていた。解釈が届いているのかを確認すると，「そうなんですか？」「さ，わかりません」等と返答し，私はつい責める口調になっては自制した。その瞬間に私は言うことを聞かせようとする対象そのものになってしまうからだった。発言しようとする私自身の情動が，患者の言動を「歪み」ととらえているものなのか（治療者が妄想－分裂ポジションにいる），「痛み」として共感しようとするものなのか（治療者が抑うつポジションにいる）をチェックし続けていた。そして少しずつ親展している感があった。

　そして行き詰まりが来た。

　彼女は空間恐怖を避けるために自宅での引きこもりが強くなり，治療室のなかでも心理的に引きこもり，表情を固くして沈黙で過ごすことが，それから

約30セッション近く続いた。そしてそのような彼女に対して私は必死に集中しようとしたが，強烈な眠気に襲われたり，他の患者のことや外の声といった彼女とは直接には関係のないことに気を取られそこからの連想に捕らわれ続けた。頼みの綱の無意識からのコミュニケーションも伝わってくるものがなく，解釈の手掛かりがなく，万策尽きた心境だった。残されていたのは，個人的な逆転移をつかまえ続けることであった。

　受付のあたりに，大きな声を出している人物がいる。『私が担当している荒々しい物言いをするあの患者ではなかろうか？　……だったらいやだなぁ。呼び出されて……。ああなって……こうなって……』と私のなかに不安が不安を呼び，その情動が次々と脚本を描く。

　もしくは，『今日も進展しない。いったいどうすればいいんだろう。……なんかもう面倒臭い。どうでもいいや……』。すると，廊下から女性職員の声がする。『あ，あの日宴会だったなぁ。呑んで歌って……』と圧迫感を否認して気晴らしの脚本が続く。

　さらに，『行動化も治まったし，分析なんてこんなもんだよ。あの先生だってそう言ってたし。こう書いて論文にして……。誉めてもらって……』と，有頂天の空想にはまる。

　これらの私の心のなかを占領して展開される思考の流れは，それが動いた瞬間をとらえられないことも共通した特徴であった。変容をもたらし得る理解を得るには，思考が物語っているところよりも，その直前の，情動が思考に変形する瞬間をとらえる必要があるが，いつの間にか脚本の渦中にいて，『あ。いかんいかん』と我にかえっていた。個人的な逆転移の吟味という視点からしても，意義ある内省にはなっていなかった。違和感を持ってモニターしつつ，なんとか粘り続けるしかなかった。

　第178セッションも同じように経過していた。無表情に沈黙する彼女と，彼女に集中できず，空想に捕らわれている私とがいた。私は何とか私の意識の動きを追っていた。そこに急に私の中に理解が閃けた。『あれ？　変だ！　私はAさんといっしょにいるのに，別の人のことばかり考えている。私は別の人と一緒にいる。しかも浮いた空想まで……。そうか！　私たちは一緒にいるのに一緒にいない。つながりがない。……ひょっとしたら，この間柄は彼女の人生において繰り返しあっていたことなのではないか！？』。この気づきを言葉に

しようと私が考えを巡らしていると，彼女はすでに変化していて先に口を開いた。
　沈黙という私を苦しめていた事態が急速に打開されていた。私は覚醒して腹を据えた。彼女は不安におののいた表情で，「太陽は落っこちてきませんか！？宇宙に吹き飛ばされませんか！？」と訴え，息が荒くなり，「心臓がドキドキします！」と繰り返した。屋外に一人でいるときではなく，今ここで私との間で空間恐怖が起きていた。集中したとたん，今度は私は慌てさせられてしまった。私が脈を取ると確かにそこには結滞があった。『もしものことが……』と私は不安の方がさらに大きくなってしまった。『中断して（当院に併設している）内科受診をすすめよう』と心が動いた。しかし，彼女が私にそう促されてドアの前に進んだ場面が浮かんだとたん，『違う！』と自らをとどめる想いが湧いた。『この破局的不安こそ彼女が抱え切れないできたもの。避けることをしてはいけない』と考え直した。私が言葉を自制すると，彼女が語り始めた。これまでにない実感のある痛みに満ちた幼少期の出来事であった。「野良犬がいたんです。一軒一軒家を回っても何ももらえなくて，朝になったら死んでました」とＡ子は語り大粒の涙を流した。私は集中力を回復しており，理解したところを解釈した。〈その犬と同じように誰からも見放されてどうにかなってしまった想いを抱いていた人が，Ａさんだったか，Ａさんのすぐ近くにいたのではないのでしょうか？〉。彼女は答えた。「お父ちゃんには女の人がいたんです。しばらく一緒に暮らしていました。いつもお母ちゃんの泣いている姿を見ていました」と語った。この話は以前にも聞いていた。しかし，その母親にはまったく痛みはなく，「そのお姉ちゃんを笑ってこき使っていました」と防衛して語られていた。そして今回は防衛は緩和していたが，やはり他者の痛みを使って，自らの痛みは防衛しており，私は理解と解釈を巡らした。〈お父さんとお母さんはいっしょにいたのにそこにはつながりがなかったのですね？〉と導入すると，彼女はうなずいて，「あ，心臓落ち着いてきました」と語った。そこで私は母親が狭心症であることをつないだ。〈あなたはそんなお母さんがとても心配だった。でも小さいあなたにできることはせめてお母さんのそばにいてお母さんの悲しみを吸い取ること。お母さんは狭心症でしたよね。お母さんの胸の痛みも一緒に吸い取って何とかしたかったのでしょうね〉。彼女は目を見開いた。人ごとではなく，Ａ子自身のこととして私の言葉が届いた。そしてまた揺

れをコミュニケートしてきた。「でも楽しいこともあったんです。お父ちゃんの友達がたくさん来てお菓子とかくれたんです」。私は触れてみた。〈そこで何があっていたのですか？〉。彼女は「……覚醒剤です」と返答して表情が曇った。問えば母親も参加していたとのこと。大人たちは覚醒剤に興じており，すぐそこにいるＡ子への配慮は偽物であったことが明かされた。私はそこに触れた。〈一緒にいたのに心はつながっていなかった。あなたはその胸の痛みを一人で抱えるしかなくてどうにかなりそうだった。まるで世界や宇宙までどうにかなったようにも感じていたのでしょうね〉。彼女は深く頷きじっと考えていた。これ以降，実感のあるセッションが数回続いた。そして空間恐怖もかなり和らいだ。治療開始から約５年後彼女はその男性との関係は安定し入籍をした。

## Ⅵ 考　察——巣のなかに宿ること

　以上のように，Ａ子との治療プロセスが行き詰まりに至り，そしてそこを理解し取り扱う展開を描いてみた。

　振り返ると，行き詰まりに至るまでのプロセスにおいて，私は共感と理解と解釈を重ねながら，私のなかにＡ子の中核的な心痛を迎え入れる巣づくりをしていた。そして，行き詰まりの取り扱いにおいて，その巣にＡ子の心痛は宿り，変革の一歩へと連鎖した。

　こういった展開を諸家が論ずるところと照らし合わせて考察を試みたい。

### 1．発狂恐怖（ウィニコット Winnicott, D.W.）

　行き詰まりの時点でそれより先に進み得る指針になったのはウィニコットの遺稿『発狂恐怖』（1974）であった。このなかでウィニコットは精神病的な症例を，複雑な防衛が体制化されていて，その背後に防衛されているのは去勢不安ではなく発狂／破綻（break down）ないし想像を絶する事態（unthinkable state of affairs）であるとし，行き詰まりまでの経過を，「精神病的症例で神経症を扱うような精神分析をすると，分析家と患者の間には協調が生じて，一見よい時間が過ぎていくかにみえる。……しかし，患者は進展を反古にし，それで何だというのだ，と言うようになる。実際，進展のはずが進展ではなかった

のである。……」と理解している。そして，「恐れられているものが体験されない限り，治療に終わりはないのである。これからの脱出の道はただひとつ，患者が一度（身体的に，精神的に）破綻してみることである。……患者が現在，つまりは転移の中で，この過去のことを体験することである。……その治療結果は精神神経症の精神分析（古典的フロイトの精神分析）の中で起こる抑圧をとることと，同じことになるのである」と述べる。つまり生活上破綻してしまうのではなくて，診察室のなかで治療者が同伴して破綻するのである。私流に理解すると，一人で破綻することは絶望的な排泄／解体に過ぎず，治療者と共に破綻することはコミュニケーションとなる。そして強調したいことは，この破綻の最中をどう対処するのかということについて，ウィニコットは従来のholdingの表現ではなく，「患者側の分析的理解や洞察がなされないような解決の仕方では十分とは言えないであろう」と述べ，絶望のうちに自殺した統合失調症者を引用して「私はこの患者を救うことができなかったが，今から考えると，彼女が求めていることは，私に彼女が幼児期にすでに死んでいたと言ってもらうことだったのである。この視点に立っていれば，きっと……」と悔悟を記し共有させてくれる。

　第178セッションにおいて，私の「開け」に連動して，A子はその防衛を突破して私との間で破綻した。そして，それでもあわてて一人で防衛体制を敷き直そうとする彼女に私はコミュニケートし，対峙したままでおれるものにしようと努め，進展を得た。

## 2．becoming O（ビオン）

　行き詰まりにおいて，治療者は何を知覚すべきなのか，それをより明確に詳細に記載したのは，ビオンの『Oになること becoming O』のコンセプトである。患者によって最も恐れられているものとそれを防衛する構造としてのパーソナリティ理解として，ビオンは述べる。「抵抗理論の言葉では，抵抗の目的は思考・感情・「事実」の無意識性を保持するためである。……誰の人生においても「見ぬ振り」をすることが病理的ではなく懸命であると感じられるときがある。そのような状況は，これらの方法（Oについて知ることとOになること）によって達成された「治癒」が，元来の不快（病気）よりも苦痛に満ちていると感じられるとき，病理的となる」。グロトスタイン Grotstein, J. は一見難解なビ

オンの記載を具体的な症例をもってその理解を呈示し，Ｏについて，「その面接セッションにおける最大の無意識的不安，分析の対象」と述べている。そしてその取り扱いについてビオンは，まず我々が取り扱い得ていないＯが存在することについて「知ること」，そして続いて「Ｏについて知ることからＯになることの移行をもたらす解釈」をすることと述べ，まず治療者が「夢想」によって患者のＯになること（そして解釈）と述べている。しかし私はこの表現では言い尽くし得ていないものがあると思う。ここで述べられているＯになった瞬間，そこには「開け」があった。つまり，確かに私は彼女と共に第178セッションにおいて息づいていた未解決の心痛に到達した。しかし，ただそれだけではなく，同時にその心痛の展開をもすでに許容している空間に居ること，その空間の存在を知った。私はここに根を張って彼女の心痛と対話した。

## 3．逆転移の再々考と雨乞い師の譬え（ユング）

　よく知られるように，逆転移は治療者の個人的な逆転移と患者からの無意識のコミュニケーションの混合物・アマルガムであるとされ，松木は『逆転移再考』として考察し，私もそう実践した。そして，今回の私の体験は，無意識のコミュニケーションからの手掛かりも得られない時，脇に置かれるべきはずの個人的逆転移を愚直に検索し続けることが，思いもよらない患者と治療者とに起きていることの洞察と「開け」を開示したことであった。追記すると，今こうして振り返ってみると，行き詰まりの期間に生じていたことは，彼女から私へ投影同一化していた病理性のある親イメージに私が投影逆同一化していたことが理解できる。しかしあの時，このように概念的に理解したとしても私とＡ子に訪れた「開け」とそれに続く展開はなかった。あの時期はやはり個人的な逆転移であったのである。私にこの逆転移の第三の意義を直感させたのはユングが引用している「雨乞い師」の逸話である。

　『これはユングが中国研究家のリヒャルト・ヴィルヘルム Wilhelm, R. より聞いた話として伝えられているものである。ヴィルヘルムが中国のある地方にいたときに旱魃が起こった。数カ月雨が降らず，祈りなどいろいろしたが無駄だった。最後に雨乞い師が呼ばれた。彼はそこらに小屋をつくってくれと言い，そこに籠もった。四日目に雪の嵐が生じた。村中大喜びだったが，ヴィルヘルムはその男に会って，どうしてこうなったかを訊ねた。彼は「自分の責任

ではない」と言った。しかし，三日間の間何をしていたのかを問うと，「ここでは，天から与えられた秩序によって人々が生きていない。従って，すべての国が「道」の状態にはない。自分はここにやってきたので，自分も自然の秩序に反する状態になった。そこで三日間籠もって，自分が「道」の状態になるのを待った。すると自然に雨が降ってきた」というのが彼の説明であった。ここで注目すべきことは，彼は因果的に説明せず，自分には責任はないと明言した上で，自分が「道」の状態になった，すると自然に雨が降ったという表現をしているのである。……』

　私はこう理解した。まず目の前の事態を何とかするために直接にできるアプローチを万策尽くした。しかし事態は何ともならず，雨乞い師が呼ばれる。雨乞い師は事態を吸い込み，事態そのものになった。そして小屋に籠もって何もしなかったのではなく，自らが知る修養法で内省に努めた。言わば，自分に対して徹底して愚直に理解と解釈をし続けたのである。そして，内が変われば外が変わる。振り出した雨は彼に訪れた「開け」に連動したものもしくは同時に起きたもの……。彼は雨を振らせることにではなく，道に反する状態に責任を負ったのだった。外なるアプローチは尽きても，内からのアクセスの可能性は残されている。

　A子との経過は習い覚えた技法の後，行き詰まりに至った。そこでは万策尽きた感があったが，個人的な逆転移を掘り進む方策は残されており，そこから図らずもA子の心痛にアクセスし，A子を伴っての「開け」に至った。治療の妨げになるとされる個人的逆転移。しかし人前ではとても表出し難い内容の逆転移も含めて，意味のない逆転移はないのかもしれない。

　「治療者／母親」としての誠実さとしての「夢想」。そして治療者である前に「一人の人間」として愚直に逆転移を掘り進めること。これらは，実は表裏をなし，相補的で必要不可欠なものなのではなかろうか。


## Ⅶ　再び展開を振り返って——中心軸としての人間観

　まとめに代えて，精神分析療法／精神分析的心理療法の慣習としては，明確化されることは少ないが,重要であると痛感していることをここに記述したい。

それは治療プロセスを展開するにあたって，それを維持するために，治療者自身がその内に育成すべき中心軸のことである。これは，ビオンの表現を借りれば，Oを経て開明される不変物である。

　患者は問うてくる。「あなたと私はどのような関係なのか？」。これは心痛だらけの人生を背景にした必死の問い掛けである。親子なのか？　恋人同士なのか？　そうでないのならば，いったいどのような関係なのか？

　我々はどのようにその問いと答えを心に置いているだろうか。「中立性」という役割の理念は，治療関係を維持し続けるほどに我々自身を支えているであろうか。あくまで「治療関係」として済ますには，パーソナリティ障害の治療は困難で長期戦になる。「やっぱり，ただの医者と患者なんだ……」という言葉に乗って，虚無が投影逆同一化されたとき，我々はこの答えで持ちこたえ得るだろうか。

　そしてまた，「知識欲本能≒K」はとても魅力的な表現ではあるが，それは我々のみならず，患者ともに共有してその人生をも主導し得るのだろうか。

　例えば，前記のマルコムの事例において，その投影同一化／対象関係に治療者が気づくことができなかった場合，「はい」に阻まれて本質に至れない表面的な展開が遷延し，治療者は「こんなもんさ」と耐え続けなくてはいけなくなったり，逆にどちらかがしびれをきらして陰性感情をこじれさせて中断に至るかもしれない。もしくは，宿っている赤ん坊の世話に翻弄する過保護な母親になって赤ん坊の貪欲さを助長してしまって疲弊がつのることになったり，もしくは治療者自身が不安定な赤ん坊そのものになって自らの依存心に歯止めがかけ難くなったり，異性であれば性愛化された想いが治療者としての機能不全を起こしたりする。……これらのような治療者自身の揺れは，かつての私を含めて実は少なくないのではなかろうか。

　コンテインし夢想する機能を自在に発揮する一方で，この揺れに持ちこたえる自分自身を維持する必要がある。私は患者からのこの悲痛な問いに対して，（私なりの）自ら納得し得る答えを必要に応じて想起するようにしている。

　人間は，肉体が有限なるがゆえに，生まれそして死にゆく存在である。ゆえに，人生は不可避の苦と共にある。そして，この人生の途上において，諸学者がそれぞれに呼称しているように，欲求の充足／対象の希求／人生の意味を求める。これらは治療者にも患者にも平等なものである。けれども，この人生の

途上において背負う条件が個々に異なっている。治療者は治療者の固有の条件を負い，患者は患者の固有の条件を負う。患者がその人生において形成せざるを得なかった病理構造体も，患者の固有の条件のひとつである。それぞれがそれぞれの条件を負って人生を歩んでいる。治療者と患者との関係は，近しく歩む者という「同伴者」であると私は考えている。だからこそ，隣人が条件に補われて，その歩みが滞っていれば，「対話者」として言葉をかける。そこにはおのずと隣人の歩みに畏敬の念が生じている。

ただし，この人間観は安易に開示すべきではない。なぜなら，こういった人間観は患者の心の内の未解決の病理／痛みのことごとくに強震を起こすものだからである。リトル Little, M.（1992）がウィニコットとの体験を語っているように，治療者の現実は患者の心の恢復と共に患者自身によって発見されることが肝要であろう。

実は，このような治療者自身の心に中心軸を置くことは，逆転移をモニターするためにも大切なスーパーバイザーであると私は思っている。A子との行き詰まりの状況において，私は前記したように，ゆらゆらと揺れ，呑まれかかっていた。しかし，この人間観が絶対調律として私のなかに在り，逆転移に違和感を抱くための指標になっていた。

……生きている，そして生きうる，心理学と哲学と信仰のコラボレーション。

## 文　献

安藤希・柳沢真理亜出演，一岩正広監督（2002）あなたの隣の神隠し．dub inc.
Bion, W.R.（1962）Learning from Experience. London, Heinemann Medical.（1963）Elements of Psycho-analysis. London, Heinemann Medical.（福本修訳（1999）精神分析の方法I──セブン・サーヴァンツ．法政大学出版局）
Bion, W.R.（1965）Transformations: Change from Learning to Growth. London, Heinemann Medical.（1970）Attention and Interpretation: A Scientific Approach to Insight in Psycho-analysis and Groups. London, Tavistock.（福本修・平井正三訳（2002）精神分析の方法II──セブン・サーヴァンツ．法政大学出版局）
Casement, P.（1985）On Learning from The Patient. London/New York, Tavistock.（松木邦裕訳（1991）患者から学ぶ──ウィニコットとビオンの臨床応用．岩崎学術出版社）
Fairbairn, W.R.D.（1952）Psychoanalytic Studies of The Personality. London, Tavistock.（山口泰司訳（1992）人格の精神分析学的研究．文化書房博文社）
Grinberg, L.（1962）On a specific aspect of counter-transference due to the patient's

projective identification. International Journal of Psychoanalysis, 43; 436-440.（下河重雄訳（2003）患者の投影同一化による逆転移のある特異面．（松木邦裕編・監訳）対象関係論の基礎．pp.197-218, 新曜社）

Grotstein, J.S.（2003）"…Perchance to Dream…": The "Truth Instinct" and The Profounder Mission of Dreaming. In: Grotstein, J.S.（Ed.）（2007）A Beam of Intense Darkness: Wilfred Bion's Legacy to Psychoanalysis. London, Karnac.（安岡誉・別所晶子訳（2004）……夢をみるやもしれぬ……――ビオンの業績からみた「真理本能」と夢見ることのより深遠な使命．精神分析研究，48（3）; 214-222）

東中薗聡（1996）『つる女房』に孕まれた智恵に学ぶ．（北山修編）恥．pp.151-166, 星和書店．

東中薗聡（2002）過量服薬をする傾向のある患者．精神科臨床サービス，2（4）; 482-484.

稲田浩二・稲田和子（1971）日本昔話百選．三省堂．

Jaspers, K.（1932）Existenzerhellung. Berlin, Springer Verlag.（草薙正夫・信太正三訳（1964）実存開明――哲学2．創文社）

Joseph, B.（1989）Psychic Equilibrium and Psychic Change: Selected Papers of Betty Joseph. London, Tavistock/Routledge.（小川豊昭訳（2005）心的平衡と心的変化，岩崎学術出版社）

河合隼雄（1982）昔話と日本人の心．岩波書店．

河合隼雄（1992）心理療法序説．岩波書店．

小松和彦（1991）神隠し――異界からのいざない．弘文堂．

北山修（1993）北山修著作集　日本語臨床の深層1――見るなの禁止．岩崎学術出版社．

Little, M.I.（1990）Psychotic Anxieties and Containment: A Personal Record of An Analysis with Winnicott. London, Jason Aronson.（神田橋條治訳（1992）精神病水準の不安と庇護――ウィニコットとの精神分析の記録．岩崎学術出版社）

松木邦裕（1998）分析空間での出会い――逆転移から転移へ．人文書院．

松木邦裕（2002）分析臨床での発見――転移・解釈・罪悪感．岩崎学術出版社．

Med, H.（2003）ビオンへの道標．ナカニシヤ出版．

水木しげる原作, 雪室俊一脚本（1972）隠れ里の死神――テレビオリジナル版（第2シリーズ）．東映・フジテレビ．

水木しげる（1984）水木しげるの妖怪文庫①．河出書房新社．

Riesenberg-Malcolm, R.（1986）Interpretation: The past in the present. In: Spillius E.B.（Ed.）（1988）Melanie Klein Today: Developments in Theory and Practice: Mainly Practice. London/New York, Routledge.（東中薗聡訳, 松木邦裕監訳（2000）解釈――現在における過去．メラニー・クライン　トゥデイ③．pp.94-118, 岩崎学術出版社）

Rosenfeld, H.A.（1987）Impasse and Interpretation: Therapeutic and Anti-therapeutic Factors in The Psychoanalytic Treatment of Psychotic, Borderline, and Neurotic Patients. London/New York, Tavistock.（神田橋條治監訳（2001）治療の行き詰まりと解釈――精神分析療法における治療的／反治療的要因．誠信書房）

Steiner, J.（1993）Psychic Retreats: Pathological Organisations in Psychotic, Neurotic, and Borderline Patients. London/New York, Routeledge.（衣笠隆幸監訳（1997）こころの退避――精神病・神経症・境界例患者の病理的組織化．岩崎学術出版社）

Winnicott, D.W.（1986）Fear of Breakdown. In: Kohon, G.（Ed.）The British School of Psychoanalysis: The Independent Tradition. New Haven/London, Yale University

Press.(西園昌久監訳(1992)発狂恐怖.英国独立学派の精神分析——対象関係論の展開.pp.99-110, 岩崎学術出版社)

Jung, C.G. (1955) Mysterium Coniunctionis: Untersuchung über die Trennung und Zusammensetzung der Seelischen Gegensätze in der Alchemie. 1. Bd. Rascher, Zürich. (池田紘一訳（1995）結合の神秘Ⅰ．人文書院)

Jung, C.G. (1956) Mysterium Coniunctionis: Untersuchung über die Trennung und Zusammensetzung der Seelischen Gegensätze in der Alchemie. 2. Bd. Rascher, Zürich. (池田紘一訳（2000）結合の神秘Ⅱ．人文書院)

# 第 7 章
# 不在の乳房からの退避

乳房の不在という考えの芽生え

早川　すみ江

### 早川論文の紹介——松木　邦裕

　この論文の臨床素材は，私設の心理療法開業施設での経験からとられました。つまり管理医が直に関与することのない治療構造での，パーソナリティ障害への精神分析的心理療法の実践です。それは表面上の改善の裏に潜んでいた，倒錯性の深い病理に面接者が出会ったときに本格的な精神分析的探究になりました。そこでは，面接者によるコンテインメントと解釈という言語的介入が，慎重かつほどよく提供されています。

　面接者は精神分析技法を固持し，巧みに回避されていた不安や葛藤が潜むパーソナリティの病理構造体を白日の下にさらしていきます。その倒錯性がふたりの間で理解されていくとともに，"乳房の不在"という考えられない考えがクライエントの中で実感されていきます。

　この論文には，第 1 部の「視点」に記載された病理構造体の臨床像が描写されているだけでなく，それに働きかける面接者の視点の推移や技法上の推敲も描かれており，読者は精神分析の理論と技法の有用性をあらためて実感されるでしょう。

## I　はじめに

　クライン Klein, M.（1937, 1946）のこころの発達理論によれば，いつでも自分の不安をコンテインしてくれる理想的な乳房などないという喪失を体験した

ときに、健康な乳児は、母親の存在を良い乳房も悪い乳房も含む、一人の人として認識し、今やひとつになった乳房を自らの攻撃性によって破壊してしまったかもしれないという恐れを抱き、乳房への償いを試みる。こうして妄想－分裂態勢から抑うつ態勢へ移行する。しかしここで良い対象の喪失に耐えられないと、不在の乳房は悪い対象として立ち現われ、乳児は妄想－分裂態勢にとどまり、投影同一化を駆使して、悪い乳房を排泄することに力を注ぐことになる。

　このように、妄想－分裂態勢から抑うつ態勢の移行期に起きる対象喪失の体験に、いかに対処するかということは、大きな課題である。私は、こうした対象喪失の恐怖に耐えられないでいた自己愛性パーソナリティ障害の女性の事例をここに提示する。そして、心理療法の経過の中で、クライエントが不在の乳房という恐怖から退避することに力を注いでいた様子を描き出し、そうした状態からいかに乳房の不在という考えが芽生えていくかということについて論じたい。

## II　臨床素材

　事例は、30代既婚女性のAさんである。彼女は大きな商家の長女として生まれた。裕福だったが両親は商売に忙しく、母親は子どもの面倒まで手がまわらず、彼女は淋しい思いをしてきた。家にはかまってくれる人もいないため、毎日近くの従兄弟がいる家に遊びに行っていたが、幼児期にその従兄弟との間で性的な外傷体験がある。また母親は、抑うつ状態となり、数日間何もせず寝込むことがたびたびあった。

　Aさんには少し年の離れた弟妹がいたが、自分は長女として代々続いている商売の跡を継ぎ、家業を発展させたいという野心をAさんは秘かに抱いていた。そして家の跡継ぎとして何もかも優秀でなければならないと思いながら、できていないという劣等感をずっと感じていた。弟妹は、年も近く仲が良く、Aさんは「私だけ入り込めない」と家族の中でいつも疎外感を感じてきた。友人関係では、「いつもお山の大将でいたくて、人を従わせる」が、自分は劣っているという劣等感を感じると、表面的には強気で、内心はみじめな自分が露呈することを恐れて自分から身を引いていくため長続きせず、人との関係のそうし

た持ち方は今も続いていた。

　Aさんはこれまでに，みじめさや孤立感を感じるような人生上の出来事に遭遇すると，たびたび不眠や気分の落ち込み，それにより家事や外出ができないなどの抑うつ状態となったが，その都度誰かにじっくり話を聞いてもらうことで回復してきた。今回は夫の浮気が発覚し，一時期躁状態になり，またその頃風景が平面的に見えるという離人体験もあった。その後，ひどい抑うつ状態となり，いつも同じことの繰り返しのためどうにかしたいということで，私が所属する私設の相談室に来談した。これまでにカウンセリングや心療内科に通った経験はあるが，いずれも服薬はしておらず，短期間で抑うつ状態は回復し，通院を中断している。

**面接経過：**

**第Ⅰ期（面接開始から約6年半）【表面的な改善】**
　Aさんは，初回では手が震えて字が書けないほどに不安や焦燥が強く，家族のことや生育歴を尋ねると，堰を切ったようにとめどなく話した。その内容は豊かで，幼少期のエピソードを織り交ぜながら話し，理解しやすく，情緒もよく伝わってきた。しかし話はまとまりに欠け，あちこちに流れていってしまうため，こちらが整理しながら聞いていく必要があった。またこの時期には，ひどい抑うつ状態で，不眠や気分の落ち込みも強く，まったく外出もできず，家事もほとんどできない状態だった。しかし初回面接には目も覚めるような鮮やかな色彩の服装で現れ，身なりも化粧もきちんとしていた。

　アセスメント面接を何回か行ったあと，対人関係の中で競争的になってしまい，自分はだめだと感じると，居場所のない孤立感やみじめさが強まり，落ち込んでいってしまうということをこれまで繰り返してきたことをAさんは自覚した。そして，そうした感じ方は，両親から十分な愛情をかけられていないと感じていたAさんが，両親の関心を引くため，何とか跡継ぎとして有能であろうとしたが，弟妹に勉強でも勝てず，いつも家の中で居場所のなさを感じていたという過去の両親との関係に根ざしているのだという理解を示した。そして今でも「私の中のイメージの父や母に縛られているのだと思う」と語った。

　このように，一見内省力もあるように感じられ，話を聞いている限りでは神経症レベルにも思えた。そして過去の経過によると，誰かに話を聞いてもらう

という抱えられる体験をすると，抑うつ状態はすぐに改善するということが繰り返されているので，内因性のうつ病ではなく，パーソナリティ病理に基づく抑うつと見立てられた。しかし，アセスメントの中で実施したロールシャッハ・テストでは，強い刺激のもとで，非常に漠然とした形態のない反応を示し，時に急激に自我機能が低下することがあり，パーソナリティ障害の水準であることを示唆していた。その上，来談に至るまでに躁状態や離人状態を呈したことなどを考えると，表面的に感じられる印象よりは，パーソナリティの病理水準が重いことを念頭に置いておく必要がありそうだった。またこの頃は，不眠，強い抑うつ感，不安，焦燥感からほとんど外出もできない状態であり，非常に不安定だった。服薬を勧めたが拒否したために，週2回の対面による面接を提案し，面接を開始した。

　開始から6年半の経過の中で，特に幼少期の母親との間でのさまざまなエピソードが想起され，語られた。両親は夜遅くまで仕事で忙しく，誰もいない家にいるのが淋しくて，Aさんはいつも同じ集落にある従兄弟の家へ遊びに行っていた。Aさんの家では夕方遅くに帰っても，夕飯すら用意されてはいなかった。従兄弟の家では，いつも決まった時間に家族そろって夕飯を食べるのがうらやましくて，Aさんは誘われるまま，毎日のように従兄弟の家で夕飯をごちそうになっていたら，ある時叔父に嫌味を言われ，傷ついたことなどを話した。あるいは，従兄弟がAさんの家に遊びに来るときは，必ず誰かが迎えにきたのに，Aさんが従兄弟の家から帰るときには，迎えに来てくれる人もおらず，街灯もない暗い田舎道を大声で歌って怖さを吹き飛ばしながら一人で歩いて帰っていたことを涙ながらに語った。こうした語りの中で，両親は商売に忙しくて手が回らず，十分な世話を受けてこなかったことへの不満な思いを吐露した。

　また，母親は時々抑うつ状態になって，数日何もせず寝込むことがあったようで，そういう時にはAさんは，何とか母親を元気づけようとしたり，自分がもっと優秀だったら，母親は落ち込んだりすることもないのではないかと考えていた。そのために，十分世話してくれない母親を恨んだり，不満を持ったりすることもできず，時に機能しなくなる母親をうまく理解できないでいたようだった。

　一方父親は家の中で，仕事のできないできの悪い人たちを侮蔑的に愚痴り，それを聞きながら育ったAさんは，自分はできの良い跡取りになることを秘か

に目指しながらも，現実には学校での成績も思うような成果を出せず，それでも肩肘張って強がってきたけれども，内心はずっとみじめな思いを感じてきたことなどが語られた。

　そういったさまざまな思いを少しずつ整理していくことで，母親や夫との関係は安定し，また友人関係を楽しめるようになり，落ち込みや不安に襲われることもほとんどなくなった。Ａさんは，「毎日は平凡で退屈なものだけど，それでいいんだ」とか，「自分のすべてが自分だ」と感じ，とても穏やかな気持ちを感じることができるようになった。Ａさん自身が「これなら面接をやめることができる」と感じられるようになったため，面接を終結する話し合いを始めた。ところがその途端に，急激にひどい抑うつ状態となった。

### 第Ⅱ期（6年半～8年半まで）【不安の現れと退避】

　外的な適応はほとんど問題がなくなり，すっかりよくなったように見えたＡさんが，面接をやめる話し合いを始めた途端に，来談当初と同様のひどい抑うつ状態に陥ったことで，私はこれまでの面接経過を再検討する必要に迫られた。

　Ａさんは表面的にはニコニコと人当たりよく，従順に振る舞った。しかし私は，その従順さとは裏腹に，決して表面には出さないが，どこか尊大なＡさんや，小ばかにされているような感覚をずっと感じていた。Ａさんは，有能な跡取りになるという成功への空想を持ち続けていることや，周囲の賞賛や注目を私かに期待しながらも，現実には劣等感を感じる結果となり，他者への嫉妬を強く感じることがあるものの，一方で相手を見下し，尊大で傲慢な面もあり，そうしたＡさんの自己愛的な側面を私は感じていた。しかし，私とのそうした関係は，どちらかというと背景に隠れていた。そのため，たとえ転移感情を取り上げたとしても，まったく否定されるか，話がそらされてしまうかのいずれかであり，表面的にはとても良い関係がずっと続いてきていた。しかしさらに内面の問題に迫るためには，表面化されていない転移を十分に扱っていく必要を私は強く感じたため，それを扱いやすいよう，対面法から背面法にセッティングを変更することを提案し，それについて2人で話し合った結果，Ａさんもその提案を受け入れた。

　ところが彼女は，私が転移感情を取り上げても，それには表面的に応えるだけで，私との関係を語ろうとせず，母親との関係へと話題を移すのが常だった。それは，母親にまつわるさまざまな出来事の回想を伴い，時には母親への怒り

や哀しみを感情を込めて語ったり，涙したりもし，一見話が深まっているように思えるものだったが，一方で私との関係は，もう何年も面接を続けているにもかかわらず，どこかよそよそしさが漂い，決してそこから2人の関係が深まっていくことはなかった。このため母親にまつわる話は，私との関係に触れないための防衛として使われていると結論せざるを得なかった。そこで私は，彼女の語る母親についての話よりも，むしろ日常生活についてのたわいのない報告のようなことがらにこそ注意を向け，それはすべて私との転移状況で起こった無意識的不安への手がかりを与えてくれるものとして，それを取り上げていくよう心がけた。

すると彼女は，これまでの防衛が使えず不安が高まり，セッション中にトイレに行くということがたびたび起きてくるようになった。私はさらに，そのようにしてトイレに流してしまう彼女の不安を取り上げていくよう努めた。そのうちに彼女は，これまでセッションの前に必ず公衆トイレに寄ってくることや，その付近にいる男の人が見ていて，排尿場面を想像しているのではないかと思い恐ろしい気持ちだというような，性にまつわる話が少しずつ話されるようになり，あるとき彼女は次の夢を報告した。

「田んぼの中で大きい動物が，1匹の蛇にからまれて血を吸われている。場面が変わり，私は同級生の膝の上に乗り，心地よく話をしている。でも今から，これを言ったら決定的なことになるだろうと思うような何かを言おうとしている。それはさっきの田んぼのことと関係がありそうだった」

彼女は夢の連想から，いつものように母親の話へと流れていった。そこで私が，彼女にとって「母親のことを話すことは，決定的な何かを話さなくてもすむことであり，そうしておけば私との間は，膝の上にのっているように心地よいままでいられると思っておられるようです」と介入すると，彼女はようやく母親の話を防衛として利用していたことに気づいた。そして彼女は，「嫌だと思いながらも，いつも公衆トイレに自分からわざわざ寄ってきているような気がする」と語り，排尿場面を公衆トイレの付近にいる男性が想像しているという空想は，秘かな興奮を伴うものであることがわかってきた。そしてそれを私との間で共有できるようになると，以後は公衆トイレではなく，セッションの前に相談室のトイレに入るようになり，さらにセッション中にトイレに立つということが頻繁に起こるようになった。

それは,「自分は興奮を求めているところがある。実はここのことも,先生は私が何を話しても注目している。それが私にとっての依存なのかなと思っていて,だからここをやめてしまうとそれがなくなってしまう。だからやめるのが不安なのかな」とか,「寝た姿勢で話すのはとても気持ちがよくて,自分の空想に浸りながらも先生に見てもらっているという感覚があって。でも私が性的なことを話すと,先生がどう思っているのかという空想が膨らみだして,急に恐ろしくなる」と話す彼女の言葉からもわかるように,面接状況そのものも,彼女には秘かな興奮の場という倒錯的なあり方となっているようだった。
　そして幼少期の外傷体験について,誰もかまってくれない家庭の中で,「従兄弟のところに行けば,かまってもらえることが嬉しくて,自分からしょっちゅう行っていた」と,快感を求めた自分も確かにいたこと,そして何よりちやほやされることが嬉しかったことを自覚し,そういう自分は彼と同類ではないかという恐れを語った。そして,「あの時感じた気持ちよさは,多分トイレで排尿するときの気持ちよさと同じようなもの」だと語った。自分の性を私に語ることは,私がどう思うかという恐れが生じるために,その不安を排泄するためにトイレに立つことで,排尿の快感を得ることになると同時に,私は排尿場面を想像し興奮を供給する対象にすり替えられてしまうのだった。

### 第Ⅲ期（8年半〜11年終結まで）【理想化された乳房の不在への気づき】

　Aさんは不安が高まると,それを行為によって排泄するか,空想に引きこもることで回避するかのどちらかだった。あるいは,セッションの中で生じている対象喪失の恐れへの耐えられなさを取り上げても,過剰な投影同一化に訴え,妄想－分裂態勢の被害的心性で防衛しようとし,抑うつ態勢への移行がなかなか困難だった。未だ語られていないことは,この被害的な関係の裏にある理想化された関係や,理想化された自己像,他者像であり,それが断念できないために,抑うつ態勢への移行が進まないのではないかと私は推測した。そこで,被害感や不安だけでなく,その裏にある願望や理想化された空想を語ることも促した。
　そこで明らかになってきたのは,勝ち組と負け組に分かれた内的対象世界だった。たとえば,Aさんは,「親類は皆,一緒に商売をして,近くに住んでいて,長男はできが悪くてもちゃんと跡をとっていて,できのいい人たちが支え,助け合っている。あの中で守られている。自分はできの悪い方だから,あそこに

は入りたくないし，すごい怒りとかあるんだけど，そういう助け合っているのを見ると，なごんでしまう」と語るように，Aさんの内的な世界には，できの良い勝ち組とできの悪い負け組がいて，Aさんは何とか勝ち組に入りたいと苦闘しながらも，自分はどうしても負け組であるというみじめさが耐え難かったのだろうと思われた。しかし彼女の単純にいかないところは，そういう勝ち組・負け組という世界に「入りたくない」と言いながらも，同時にそういう関係に「なごんでしまう」ように，できの悪い負け組は非常にみじめではあるけれども，できの良い勝ち組に守ってもらい，世話されるという保護を求めているところである。そしてそのオリジナルなエピソードとして，「遠い親類の中に，頭がおかしくなってしまった人がいて，納屋に入れられていて，母親が一生世話をしていた。それを子どもの頃によくのぞきにいったりしたことがあった」ことを想起した。Aさんにとって頭のおかしい人が納屋に閉じ込められていることは，きわめてみじめであるのだけれども，同時にこれ以上ない支配－服従の中での絶対的な保護であり，屈辱と安楽が同時に存在する倒錯的な保護を得る空想を彼女が抱いていることがわかってきた。

　こうした理想化された対象関係空想が語られる中で，私の言動の中に彼女の理想化された対象イメージとずれるものを発見したり，あるいは私と彼女との違いが浮き彫りになるようなことがあると，彼女はそこで生じる理想化された対象を喪失する恐れを防衛するために，妄想－分裂態勢に傾き，彼女の中ではすぐに迫害的な不安が強まった。しかしその裏にある強い落胆を繰り返し解釈するうちに，彼女にとって理想的な保護が得られないということは，「まったくのひとり」になってしまうという恐怖を引き起こすのだということがわかってきた。理想と違うと，反対に悲惨な極の方へ行ってしまい，それはまるで現実であるかのように感じられているようだった。

　こうして「ひとりになる」ということが，2人の間でテーマになっていった。はじめはそのテーマに触れようとしても，「ひとりになるということを考えようとしても考えられない」とか，「ひとりになるというのは，自分の中に思い浮かべられない」と語り，それは未だ考えられない考えだった。しかし私たちは，この「ひとりになる」という考えについて，辛抱強く探求していった。そうする中で，少しずつ，「今から失礼なことを言うかもしれないけど，先生は一人になるか支配されるかどちらかひとつのような言い方をされたけれども，

そうじゃなくて，どっちにも行けないところで不安定になっているという感じだと思う」と，自分の内的な感覚をよりはっきりと見つめ，言葉にでき始めたことに伴って，私との違いやズレを見ていくことも，徐々に可能になっていった。そして，「以前先生の言い方が，母のことを良い人というニュアンスで言ったように感じられて，母が良い人だと私が悪いことになって，すごく情けなくなってしまう。でも私は良いか悪いかのどちらかにしようとしているのかなと思って……」と言ったのに対して，私が「私の言い方から，私がお母さん側の味方だと感じて，Ａさんは情けないようなみじめな，きっとひとりでぽつんと残されるような気持ちを感じたのですね」と返すと，「ああ，今何か心底ひとりだなということを感じた」と涙を流し，ひとりだという感覚を実感するようになった。

　しかし一方でＡさんは，そうした抑うつ的な感覚にとどまり続けることができず，ことあるごとに対象喪失の不安をなんとか回避しようと試み，トイレに中座して話を中断しようとしたり，喪失感が少し出てきたかと思うと，すぐに妄想‐分裂態勢の被害感を増強させたりの繰り返しだったが，私は喪失にまつわる淋しさを忍耐強く，繰り返し解釈し続けていった。

　例えば，Ａさんが望むようなことを私が言わなかったときに，理想的な対象ではないという失望を感じたのだろうと取り上げると，すぐにトイレに中座してしまった。戻ってきたあと話がそれても，私は「さっきの私とのやり取りでも，納得のいかない思いがあって，それをトイレに流したように，納得のいかないときの気持ちの処理がとても難しいのですね。そしてお母さんとの間では，納得のいかないまま終わることが多かったのかもしれませんね」と，再び失望感に話を戻すということを繰り返した。そうするうちにＡさんは「母との間で納得のいかないことが多かったが，今さら納得しようとするのは無理なことかもしれませんね。納得がいかないと拒絶された感じになったりするんです」と，少しずつ理想化された対象を追い求めても，得られないものだというあきらめも芽生えるようになった。

　あるいは，Ａさんの劣等感を取り上げたとき，彼女はどこから，なぜそんなふうに見えるのかと不満げだったが，話をそらし，途中でお腹がギュルギュルとなり始め，それを気にして，水を飲んでくると言って中座した。私は彼女が戻るのを待ち，「私が先ほど言ったことにカチンときて，腹の虫が納まってい

ないのかもしれないので，そのお腹の声をもう少しよく聞いてみましょう」と語られないことに焦点を当てると，Aさんはうろたえながらも，Aさんにとって劣等感というのは弱さを意味しており，弱いのはだめだと言われているような気がしてしまうこと，それは実家の価値観であり，その価値観に自分がいまだに縛られていることに思い至った。

そしてずっと「自分が劣っているからだめなんだと思っていた」こと，それは「家の中に居場所のない理由がそれしか説明がつかなかったから」と家の中での居場所のなさを意味づけようとして，「劣っている」せいにすることで，何とか自分の心に納めようとしてきたことに気付いた。それに対して私が，「居場所のなさが耐えがたく，それを勉強のできなさや劣っているせいにして何とか意味づけ，心に納めようとしてきたが，でも今ではそういうわけではないかもしれないと気付き始めているようです」と返すと，「勉強できないとか，劣っているからとか，そういうことは多分あとからつくことであって，それ以前のことのような気がする」，「母が寝込んでしまうとき，私は一生懸命何かを作って持っていってあげたり，話しかけたりしたが，そういうときはまったく相手にされなかった。弟たちは，放っておけば起きてくると言っていたが，私にはそういうのが理解できなかった。きっと母はそういうとき情けない自分と戦っているのだと思うけど，私がそういう母を見るのがいやで。弟たちがそうやって納得していることを私が淋しいと思うというのは，情けないことになってしまう」と，母親の弱さや理解できなさが語られるようになり，よりリアルな感覚に近づきつつあった。

またあるセッションでは，「子どものころ朝起きていくと，母と妹が2人で朝食の支度をしているのを見たときの疎外感……先生が他のスタッフと話しているのを見たときに嫌な気持ちだったのは，先生には向こうに仲間がいるんだと嫉妬を感じたんだと，今ようやく気付いた。それは淋しさでもあったと思う」と，迫害感や疎外感の裏の淋しさや依存感情に触れることができたのだった。

そして，「年末年始の予定を友人に聞かれて，『夫は忙しいし，子どもたちもそれぞれに予定があるから，私ひとりで淋しいのよね』と言っている自分がいてびっくりした。そうだ私，淋しいんだと気付いた。これまでは自分の方にそういう気持ちをしっかりと持ってきていなかった。それで沈んでいく方に，その気持ちを持っていかれてしまうんだと思う。そういう自分の気持ちを自分の

ものとして持つことができなかったんだ」という洞察も出てきた。またあるときは,「先生が私のことをああじゃないか,こうじゃないかと言ってくれても,自分にはピンとこないことがあって,そういうときにはそこに対立が起きるんですよね」と言うので,「そうするとどんな気持ちに？」と私が聞くと,「今はそれがちょっとうれしいというか,心地いい。先生はそれを許してくれると思えるから。私は最近ちゃんと物を言いだしたかなと,今じわっとそう感じた」と話したりすることもあり,被害感や迫害感に置き換えてしまうことなく,私との対立や違いに直面できるようになっていった。

　そうした対象との分離や,それに伴う淋しさについて語っていく中で,少しずつ面接の終わりについてＡさんが考え始め,頻度を少なくするという考えを語ったり,一方でやめられなさについて語ったりし始めた。しかし,「ここを終わることになると,母のこともこれで終わりになると思う。もうこうして母のことを話すこともなくなるので,断ち切っちゃうと思う」と話し,私が「同じように私に対する思いも断ち切らなきゃいけないと思っているようです」と返すと,「そのとおりです。そうしないとやめられないというか……」と答えるなど,抑うつ的な感覚にとどまりきれず,それを排除してしまおうとする機制もまだ根強く残っていた。

　そんな中,あるとき夫と協力して対処しなければならない家庭の事情が発生し,これ以上面接を続けられない状況となり,3カ月後に面接を終結することになった。残りの面接でＡさんは,どちらかと言えば思いを断ち切って,頑張ってやっていこうという面が目立ち,別れにまつわる抑うつ感のワークスルーは十分にできず,私の中に淋しさや名残惜しさを投げ入れていった感が強かった。しかし以前のように抑うつ状態に陥ったり,空想的な理想化された対象にしがみつくのではなく,現実の夫と協力するというやり方をとることができていた。

## Ⅲ　考　　察

### 1．不在の乳房から生まれる抑うつ

　第Ⅰ期では外的な人との関係についての問題を整理していく中で,適応は明らかに改善された。しかしそれにもかかわらず,面接の終結を検討し始めた途

端に抑うつ状態となったのはどういうことだったのだろうか。
　面接の終結が現実化することは，終結することに対する不安や心細さ，淋しさが生じ，それは私に依存していた自分を認識することだった。なおかつそうした依存対象を喪失するという事実に向き合うことであり，こうした抑うつ不安や喪失の痛みに耐えられず，抑うつ状態に陥ったのだと考えられる。これは彼女がこれまでの人生で何度となく繰り返してきたことであり，彼女の本質的な問題はここにある。つまり，彼女の問題は，対象喪失による抑うつ不安や悲哀感に堪えられず，そこから自己愛的に退避してしまうことだった。第Ⅰ期の６年半の間で，外的適応がかなり改善されたにもかかわらず，この人の本質的な問題に関する内的な変化は，まったく起きていなかったと判断せざるを得ない。従ってこの期間の改善や安定は，私との間で，自己愛的な関係が秘かに維持されていたからこそ起きていたことであり，面接の終結という離乳の現実に直面し，乳房の喪失への恐れが生じ，それに耐えられなかったのだと考えられる。
　さて，この自己愛的な関係空想がどのようなものであるかは，この第Ⅰ期には明らかになっていない。これは，第Ⅲ期になってはじめて，そのオリジナルな形として，「納屋の中に閉じ込められ，一生母親に世話される頭のおかしくなった人」というイメージが出てきたことから推測することができる。今にして思えば，この第Ⅰ期は，Ａさんにとってはあたかも面接という“納屋”の中で，私に世話され，保護されている体験となっていたものと思われる。しかし，彼女にとって，それはみじめなことでもあり，保護されることは屈辱を感じるのだけれども，そうした心的苦痛は，決して安くない面接代金を払うことで私に優越し，私を支配するという関係で帳消しにされていたのだろう。その中で彼女は，一生世話してくれる絶対的な保護を与える理想化された乳房として私を空想することで，安心と安定を得ていたのではないかと思われる。ところが終結という離乳の現実に向き合うことで，その空想を維持することができなくなり，見せかけの安定は破綻し，不在の乳房は，喪失への恐怖や抑うつ感を押し付けてくる迫害的な乳房となり，Ａさんは抑うつ状態に陥ったのだろう。したがって，このようなＡさんの自己愛的な対象関係こそが変化する必要があった。

## 2．不在の乳房からの退避

　パーソナリティ障害を理解するのに役立つモデルのひとつとして，病理的組織化という概念がある。それは，安定した強力な防衛組織として働き，妄想－分裂態勢と抑うつ態勢の間にある第三の病的な態勢であり，ある種の偽りの統合をもたらす。そして，妄想－分裂態勢の迫害不安と，抑うつ態勢の心の痛みや抑うつ感情の両者に対する防衛となり，心の発達を阻害する。またこの組織の特徴として，自己は対象群との間に過剰な投影同一化を行い，自己と対象が未分化な自己愛的な万能構造を作る。さらにこうした病理的組織化は，治療に対して強力に抵抗し，そこには苦痛な関係を快楽に転換させたり，攻撃や苦痛に対する魅惑など，倒錯と嗜癖の特徴が顕著に見られる。このため，こうした病理的組織化をもつクライエントは内的な変化や面接の進展が非常に困難である。ローゼンフェルド Rosenfeld, H.（1971）は，こうした事例では，そうした組織を治療の中で詳細に明らかにしていくことだけが，いくらかの進展を可能にすると述べている。またスタイナー Steiner, J.（2011）は，こうした患者は治療自体を退避できる場にしてしまうこともあり，治療者はそのことに気づき，その様子を詳細に観察することが重要であることを指摘している。ここで，この病理的組織化という視点から，Ａさんが不安や恐れからいかに退避していたかについて考えてみたい。

　第Ⅱ期では全体状況を見ていく中で，より細やかに転移感情を解釈するようにした。これはＡさんにとっては，私を自分に都合のよい理想化された対象にしておくような自己愛的な空想の維持を邪魔される体験だったのではないだろうか。そしてそのために生じる不安をトイレに流すという回避行動が生じてきたのだが，それをそのつど取り上げていった結果，徐々に彼女の内的世界が語られ始めた。

　それはまず，公衆トイレの付近にいる男性が，排尿場面を想像するかもしれないと恐れながらも，必ず面接前に公衆トイレに寄ってくるということとして現れてきた。つまり自己愛的な空想の維持が頓挫し，理想化された乳房の不在という不安や恐れが生じると，排尿場面を想像する男性との興奮に満ちた倒錯的世界に退避するということが起きてきた。

　さらに，そうした空想が私との間で語られるようになると，やがてこの倒錯

的な空想は，私との間に持ち込まれるようになった。このトイレに立つという行為は，セッションの中で不安や恐れが生じると，それらを具象的にトイレに流すという意味を持つとともに，排尿の快感を得ることができ，そしてAさんの排尿場面を私もまた想像しているだろうという空想を伴い，不安は快感と興奮にすり替えられた。ここでは，私は彼女の排尿場面を想像する倒錯的な迫害的対象の一部として利用され，彼女の病理的組織化に巻き込まれていたのだろう。また，この排尿場面を想像する対象は，納屋に閉じ込められた人を覗きに行く彼女自身でもあり，そうした覗き見る彼女の部分が私に投影されていたとも言えるかもしれない。

　Aさんにとっては，母親がすっかり寝込んでしまっていたように，不在の乳房という体験は耐えがたい思いを生じさせる。そこで，母親が寝込むのは「自分のできが悪いからだ」とか，家の中で居場所がなく疎外感を感じてきたのは，「自分が劣っているからだ」と意味づけて心に納めようとしたり，できの良い自分になることで償いや修復の努力をしようとするものの，思うようにいかないみじめさを感じると，それに耐えられず，こうした不在の乳房の体験を回避する方向へ向かう。この不在の乳房の恐怖や，償いや修復の試みの中での葛藤や抑うつ感情に耐えられず，それを回避する方法として，Aさんは「一生世話される」絶対的保護のある「納屋の中の息子と母親」という自己愛的空想を作り上げ，そうした理想化された乳房にしがみつく。そしてこのような「納屋の中の息子と母親」は，第Ⅰ期における私との関係であり，そうした関係の中では，理想化された乳房に依存し，一時的に安定するのだった。しかしこの関係の中でも，世話される側という負け組であるみじめさが生じてしまうために，お金や立場を利用することで相手に優越し，依存し世話されているようで，実は相手を支配するという支配－服従関係を築くことになっていたのだろう。

　このようにこの事例では，一貫して不在の乳房への耐えられなさがテーマとしてあり，病理的組織化への退避は，乳房の不在による喪失の恐怖や抑うつ不安を，理想化された絶対的保護を与える乳房という空想で防衛すると同時に，悪い不在の乳房という迫害的対象が生じても，即座に性愛的快感や興奮を与える対象に変えてしまうことによって，迫害不安も防衛していたのだった。

## 3．乳房の不在という考えの芽生え

　ビオン Bion, W.R.（1962）は，クライン派のこころの発達論と認知の発達との関連についての考えを深めた。乳児が"不在の乳房"という欲求不満にもちこたえ，それが乳房の不在として体験されることで，内側の"不在の乳房"は，"良い乳房が不在である"という考えをもたらすが，耐えられないと"悪い乳房がある"と体験され，この悪い対象は排出によって取り除こうとされ，投影同一化の装置が肥大し，その結果考えることの発達の障害が起きると論じた。またオショーネシー O' Shaughnessy, E.（1964）は，不在の対象のとらえ方の変遷として，初めは"悪い対象がある"と迫害的に体験され，次にそれは乳房の悪い面という考えとなり，最終的に良い乳房がないこととして考えられるようになるという3つの段階があることを指摘している。ここで，Aさんが躍起になって回避しようとしてきた不安の中身について，乳房の不在という考えの芽生えという観点から考えてみたい。

　第Ⅲ期では，秘かに抱かれていた理想化された自己愛的な対象関係空想を言葉にして語る中で，私という理想化された対象と現実の私とのズレを転移的に取り上げ，そこで感じたであろう失望感を繰り返し解釈していった。すると，彼女がそのズレの中で感じるものは，「まったくのひとり」になるという恐怖であることが顕わになった。つまりこの人にとっては，理想化された対象の喪失という体験は，「まったくのひとり」と体験され，その体験こそが彼女にとって耐えがたい恐怖なのであった。しかもこの考えは，この時点では「考えようとしても考えられない」，「思い浮かべられない」ような，未だ考えることのできない考えだった。それでもそこから目を逸らさずに転移関係の中で探求していくうちに，徐々に「ひとり」という考えを，淋しさという実感を伴って感じられるようになっていったのだった。

　松木（2011）は，妄想－分裂態勢の後半から抑うつ態勢の前半に移行する中で，幻覚された悪い対象が良い対象の不在という捉え方に変わること，そこには母親の $\alpha$ 機能を通したかかわりによって，考えられる思考を手に入れる過程があることを示唆している。この事例では第Ⅰ期で，もう何年も面接を続けているにもかかわらず，どこか2人の関係がよそよそしいままであったのは，2人が何年も一緒にいても，決して触れあうことなく，お互いに「ひとり」のま

までであったことを示唆していたのだと今では思う。こうした逆転移の意味に早く気付いていたら，より早い進展が可能だったのかもしれない。それでも，お互い「ひとり」のままだった私とAさんが，苦しみながらも倒錯的空想や願望を2人の間に持ち込み，一緒に探索していく中で，やがて「まったくのひとり」という考えが芽生え，私とAさんとの違いを見ていくことができるようになっていった。Aさんは「まったくのひとり」という抑うつ不安にとどまり続けるまでにはなっていないけれど，その考えの芽生えは，Aさんを主体的な存在へと変えたように思う。

## IV　おわりに

　対象喪失にまつわる恐れや心の痛みに耐えられず，不在の乳房として体験し，その対処に苦慮していた自己愛性パーソナリティ障害の事例を提示した。
　この事例では，はじめのうちは，一見面接に協力的で，内省が進み，面接は進展しているように見えていたが，本当の情緒的な触れあいは起きていなかった。そこで起きていることは何かに注目し，秘かに作動しているこの病理的組織化を明らかにする努力を重ねていくことで，性愛的興奮を与える倒錯的対象や絶対的保護を与える理想化された乳房との世界に退避し，不在の乳房によって生じる不安を防衛していることがわかってきた。こうして病理的組織化の様相の詳細が検討されていくに従って，不在の乳房という体験が「まったくのひとり」という恐怖を彼女に引き起こすことが明らかになり，その恐怖から離れずに，それを丹念に探索することで，乳房の不在という考えられないでいた考えが，彼女の中で徐々に実感を伴う感覚として芽生えていった。
　しかし，この抑うつ態勢のワーク・スルーを十分にすることができないまま終結を迎えることになった。やむを得ない事情があったというものの，面接をやめることはAさんのいつもの回避行動だと言えるだろう。終結までの期間に，私との別れにまつわる抑うつ的情緒に触れ続けることは十分にできなかった。しかしこれまでのように，抑うつ状態に逃げ込むことはなく，現実の夫と協力するという形で私との別れの淋しさを紛らわすというより健康的な対処方法に変わったのは確かだろう。

補記：この臨床論文は「パーソナリティ障害における病理的組織化についての一考察」として日本福祉大学心理臨床センター紀要第3号（2008年3月）に発表したものを，さらに加筆修正している．
　改訂にむけて，考察を再考し，一部修正をした．

## 文　献

Bion, W.R.（1962）A theory of thinking. International Journal of Psychoanalysis, 43; 306-310.（松木邦裕監訳，白峰克彦訳（1993）思索についての理論．メラニー・クライン　トゥデイ②．pp.34-44, 岩崎学術出版社）

Klein, M.（1937）Love, guilt and reparation. In: The Writings of Melanie Klein Vol.3; Love, Guilt, and Reparation and Other Works.（西園昌久・牛島定信責任編訳（1983）愛，罪そして償い．メラニー・クライン著作集3．岩崎学術出版社，pp.75-122）

Klein, M.（1946）Notes on some schizoid mechanisms. International Journal of Psychoanalysis, 27; 99-110.（狩野力八郎訳（1985）分裂的機制についての覚書．メラニー・クライン著作集4．岩崎学術出版社，pp.3-32）

松木邦裕（2011）不在論——根源的苦痛の精神分析．創元社．

O'Shaughnessy, E.（1964）The Absent Object. In: Rusbridger, R.（Ed.）Inquiries in Psychoanalysis: Collected Papers of Edna O'Shaughnessy. pp.19-31, London, Routledge.

Rosenfeld, H.（1971）A clinical approach to the psychoanalytical theory of the life and death instincts: An investigation into the aggressive aspect of narcissism. International Journal of Psychoanalysis, 52（2）; 169-178.（松木邦裕監訳（1993）生と死の本能についての精神分析理論への臨床からの接近．メラニー・クライン　トゥデイ②．pp.107-126, 岩崎学術出版社）

Steiner, J.（2011）Seeing and Being Seen: Emerging from a Psychic Retreat.（衣笠隆幸監訳（2013）見ることと見られること——「こころの退避」から「恥」の精神分析へ．岩崎学術出版社）

# 第 8 章

# 中年期におけるパーソナリティ障害

覆い隠されてきた罪悪感の痛みと心的変化への抵抗

日下　紀子

### 日下論文の紹介——松木　邦裕

　本論文ではパーソナリティ障害の心理療法が提示されているのはもちろんですが，いくつかの重要な臨床上のテーマが含まれています。スキゾイド的在り方に生じた中年期危機，スキゾイド・パーソナリティでの罪悪感，倒錯への嗜癖，心的変化への抵抗があげられます。いずれも困難かつ重要な臨床主題ですが，著者は摂食障害の慢性化した病態を前景に出した中年女性との交流や進展が難しい心理療法過程をこまやかに描き上げながら，これらの主題を検討します。

　そこでの技法上の要点として，治療者がクライエントの心的現実や心的痛みの内容を知りたいとの欲望に支配されることなく，彼女の情緒や不安をいかに経験し抱えていくかが重要であることを論じています。そのとき私たちが，クライエントの心的平衡を維持したいニーズと変化への恐怖を真に認識しておくことは欠かせません。

　パーソナリティ障害全般に特有な真実を知ることを拒絶し偽る彼らの在り方に治療者がもちこたえることの困難さとその打開の方策を，提示されている臨床描写から読者はあらためて味わわれ検討されることでしょう。

## I　はじめに

　21世紀の日本は，平均寿命は80歳を超える高齢化社会となり，アンチエイ

ジングでいかに若々しく生きるのかが注目されるようになってきている。その
なかで個人は，自分の職業や家庭を確立し，そこに心身ともに成熟し，独立し
た成人期の達成が主な心理的な課題として現れる。その一方で，中年期になる
と，これまでの若さや成長の勢いは終わりがあることを感じ始め，社会でも家
庭でも次世代を育てることが求められるようになってくるのは今も昔も変わり
はない。なかでも女性は，35歳を過ぎると，妊娠・出産をめぐって厳密な定
義はないものの高齢出産の身体的タイムリミットが差し迫ってくることを意識
せざるをえない。そのうえ婦人科疾患の罹患率も一気に高まってくるので，仕
事の継続や活躍と結婚・出産・育児の両立など自己実現をめぐる葛藤や不安が
増大する。このように中年期は，男女問わず心身ともに人生の盛りと衰退を同
時に感じる大きな転機であり，その「危うさ」から「中年期危機」とも称され
るのである。

　ところで，パーソナリティ障害は，不安や葛藤を心にとどめて悩み，解決でき
ずに，行動によってその不安や葛藤を処理しようとする病態であると考えられて
いる。例えば摂食障害は，拒食，過食嘔吐によって理想的な体型を保とうとする
ことで自らの無力感といった抑うつに向き合うことを回避する「パーソナリティ
の病，すなわち行動の病」と考えられる。過食嘔吐などの症状によって"こころ
のバランス"をある一定に保ち，思春期，青年期の不安や葛藤をなんとかやり過
ごしてしまうことも多い。しかし中年期に入ると，徐々に身体が堅くなって思う
ように嘔吐できない，激しい下剤の乱用に身体がついていかないという身体の衰
えに直面し，症状行為での置き換えができなくなってくる。これまでのやり方で
は通用しなくなる現実に直面し，否が応でもこれまで先送りにしてきた手つかず
の葛藤や不安が再燃する。思うようにいかないもどかしさや無力感がひしひしと
自らに迫ってくるため，中年期は"こころの危機"であるとともに，これまで持
ち越してきた課題に取り組むその好機といえるだろう。

　私は，15年以上にわたって過食嘔吐を続け，中年期に初めて心理治療を求
めて来談した独身女性の事例を経験した。約2年間の精神分析的心理療法では，
摂食障害の奥に隠されてきた彼女の強い愛情希求とその行動化，そして母親と
の愛情をめぐる葛藤や罪悪感が明らかになった。また同時にその過程では，抑
うつ的な葛藤やその心的苦痛，心的変化への抵抗が露わになり，治療は道半ば
で終了した。この心理療法過程を提示し，パーソナリティ障害の病理と心的平

衡を保つための苦悩，心的変化への強い抵抗について考察する。

## II　臨床素材

### 1．事例の概要

　初診時，30代後半の独身女性Aは，細身で物静かな風情に仏頂面で，瑞々しさに欠けていた。Aの父は，病弱な上に飲酒，賭け事，女性問題が絶えない遊び人で，母は苦労が絶えなかった。幼少期から病弱で人見知りが激しく，消極的で引っ込み思案だったAに対して，母は口よりも先に手が出る躾をしてきた。成績優秀だったAが思春期のときに父は失踪し，そのためAは大学進学を断念した。

　就職後Aは，20代前半より体型を気にしてダイエットを始めた。すぐに嘔吐をすれば太らないと考え，過食嘔吐を繰り返しながら黙々と働き，自ら稼いだお金で幼い頃からの夢であった海外に語学留学した。帰国後，Aは30代半ばとなっていた。それからのAは，妻子ある男性と長続きしない性的関係を繰り返すようになった。

　数年経た頃，職場の上司との関係がうまくいかなくなったAは「現在の会社で働き続けられるのか。自分は一生結婚できないのか。過食嘔吐が治らない」と不安を高め，「憂うつになって落ち込む。一人になると寂しくてたまらない。やる気が出ない。もっと自立した女性になりたい」と精神科クリニックを初めて受診した。主治医は，"これまで食べることで紛らわしていた悲しみや怒り，空しさが処理できなくなっている"との理解をAに伝え，心理療法を紹介した。Aは，しばらくの間，心理療法を受けるかどうか迷ったあげく，「とりあえず試してみよう」と来所した。主治医の診断はスキゾイドパーソナリティ，摂食障害だった。数回のアセスメント面接の後，週1回50分，対面法（有料）にて心理療法を開始した。

### 2．心理療法過程

#### 第1期　関わることへの期待と怖れ（11カ月）

　アセスメント面接の間，Aは，生育歴，現病歴についてはまとまりよく，簡

潔に語ったが，A自身の感情にはほとんど触れず，事実のみを語っている印象が強かった。一方で「カウンセリングはどれだけ効果があるのか？ モラルに外れていると思うことも，何もかも相談できると良いのだが。私には父がいないという，先生とはまったく違う人生。先生は夫も可愛い子どももいて，幸せな生活を送っているかもしれない。そう思うと私と接点があるのか？ すごく怖い」と開始当初から心理療法への期待と不安を露わにした。

　まもなくAは，父の失踪の原因は浮気だったと語り，「人に対して不信が強い。信じて裏切られたら怖い」，「気持ちの安らげる恋人ができれば，カウンセリングとか受けなくても良いと思う」と依存の葛藤を見せ，「ここでいろいろ嫌なことを思い出して，かえって気が沈む。もう少し話したいと思っても，中途半端に終わると引きずる」と涙ぐんだ。Aにとっての人間関係は常に別離目前の不安定なものであり，私とも親しくなると分離が辛いために，関わりそのものをAが回避していると私には感じられた。そこで，恋愛対象の選択にもAの両親の不仲や父親の失踪が大きく影響し，Aは他者と親しくなるのを怖れているのではないかとの理解をAに伝えた。Aは「そんな風に思ったことはない」といったんは否定したが，「潜在的にはあるのかもしれない。ファザコンかな？と思ったことはある」と応えた。Aは「体型や容姿コンプレックスにこだわらず，もっと人間的に豊かな，居ると雰囲気が和らぐような人になりたい」との願望を表したが，直ちに「カウンセリングの効果があるのか」「やめようか，すっぽかそうか」と私との関係からも退避に向かうのだった。

　この時期，同僚たちが次々と結婚退職し，Aは妬みや結婚への焦りを強めた。「自分で解決しないといけない」と同性の私と張り合う感じで一人やきもきしているAに，私は接近しがたくも感じた。次第に「現在の生活と環境が嫌」，「寂しいというか……」と涙ぐむAは「コンプレックスの話をしなければ良かった。何もかもぶつけたいがどんな風に思われるのか？」と私への依存と不安を示してきた。「自分に自覚はないが，こころの壁を作っていると友人に言われた。図星のことを言われたらすごくきまりが悪い。素直に反応するよりも，仕方がないからほっといて！ と言いたくなる。でも，それを言うのも子どもっぽいし，それで私への見方が変わるのが怖い」と語るAに〈私にも自分の思いを言うと，子どもっぽいと思われる不安や関係が変わる心配があるのですね〉と伝えると，Aは肯定し，「ここ2, 3カ月落ち着いているのはカウンセリングの影

響なのかな」と応えた。

　その後,「この人と関係を保ちたいと思うと, 言いたいことを言えなくなる」,「思い詰めると, それを感じて相手が引くのが怖い」とAは涙ぐみ, 貪欲な自分が私に負担になると怖れては「ここは唯一話せる場所だけど, 時間に制限がある。ただの話し相手になってもらうためだけに通うのは辛い」と涙を流した。「同僚の結婚を喜べない自分は, 小さい人間だ」とAは嘆き,「愛されたい。満たされていない！」「これまでも愛されている実感はなかったけど, ここまで不安にならなかった」と嗚咽した。そして父が母に「おまえたち母子が野たれ死にしても知らない」と言い放って家を出たそのときを想起した。「父には憎しみも恋しい気持ちもない」と断言し, さらに母が優しく接する従姉妹に嫉妬を感じたときを想起した。Aは父への憎しみや恋しさを否認するしかなく, それだけにAの強い愛情欲求や寂しさを私はひしひしと感じた。

　また, とても寂しかったという海外留学のエピソード——海外留学を祝福してくれた母に対して"好き勝手して申し訳ない"と罪悪感を強めて出発したが, 帰国した時には, 留学中も母は普段通りの生活をしていたのだと気づいたこと——をAは語った。Aは, 母の愛情を感じると罪悪感を強め, 母との分離を感じると耐え難い寂しさに圧倒されていた。そこには母が他者と繋がりがあることへの嫉妬と寂しさが強烈にあるようだった。

　ちょうどその頃, 私は都合で面接を急に休むことになった。休み明けにAは「自分はすごく独占欲が強くて, 私の気持ちに応えてくれないと悲しくなる」,「一人相撲をとっていた」と恋愛問題で悩んでいたことを語った。私は, Aを放り出して休む私への明らかな不満として取り上げたが, Aは「先週ここに来て話したかった」とさらりと応えただけで, あくまでも恋愛対象に話題を集中させた。

　面接開始から9カ月ほど経った頃には「何も変わっていない。お金と時間の無駄。話したいことがあっても待たないといけない」,「一番欲しいのは, 私を大切にしてくれる人」と私への不満が噴出した。まるで駄々をこねている小さな子どものようなAがいた。そして, 人と関わるのが煩わしいと思いながらも,「聴いてもらいたいときに聴いてもらえず, 時間も限られている。私の話を聴いている先生は嫌になっていると思う。どうして前に進めないのか, 過食が治せるのか？」,「お尻をたたいて欲しいが, そうなるとほっといて欲しくなる。

ほっとかれると不安」，「いつも気にかけて欲しい」と甘えの気持ちと葛藤もAは吐露した。「甘えると，いい年して！　と怒られそう。ずっとセーブしてきて，すぐ黙ってしまうから理解されない」と沈黙するAに，私は，"甘えたいが，私にどう思われるか不安で素直になれない" Aの感情を取り上げた。

　あるときAは「言えない悩みがある」と言ったきり黙りこみ，「言ったところで解決できない。ここに来るのではなかった。どうやって死ぬかを考えている」と泣き出した。ただ重苦しい空気だけが伝わってきた。私は〈言いたいけど言えないAさんの辛さが伝わってくるけど，それだけ言えないのは何か理由があるのではないの？〉と問いかけ，妊娠の可能性も考えていた。Aは「いつも優等生でいたい。そのイメージを崩したくない。答えたくない」と私を撥ねつけ沈黙した。その後「カウンセリングは意味があるのか？　聞いてもらうことはない」と面接をキャンセルし，「週1回しか話せないことがしんどい。途中で絶対電話してはいけないし」と言ったかと思うとすぐに，「カウンセリングのことを考える暇がないほど仕事が忙しい」と私への依存を否定した。私への依存を垣間見せたかと思うとすぐに打ち消し，私への感情は直接語らず，遠ざかっていくAがいた。

　このように私と触れ合えないAがいることを私は取り上げてみた。Aは，風邪を引いて音楽の歌のテストで上手く歌えず，「いつも上手いのにどうして？」と先生に聞かれても何も答えられなかったエピソードを想起した。〈そのときのように，私に対してもAさんの思いを言いたいけど言えないのでしょう。そして何でも一人で責任をとろうとしているのではないかな？〉と問うと，「外国映画のカウンセリングイメージが先行している。それと違う。うまくいかないと落ち込む」と語った。そのイメージについて話し合い，心理療法の継続にはAがどうしたいのかという意志が大切であることも私は伝えた。その後のセッションでAは「自分で決めることと言われて，そんなこと言わないで，と思った。今だから言えるが，妊娠したと思っていた。そのときにカウンセリングとは何かな？　と思った。誰にも言えず死ぬしかない。自分の愚かさを曝け出すみたいで言えなかった。なぜ話せないのか？　と先生が思っていると思った」と語った。私は〈恥ずかしいと感じるけど，それを話し合える間柄になれたらと望んでいるのでしょう。私との関係もそうなれたらと思っている。これからどうしますか？〉と伝えた。Aは「前とは違ってカウンセリングは止めた

いとは思わない」と応えた。
## 第2期　過食嘔吐の背後にある葛藤の気づきとその苦痛（10カ月）
　過食嘔吐の頻度は減少したが，口に食べ物が入ったまま寝てしまう日が続くようになった。Aは，語学堪能な女子社員への嫉妬，その彼女に辛く当たってしまう自己嫌悪，海外移住したいが母を一人にすることへの不憫さと負い目，このまま母と2人で老いていく怖さを訴え，涙ぐんだ。「相手が喜んでくれることをするのが基準。嫌われることをすれば離れてしまう。だから近づくに近づけず，離れるにも離れられない」と交際中の男性Bについても語った。「良いときもそうでないときも優しく見守ってくれる存在を求めつつ，そんな相手がいるとは思えない」と，やはり決してこころを許さないAに，私は〈Aさんが彼に好かれることを避けているみたいだね〉と問うと，「何もかも曝け出せる人が欲しいと思いながら，自分から一線を引き，人と関わることが煩わしいと感じている」と応えた。私に対しても「先生も私のことをわかってくれないという気持ちがある」と涙を流し，沈黙した。〈私にも近づきたいが近づけない，離れるにも離れられないと感じているのでしょうね〉と不安を取り上げていった。
　次第に，夜中に一人でいるときと面接時間の終わりに特に孤独を感じることが明らかになった。口に食べ物が入ったまま寝ているAの姿は，乳房をふくみながら寝てしまう赤ん坊のようだと私は連想した。Aは「金遣いの荒い父に苦労しているところに，母は私を妊娠し，『お金がなかったから産んだ。そのうえおまえは病弱で苦労した』と常々母から聞かされていたと想起した。自分がこの世に生まれてきたこと自体に強い罪悪感を抱いているAに私は痛々しさを感じた。〈お母さんの姿やお母さんの話から，Aさんは申し訳なさが先立って，これまでお母さんに言いたいことを言えずにきたのではないですか〉と伝えたが，Aは表情も変えず，何も答えなかった。Aのこころには届いていないようだった。
　その後もAは，「本当に満足することがないから，カウンセリングも永遠に終わらないと思う」，「常に100点を取ろうとし，少しでもミスをすると信用をなくし，相手が去ってしまう恐怖を感じている」と語ったが，それをすぐに恋愛関係の感情にすり替えてしまい，私との関係から退避してしまうのだった。「彼が旅行から帰ってきてすぐに自分に連絡をくれなかったことがショック。

いつも自分を気にかけて欲しい」と大泣きするAの姿は，まるで母を求めて泣く幼い少女のように私には映った。「彼の本心を確かめたいが，確かめてみることで喧嘩になる。しこりが残って疎遠になる」不安を語るAに，〈私に対してもどう思われているか心配で，思いを伝えることは致命傷になる不安があるのかもしれません〉と伝えてみたが，Aは，すぐさまBへの感情として「（私は）見栄っ張りですね」と応えた。結局，AがBに自分の思いを素直に伝えようと思った矢先，Bから別れを告げられたAは「自分でも不思議なほど穏やかな気持ちで別れることができた」と報告した。

　まもなくAは，年の離れた既婚男性から交際を迫られ，迷っている話を持ち出してきた。不倫は許されないことだから怖い，Bへの未練も一杯で悲しい，でも性的欲望は満たして欲しいというさまざまな思いで悩んでいた。そして母に隠れて父と同じ信仰を始めたこと，それが母にばれる夢を繰り返し見ていることを報告した。「母は半狂乱になって自殺しかねない。みんなは，母もきっとわかってくれるよと言うが，母はわかってくれないと思う」と母を裏切っている怖れは強烈だった。「母には，自分しか生き甲斐がないから仕方がない」，「離れて暮らすことなど考えられず，親離れ，子離れしていないと言われたこともある」と自らに言い聞かせるように，むしろ自嘲するように語った。"母親を大切に思う"感情と"怖くてたまらない母と一緒にいることはうんざりする"感情の両方をAは表現したが，すぐさま「母への恐怖や否定的な感情をもつ自分が悪い。そんな感情は持ってはいけない」と自分を責め続けた。少しずつ素直に自らの欲求や感情を認めたかと思うと，その罪悪感に雁字搦めになる苦しさが伝わってきた。

　そんなあるとき，Aは一連の夢を報告した。

　　子猫が窓から入ってきた。子猫は人になれていないから，私は「危ないからおいで」と声をかけた。すると子猫は窓から飛び降りてしまった。その後が怖くて見られず，しばらくして見ると，子猫はぐったりしていて，そのそばに別の猫もいて，死んでいるみたいだった。……猫が窓から入ってくる前に，窓の外が洪水で，水が窓から入ってきそうになった。突然静かになったと思ったら，水は引いていた。

その夢についてAは「何を暗示しているのか？　私が近づいたから子猫は逃げたのか？」と連想した。私は〈洪水の夢はAさんのこころの状態なのでしょうか？　お母さんに対する激しい感情が湧き起こってくるけど，お母さんと一緒だとそれがサッと引いてしまう感じなのでしょうか？〉と尋ねてみた。Aは「私も考えていた。母が原因で，自分はのびのびできない感じ。でも母を見ていると不憫。母が可哀そうに思う」と涙ぐんだ。「母がいないと，このままいなくなったらどうしようと時々思う」。私は〈子猫はAさんかな？　甘えたい，わがままを言いたい自分が近づいてくるが，慣れていないから飛び出してしまった。そしたら，死んだみたいにぐったりしている自分がいるようですね〉と解釈した。Aは「わがままは言っている」と半ば解釈は受け入れ，「母と離れていたらお互いに自立できたかも？　もっと若いときにそうしておけば良かったと思う。でも母を放ってはおけない。私のせいで苦労させている。今さら離れては暮らせない。親も年をとって不憫」としみじみ語った。母とAの幸せは両立せず，母を幸せにするには自分が我慢し，不幸であるしかないと思っているAがいた。

この頃には，過食嘔吐も週末の夜だけに限られるようになった。すると再びAは「いつでも電話して聴いてもらうわけにはいかない」，「いつも相手が言い寄ってきて，その後自分が夢中になると相手が離れることが多い」と私への依存感情と見放される不安を強めた。気分にむらがある自分が嫌になると涙ぐみ，怒りも伝わってきた。「思いっきり気持ちをぶつけられる人が欲しい。でも最終的には人に頼るわけにいかない」というAに，私は〈夢の中の子猫のようなAさんがいるのでは？　近寄りたいが甘えてはいけないと。でもいつも気にかけて欲しい。ここでも私にわかって欲しいという気持ちがあるのでしょう〉と伝えた。Aは肯定して沈黙した。

### 第3期　心的変化への抵抗と心理療法の終了（3カ月）

ようやく私に対して不安や心細さを素直に認められるようになってきたAは，「用事ができていけなくなった」と明るい声で面接を電話でキャンセルした。次の回には，「彼が，君は君のままでよいと言ってくれて，そんな風に言われたのは初めて」と涙ぐみ，「このままだと別れるのが辛い。離れるのが怖い」と語った。彼との交際がうまくいけば，母を見捨てる気持ちに苛まれ，このままであれば今後の生活は経済的に維持できるかと不安になった。心理療法も経

済的な負担を理由に「もう続けられない」と「混乱している」Aがいた。〈2人の関係が長く続くと楽しいことだけではなくて，いろんな思いが出てくるのは自然なことでしょう。彼とそれを話せたら，もっと楽になるのに言えないのですね〉と，私は治療関係との重なりも念頭に置きつつ伝えた。「そんなこと言うのもなーと。自分のことばかり言っているようで，すごく悪い気がする」と答えたうえでAは「ここに来るのは赤字続きで，貯金を切り崩している。最悪な状態は脱した。彼との関係は難しいし，どうにもできない」と断言したうえで，約2カ月後には終結したいと強引に主張した。やるせなさ，かなわなさを私は感じつつ終結の合意となった。

　その後からは，Aが沈黙したまま涙を流すセッションが続いた。いまここでの気持ちを尋ねると，Aは「もうやめたいと言ってから一杯考えることがあって，どうしたら良いか？」と，母との関係，彼と連絡がつかないことに悩んでいたと語った。私と別れ，連絡がつかなくなって依存対象を失う怖れが強まっているようだった。〈自分からその思いを伝えると，相手や私を困らせることになると心配で，その恐怖を一人で抱えているみたい〉と伝えると，Aは「本当にそうだ」と応えた。そして「何もかも投げ出したい気持ち」と裏腹に，「このままでは人生が辛いので，信仰もやめたいけどやめられない」と信仰に打ち込み始めた。Aは，明らかにそこに問題解決の糸口を見つけようとしていた。

　だがその結果，母に隠さないといけない信仰と不倫を続けることは，罪悪感と懲罰恐怖を一層強めた。〈私とのカウンセリングは終わろうと決めたために，信仰に熱心になっているけど，それでかえって罪悪感や葛藤を強めています〉と私は介入した。Aは「そうかもしれないが，考えたことはない」と即座に否認した。続けてAは，同僚がダイエットを始めたがリバウンドして失敗し，精神状態がおかしくなった話を「他人事ではない」と語った。心理療法を終わることで精神状態がおかしくなるとAが不安になっているように思われ，それを伝えてみたが，Aは否定した。

　最後のセッションで「今までの2年間は何だったのか？　何かわからない！」と言った後，「彼と連絡がつかないことが不安で寂しい」とAは涙ぐんだ。〈彼に対して寂しい気持ちと腹が立つ気持ちがあるように，私に対しても終わりがくる寂しさと，腹が立つ気持ちがあるのでしょう〉と伝えた。Aは「こんな風に話ができる場所がないのは確か。腹を割って話せる同年代の相手がいたらい

い」と私との治療関係を必要としているＡがいたが，「経済的に余裕があれば来たい！」と繰り返すばかりだった。私は心理療法の再開も可能である旨を伝え，Ａもそれを了解し，約２年にわたる面接を終えた。

## Ⅲ　考　察

### 1．Ａのパーソナリティ病理と症状との関連について

　Ａの過食嘔吐の症状は，頻度も強度も減少したが，最後まで手放されなかった。「摂食障害は"行動の病"」であり，「その人のこころに抱かれた『不安』『悲しみ』『苦悩』『葛藤』をこころのなかに抱えられる思いとして悩んでいかずに，行動によって取り扱う，すなわち発散・排泄してしまおうとするあり方」と松木（2008）が述べるように，Ａも過食嘔吐によって葛藤や苦痛を排泄していた。そして同時に，快楽重視の性的満足を求めて，一時的な性的関係を繰り返していた。その背後にあるＡのパーソナリティの病理は，どのようなものだったのだろうか。

　幼少期の母親との関係は，厳しい躾をうけたという記憶だけが鮮明であり，他の情緒的な記憶はひどく乏しかった。Ａは，高い知的能力に比して内界や情緒を言葉で十分に表現できず，親しい人間関係も乏しかった。私との関係でも「いつでも会いたい」と繰り返し発言してはいたが，すぐに私から遠ざかり退避した。また，Ａはたびたび涙を流したが，それは悲しみや寂しさが味わわれているのではなく，その情緒を洪水のように溢れ出し排泄するだけの行為のようだった。このようにＡは，学業や仕事に勤しむことも知力によって情緒や葛藤を乖離し，自らの貪欲さや情緒的に接触することを分裂排除しようとするスキゾイド・パーソナリティであると考えられる。

　心理療法のプロセスで徐々に明らかになったのは，Ａの対象関係の在り方だった。"母親と離れられず，しかし，依存もできない"というジレンマが内包する怒りと罪悪感は，Ａを混乱させた。自分の出生自体が母に苦労をかけたという耐え難い罪悪感と，それがゆえに母一人をおいて自分は幸せになってはいけないという罪悪感，その償いからだけでなく，父の失踪という喪失感を埋めるように母に固執しながら，それらの情緒や内界とは解離によって接触を断

ち，知力や体型といった外見にすがって自己肯定しようとする自己愛的な態度を発展させたようである。

フェアバーン Fairbairn, W.R.D. (1941) は，スキゾイト状態を「愛によって引き起こされた空腹」であると理解した。それを引用して，マックウィリアムズ MacWilliams, N. (1994) はスキゾイド・パーソナリティについて詳しく論じている。自分の誕生が母を苦しめたという罪悪感を植えつけられたAにとっては，自分の愛情と貪欲さが対象を破壊するという不安は脅威となったはずである。スキゾイド特有の"愛によって破壊してしまうことなしに対象をいかに愛するか"という葛藤や不安に圧倒され，対象に関わろうとするが，すぐに引きこもるというスキゾイド的在り方にAは支配されていた。Aは，知的防衛で対処できなくなくなったときに，こころの寂しさ，愛情の飢えを食べ物という具体的なもので詰め込む過食と嘔吐に走り，体型の維持に拘っていった。さらに，過食嘔吐という快感充足を重視した

状況や不倫関係を繰り返すというその行動には，痩せた身体を理想化して維持し，不倫という性愛から抜け出せないという倒錯性と嗜癖性があり，それは，スキゾイドの病理と相まって治療の継続を困難にした要因であったと考えられる。

## 2．覆い隠されてきたこころの葛藤と苦悩——中年期での出現

スキゾイド・パーソナリティのAは自ら治療を求めてきたのだが，それは「結婚できるのか，このまま一人で母を養っていくのか，そのための経済的な基盤をしっかりと維持できるのか」といった葛藤が表立ってきた中年期だった。そのとき出会った治療者である私が同性であったため，Aの女性としての葛藤は治療者にも投影され，羨望や嫉妬が掻き立てられる一方で，葛藤そのものを意識化しやすい状態となったようである。

Aは「潜在的に父親コンプレックスがある」と述べたように，自らの性愛感情を自覚するようになったとき，愛情のある関係を母に求めず，母に隠れて信仰を始め，不倫を繰り返すようになった。そこには，父に同一化したAの生き方が表されるとともに，隠れて密かな性的快楽を重視する，ある種の倒錯性が発展したようだ。自分が他者と結びつくと，母を見捨ててしまうと捉えて，決して母から離れまいとする生き方には，母に押し付けられた罪悪感の償いだけ

でなく，母を苦しめ捨てた父の罪悪感をも背負い込んでいた側面があるのだろう。そして父と同一化することによって，罪悪感と母を裏切る密かな快感が同時に強化され，それは懲罰恐怖も強めるゆえにますます母から分離できなくなっていたと考えられる。

さまざまな感情が湧き起こり処理できなくなったときに，過食嘔吐しているという理解がAと私との間で共有されるようになると，大変怖くてたまらない母と一緒にいることにうんざりしているとの感情が，実は小さい頃からあったことをAは認識できるようになっていった。そうした頃にAは「子猫の夢」を報告したのである。夢の連想と解釈をきっかけに，Aは甘えたい自分を自覚するとともに，甘えたい気持ちが母から分離できないようにしていること，それと同時に，母への罪悪感が一つの大きな主題であることが明らかになった。

Aは，これまで母親への愛情だけでこころを埋めてしまい，母親への怒りや恐怖は，罪悪感を償おうとすることで覆い隠してきたようである。それらの生き生きとした情緒が私との間でも露わになることは，母が「半狂乱になって自殺しかねない」恐怖となって差し迫ってきた。この視点からは，夢に現れた"窓から飛び出してぐったりした子猫"は，母親像でもありAでもある。愛情を必要とし，見守られるべき存在であるA自身は，母に投影され，母と自分との境界が曖昧になるほどに分離しがたい密着した関係が存在していた。自分の出生と存在にまつわる罪悪感に基づいた，自分の愛情が他者を破壊する不安が，Aのスキゾイド心性の中核にあった。

### 3．心的変化への恐れと心的平衡の維持

心理療法において自己理解がすすみ，こころの葛藤や不安が浮き彫りになったとき，どんな人もこれまでのこころのバランスを崩す。その崩れが大きいほど破局的な局面となり，心理療法の危機や行き詰まりを迎えることがあるだろう。また，これまでのこころのバランスが少しでも崩れると，そのバランス感覚を回復しようとある種の試みをもって反応するとみるのは妥当である。それを「心的平衡」と「心的痛み」「心的変化」として詳しく研究したのはジョセフ Joseph, B. である。ジョセフ（1988）は，「変わりたいという意識的な願望にもかかわらず，現在の平衡状態を維持するために分析状況のなかで，患者が防衛システムを総動員する自己愛的で倒錯的である患者たち」に関心を持ち続

け，治療関係における今ここでの感情を重視した。「パーソナリティによって保持されているバランスに重要な変動があった時に現れる」痛みは，分離の感覚と心的バランスの喪失と関連していると考えた。それは，まさしく「痛み」として体験される。患者の防衛が脅かされていると感じられたとき，不安や迫害的感情は強まり，分析の進展に伴って「痛み」に変化するため，そこから退却に向かう力も大きくなる。この痛みから退却してしまわないでいられるなら，こころの「痛み」を経験する能力は増すが，それは決して容易いことではない。

　Ａが常に治療関係と並行して，一時的な異性との性的関係を持ち出してきたのも，心的苦痛からの退却としての逃避だったと考えられる。オショーネシー O'shaughnessy, E. (1992) が論じたように，心的痛みからの退避として治療関係から離れ，しばし気晴らし的な快楽に逃避する「脱線（小旅行）」や「飛び地」といった倒錯的関係をＡも作り出していた。母親（治療者）との葛藤がより明らかになり，母親（治療者）との分離の痛みが耐えがたくなったとき，結局Ａは治療の終わりを決断するに至った。それは分離の意識化の進展に伴い，母への恐怖や怒り，傷ついた母を放り出す罪悪感の意識化も進み，その心的苦痛に耐えられなくなったためだと考えられる。「ダイエットをした女性同僚がリバウンドで精神状態がおかしくなった」という報告も，Ａの心的状態を変える恐怖と結びつき，こころの平衡を保とうとする強い抵抗が生じてきたことの表れであったのだろう。

　さらに進展の難しさのひとつには，Ａ自身が罪悪感をあえて作り出すような関係に自ら入っていってしまう倒錯性にあったことは前述した。過食嘔吐，不倫関係，信仰活動のすべてに罪悪感は付き纏い，Ａは，あえて新たな苦しい関係に入り込むことで心的バランスを維持しようとしていた。ジョセフが「本当の統合も愛による憎しみの本当の緩和もありえず」，「進展はなく，反復強迫があるのみ」と述べたように，Ａは感情を麻痺させたまま罪悪感を持ち続けるバランスを崩さないようにしていたのだろう。私との関係も恋愛相談所のように捉えて，自分のこころの状態を変えることなく，困っているところだけを何とかしてほしいＡにとっては，心的変化が起こり，心のバランスが崩れることは，「財産を切り崩す」ように迫害的に感じられるものにもなったようだ。Ａは愛情欲求や罪悪感を分裂排除して異性に投影していたが，それらの情緒や不安を治療者との関係に引き戻すことになれば，私を貪欲に求め，同時に強い敵意と

ライバル心，憎しみにも直面せねばならない。それはとても迫害的にも感じられ，Ａには，とうてい耐え難いものであったと考えられる。

　このようなスキゾイド・パーソナリティで摂食障害の病理をもつ人の治療は，時期尚早に内省を促しても，また罪悪感や不安や苦痛を見出しても，クライエント自身がそれを見つめて持ちこたえ，処理していくだけの準備や整理ができていないと難しい。松木（2006，2008）が述べているように，単に防衛システムについての説明や知識が増えても知力という防衛に組み込まれるだけで経験することとまったくかけ離れてしまうのである。クライエントの内面を知っていく過程が治療者自身の知る欲望を満たすものになってしまっていないか，クライエントにとって役に立つものになっているのかということに常に注意を払わなければいけない。そして，憎しみや怒りを上回るだけの，対象との信頼や絆が培われていないと，たとえ洞察に満ちた自己理解であったとしても，クライエントにとっては，心的変化は迫害的に体験され，とんでもないことが起こる恐怖が強まってしまうのである。クライエントがいかに心的痛みを経験し，痛みに耐える能力が成長していくかが重要となるが，クライエントの病理が自己愛的，倒錯的なものである場合，成長に向かう心的変化から退却する動きが大きく働き，治療の行き詰まりをもたらすのである。

　今振り返ると，治療の終わりは，Ａ自身が，自分だけでなく母や治療者を破壊しないように守ろうとした愛しさがあったようである。それだけに悲しく，やるせない思いを治療者も引き受けることが必要であった。もしＡとの心理療法の継続を考えるならば，面接の頻度は週１回以上が望ましく，設定についても再検討すべき点はあるだろう。

## Ⅳ　おわりに

　人生の課題，自分の心とあらためて向き合う中年期という重要な時期に，自ら心理治療を求めてきたスキゾイド・パーソナリティの摂食障害者の背後に隠されていた罪悪感と依存の不安，葛藤が治療関係に転移される有り様を描き出すことを試みた。心的平衡を維持するパーソナリティの自己愛的で倒錯的，嗜癖的な病理，スキゾイド・パーソナリティの中核的な不安，葛藤についても検

討した。

　クライエントの内面を理解していく過程である精神分析的心理療法においては，その知っていく過程が治療者自身の知る欲望を満たすものになってしまっていないか，クライエントにとって役立つものになっているのかに常に注意を払っておく必要がある。心的現実と心的痛みの内容を知るだけでなく，知ることと知らないこと，触れることと触れられないことへのかなしみとその痛みを感じ，不安や情緒とともにいかに抱え，経験していくのかが重要である。

### 文　献

相田信男（1995）フェアバーンの考え方とその影響．（小此木啓吾・妙木浩之編）「現代のエスプリ」別冊精神分析の現在．至文堂．
Fairbairn, W.R.D. (1941) A revised psychopathology of the psychoses and psychoneuroses. International Journal of Psychoanalysis, 22; 250-279.
Jaques, E. (1965) Death and the mid-life crisis.（松木邦裕監訳（2000）死と中年期危機．メラニー・クライン　トゥデイ③臨床と技法．岩崎学術出版社）
Joseph, B.（1989／小川豊昭訳，2005）心的平衡と心的変化．岩崎学術出版社．
松木邦裕・鈴木智美編（2006）摂食障害の精神分析的アプローチ——病理の理解と心理療法の実際．金剛出版．
松木邦裕（2008）摂食障害というこころ——創られた悲劇／築かれた閉塞．新曜社．
MacWilliams, N.（1994／成田善弘監訳, 2005）パーソナリティ障害の診断と治療．創元社．
小此木啓吾編（2002）精神分析事典．岩崎学術出版社．
O'Shaughnessy, E. (1992) Enclaves and excursions. International Journal of Psychoanalysis, 73 (4) ; 603-611.
鈴木智美（2006）無意識の迫害的罪悪感——その治療の取り扱い．精神分析研究, 50 (1) ; 37-45.

第 9 章

# 無知であることをめぐって

倒錯と実演

吉沢　伸一

### 吉沢論文の紹介──松木　邦裕

　パーソナリティ障害の治療には予測しがたい困難さが伴います。本論文で筆者は，医師の勧めで私設心理相談室に来室した依存性パーソナリティ障害男性との精神分析的心理療法過程を提示します。その過程では，ひきこもりと同性愛という行動形態を呈していた男性の心的倒錯のあり様が治療関係に生々しく持ち込まれます。その「転移における倒錯」の実演からの治療の膠着を，解釈を含めたコンテインメントによってワークスルーしようと苦闘する治療者の姿がいきいきと描き出されています。

　考察の主な臨床概念は，パーソナリティの病理的組織／病理構造体であるのですが，とりわけその倒錯性に焦点が当てられます。その困難さを受け止めながら治療的な道を拓こうと試み続ける治療者での，「負の能力」の前駆となる治療者自身の「許容できないという事実を認識する能力」の重要さが主張されています。

　この精神分析的心理療法の実践は，筆者が今日ほど臨床経験を重ねていない時期のものであり，その意味で，精神分析的な心理臨床を志す若い臨床家に示唆するところが多い論文でもあるのです。

## I　はじめに

　パーソナリティ病理を抱える者の多くは，他者に適度に依存し自立するに

至っていない。適度に他者に依存するとは，分離性や他者性を認め，他者との経験から学ぶことができることである。これは当たり前のようで，一定程度の安定した対象関係や対象恒常性が維持されていなければ困難である。また，多くの場合，肥大化した超自我による病理的組織に真の依存部分は支配されている。経験から学ぶことは，情動的に内省する力，つまり思考機能（Bion, 1962）の発達に関わる。この発達が阻害された場合，さまざまな欲求不満，不安や心的な痛みに耐えることができず，それらを防衛するために，現実を歪め，偽装する企てが必要となる。このために諸々のパーソナリティの歪みが生じるが，その顕著な特性が倒錯である。倒錯とは，事実を偽装することであり，よいものを悪いものに，痛みを快楽に置き換えて，主体の体験自体を改変することである。

　ジョセフ Joseph, B.（1989）は，治療過程における患者の受動性は実際的には防衛であるだけではなく破壊的であり，分析家との生きた交流や接触を阻み，偽りの協力関係に引き込んでくると論じている。多くの病理的な防衛組織の研究（例えば，Hargreaves & Varchevker, 2004）が明らかにしているのは，治療者はその圧力に知らず知らずのうちに動かされ，面接内で行動化し，患者の病理的な内的対象関係の実演に加担してしまい共謀させられてしまうことである。スタイナー Steiner, J.（1993）は実演を病理的組織の倒錯的な関係性の展開として論じる中で，患者は犠牲者とも圧迫者とも同一化しているので組織化から脱却することは自分自身に暴力的な攻撃をもたらすために恐れていると言及している。このようなことから，パーソナリティ病理をもつ患者との治療関係を検討する上で，メルツァー Meltzer, D.（1973）の「転移における倒錯」という視点は必要不可欠となる。

　「精神分析過程のある段階において，分析家を通常の役割から離れさせ，その対処全体を自分たちの倒錯的あるいは嗜癖的な傾向に沿った構造に変容させてしまおうとする。患者の無意識によって行われるこの変形は，きわめて高度な微妙さで遂行されるので，その現われやその結果としての逆転移は分析家に見逃されやすく，気づいたときには手遅れになりやすい」（Meltzer, 1973, p.136）。防衛組織が複雑かつ強固であるならば，膠着した治療関係が展開するか，一見治療が進展しているようで何も変化が起きていない状況に陥る。また，防衛組織が強固ではない場合では，患者の脆弱性が露呈しやすいため，治療者

は患者の痛みを抱える依存的部分を包容するのではなく，むしろ迫害者の役割を演じてしまい中断に至ることもある。つまり，中断をめぐる交流自体が患者の内的対象関係の実演と深く関連してくる。

　以上のことを踏まえ本小論では，「転移における倒錯」について，依存性パーソナリティ障害と診断し得る男性との関わりを素材に検討してみたいと思う。本小論で取り上げる素材は，私が現場に出たての頃に経験した中断事例である。当時の私には決定的に重要な何かが欠けていた。10年の歳月を経て，その部分を再吟味し，私の未熟さを踏まえつつも治療者にとって必要不可欠な臨床姿勢について探究する。そして，我々が初期の臨床経験を通して「精神分析的セラピストになること」に関しても考察を加えてみたいと思う。

## II　臨床素材

　事例は，プライバシーに配慮し，本質が歪めらない程度に複数事例を部分的に組合せ修正を加えてある。

### 1．事例概要およびアセスメント

　私が男子大学生であるAと出会ったのは，私設心理相談室であった。医師の勧めで心理療法が導入された。はじめてAと出会った時の印象は，私にとってインパクトの強いものだった。金髪長髪で，耳に沢山のピアスをしており，真っ黒な肌，全身黒の服装の出で立ちは威圧感を醸し出し，私は近づき難く圧倒された。その一方で，彼の目つきは危険な感じはなく，むしろ弱々しく，私をうかがうような，あどけない印象であった。私が，医師とどのように話し来室したのか，主訴は何かを明確にすると，Aは，「何もしてきていない」「このままではだめだ」と小声で話したが，そのまま沈黙し私を見つめた。私にすがるような眼差しだった。そして，何とも言えない居心地の悪さを私に与えた。Aは何も語らず，すべてを私に委ね，何とかしてくださいと言わんばかりに，ただただ私を見つめ座っていた。私はひっつかれるような何とも言いようのない嫌悪感を感じる一方で，この場を私が何とかしなければと強く感じざるを得なかった。

私が質問することに，Aは一問一答形式で答えた。その積み重ねから次のことが理解された。大学進学後すぐに無気力になり自室にひきこもった。高校でも不登校傾向であった。家族は，父方祖父母，両親，3人の姉とAの8人。祖父母の力が強く，両親およびAは肩身の狭い思いをしていた（姉たちは異なっていた）。Aにとって父は，非常に強くて怖く，萎縮して話すことさえできない人であった。その父は祖父母の力に抑えられ，可愛そうな人だとAは認識していた。母は，そんな父と祖父母に対し自己犠牲的な人であった。父は，姉たちを可愛がり我がままを許容したが，男性であるAには厳しく接した。幼少期より，友達は多くはないが，Aを世話をする役割の女の子が必ずいた。そのような人物以外は，非常に表面的な関わりしか持てなかった。高校進学後，そのような対象が同年齢集団には見いだせず不登校になった。しかし，Aに特別肩入れする女性教師がいて，Aはその教師に励まされ何とか卒業できたが，彼女はAの生活にかなり入り込み教師の役割を大幅に逸脱していた。Aはそのことを断れず，束縛感を強め支配されていると感じ，息苦しかったが我慢するしかなかった。Aはこのような関係性を程度の差こそあれ繰り返してきた。私がAの気持ちや考えをたずねても，「わからない」「何となく」と返答することが多かった。以上のことが5回のアセスメント面接で理解されたことである。私は，Aの主体性が育っておらず，常に他者に依存的でリードしてもらう必要があること，それゆえに，「何もしてきていない」「このままではだめだ」と感じていると伝えた。大学進学後は，それまでの比較的構造化された学校生活とは異なり，より主体的な決断が求められる状況で困惑しているとも伝えた。Aは，「そんな自分を変えてみたい」「人ともっと違ったように関わりたい」と心理療法を希望した。私はアセスメントの5回で，手取り足取りして聞かなければ状況を理解することができなかった。Aの情緒的な側面は，「何となく」感じていることの寄せ集めであり，Aが本当はどう体験しているのか分からなかった。むしろ，それを育むことが心理療法の目的であると理解した。この時私は，ナルシシズム傾向の強い依存性パーソナリティと見立てた。また，自我の脆弱性を想定し，当初支持的な心理療法がAに適していると判断した。治療構造は，週1回50分対面で有料の設定である。

## 2．治療過程

**【第1期：支持的心理療法の期間（1回〜50回）】**

Aは休まず毎回来室したが，すべてお任せしますというあり方はますます強くなった。私は，Aが日常で感じていることを取り上げ話し合おうと試みていたが，Aは首をかしげることが多かった。現実的・具体的なことに関しての一問一答は繰り返された。私は当初からAにひっつかれる感じを抱いていたが，それは強化された。Aにひっつかれる感じに圧倒されると，私は何も考えられなくなり，息苦しくなり，振りほどきたい気持ちが高まった。私は，過度に指示的に関わりたくなる誘惑に駆られたが，高校時代の女性教師との実演に容易にはまり込みそうで警戒していた。非言語的にかなり強力に私を動かすAの圧力があった。私が，「Aが望むように何もしてくれないと，私に不満を抱いているのかもしれない」と介入したとき（28回）には，Aは驚き否定し，「先生は自分のために考えてくれている，それが嬉しい」と語った。Aにとって私との面接は，自分のかわりに考えてくれる対象と一体化すること自体が目的となっていた。Aにとって共に考える対象との経験の積み重ねが重要ではあるものの，私だけが一人で考えることになっていて，何も積み上がっている感じを私は持てなかった。「何もしてきてない」と初回で述べたAの経験を私が担っていると理解しつつも，自ら動かないAに対する不満や不全感が私の中で蓄積されていった。一方で，関わりを求めているAに応えてあげたいという気持ちも私の心の中にはないわけではなかった。しかし，それは理想化された救世主的な対象を無理矢理あてがわれているという嫌悪感も伴い，「何とかしてあげたい」と「何とか自分でしろ！」という両極の気持ちの狭間で私は揺れ動いていた。「自分の気持ちを感じたり考えることは独りでは難しいのだろうね」「考えられない気持ちをかわりに考える人が必要なのだろう」などと私が介入すると，Aは自分で考えられないことを私に謝罪することも度々あった。まさにAが反復している，他者に依存し拘束感を強め息苦しくなる関係性に治療関係ははまり込んでいた。43回で，私はこのことを取り上げた。Aは，はっとして，否定したが，その後キャンセルが2回続いた。

この1年間でAはひきこもり状態から脱していて，時折休むものの大学に再度通い出した。これはAの主体性の回復ではなく，主体的に考える対象に寄生

し一体化することで動けるようになったと私は理解していた。私は，そのことをAと共有し，このやり方がこれまで必要であったことを踏まえつつも，今後はこのやり方だけではまた立ちいかなくなると取りあげた。Aは，それは分かっていると返答し，「このままの自分ではだめでどうにかしなければ」と語った。Aは瞬間的に切実さに触れることはできたが，持続することは難しいようだった。私は，そのこともさらに取り上げた上で，私がリードするのではなく，Aについて対等に話し合い，A自身が内省力を高めていくために，精神分析心理療法の導入を提案した。私は，Aの自発的な発話を重視することを伝えた。また，近接し対面して座っていた設定を，90度対面としてやや距離を置いて座り，2人の間に物理的な空間を置く設定に変更することを提案した。Aはこの私の提案をすぐに承諾したが，約1カ月半をかけて話し合い，移行した。この導入の背景には，私がAにひっつかれる感覚に圧倒され，十分に考える機能が発揮できないという私自身のニーズもあった。

【第2期：分析的設定の導入と異なる転移状況の展開――迫害的な超自我像の顕在化（51回～94回）】

分析的設定が実際に導入されると，Aは沈黙の中で戸惑うことも多く，何を話したらいいのか分からないと述べた。また一方で私も，これまでの比較的積極的な関与を控えた分，Aから動かされる無言の圧力をより強く実感することになった。設定の変更から3週後（53回），Aは複数の夢を報告した。

夢①：真正面からナイフで刺される夢
夢②：高いビルから落ちる夢
夢③：ハリウッド映画のエイリアンが出てきて，夜中に汗びっしょりで目覚めた。
夢④：海にいて，ジョーズのような大きなサメに襲われる夢
夢⑤：かなり長い板張りの桟橋が海に飛び出ていて，Aはその先端に立っている。海からは，大波とともに，巨大な，グランド整備に使用するローラーが襲ってくる。身体がローラーで，その上には金髪の女性の顔があり，その横からは手が生えてる。この襲ってくる「ローラー女」から，逃げても，逃げても，浜辺までは遠く，助からない怖さを感じた。

これらはAが報告するはじめての夢であった。夢は，私の態度を含め設定の

変更へのAの内的な反応を示していた。一連の夢素材からは，設定の変更がAの主体の芽生えを育む試みであったが，それに呼応して主体の芽生えを破壊しようとする，Aの内的な超自我部分が賦活していた。夢①は，まさに内的に迫害対象と対面したこと，夢②は対象に寄生できず足場を失った不安，夢③は得体の知れない何かに侵入されのっとられる恐怖，夢④は口唇サディズムという原始的な破壊性（貪欲さ）と関連があるように思われた。そして，夢⑤の金髪の「ローラー女」は原始的な超自我像であり，Aの金髪でいかつい風貌と重なる。風貌からは一見超自我像に同一化しているようだが，実際には思考停止状態であり，むしろのっとられているという方が妥当である。また，思考停止状態はまさに「ローラー女」に主体性を潰されていることと符合する。思考機能をすべて私に任せ主体性がないかのように見えるAではあったが，実のところ，主体的に考える動きが原始的な超自我部分に破壊されないための保護的手段であったと考えられた。これまでの約1年間で私との関係の水面下で起こっていたこと，つまり寄生することで防衛していたAの迫害的世界が，設定の変更により夢として顕在化した。私は，設定の変更がAにとって脅威を与えたことを取り上げたが，Aの反応はなかった。

その後Aの態度に変化はなかったが，日常生活に変化があった。両親が別居し，母は家を出て，Aと2人暮らしを始めた。これを契機に，Aは家族のことや，自分自身について少しずつ語り始めた。Aは父に対する怒りを語った。Aも父の前では萎縮しているが，母が父のために人生を捧げいかに苦しんできたのか，そしてAが可愛そうな母をこれまでいかに支えてきたのかを話した。私にはAの苦しさが伝わり，これまでとは異なる，痛ましいAが私の前にいた。また，転移の中では，私にAが自己犠牲的に関わっていることが想定された。Aは，このように切実に語ると，次の回では以前のような思考停止状態に戻った。私は，「率直に自分の気持ちを語ると，心の中では，夢の中の「ローラー女」が動きだしてしまい，その気持ちを押し潰し平たくし，ないことにしなければいけなくなるようだ」と伝えた（59回）。Aは，「そうかもしれないです」と言うものの響いている感じはなかった。だが以前と比べれば，Aは自分自身について語ることが幾分増えてきた。家では，母と2人でいると居心地が悪く，布団にくるまって寝込むことが多かった。私は，Aが自分の気持ちを表現することは許されないと感じていることを幾度も取り上げた。まさに面接室の中でも

Aは，布団の中に包まっているかのようであった。そして，「ローラー女」とは，現実的な生活場面では母であり，そのことを私は取り上げた (68回)。Aは，可愛そうな母について語るが，一方で，幼少期より母に精神的に依存され拠り所とされてきたことへの息苦しさを言葉にしはじめた。顕在的には父が高圧的で支配力が強くAは怯えていたが，潜在的にはAの心を密やかに支配し続けていたのは母のようであった。そして分析的設定の導入とその維持で，布団の外からAを懐柔し支配しようとする「ローラー女」に私自身がなっていた。

Aは，次第に将来の不安を語るなど真剣に自分を考える態度が芽生えはじめてもいたが，すべてお任せな態度も交互にあらわれた。そのような経過の中でAは，そもそもこんな状況になったのは全部父のせいだと怒りを再度あらわにした。この時のAからは，単に怒りの排泄ではなく，父にその心の叫びを伝えたがっているAがいると私には感じられた。私は，「お父さんはいつも忙しくて家にいなかったし，いたとしても高圧的な態度で，本当の気持ちを伝えることが難しかったのだと思う。真剣に向き合って欲しいAがいるのだと思う」と伝えた (91回)。Aは，急に「嘘をついていてごめんなさい！」と謝った。Aは，自らが同性愛であることを告白し，この1年間の家族についての話は全部嘘で，実は男性の恋人と同棲していると述べた（両親が別居し，はじめは母と2人暮らしをしていたのは事実であった）。私はかなり戸惑ったが，これまでに経験したことのなかった，ひっつかれる嫌悪感との関連を感じた。

### 【第3期：母への同一化からの離脱過程（95回～158回）】

Aは恋人との同棲生活での苦悩を語った。Aは，恋人からぞんざいな扱いを受け，精神的にも肉体的にも傷ついているが，優しく慰められ，性的な満足と快楽で傷つきや痛みはすべて洗い流されていた（Aは受身的な役割であった）。Aは，「このままではだめだ」と別れようと決意するも，同様のパターンが反復されていた。Aは毎回，恋人への不満や傷つき，求める気持ちを語ったが，以前のようなすべてお任せのAとは違っていた。苦しみから何とか抜け出したいという切実さが感じられた。しかし，性的な満足で思考停止状態に回帰しようとする側面も同時に存在していた。私は，この動きを陰性治療反応と理解していたが，それだけではなくAの話に魅了され関心を掻き立てられていたのも事実であった。そのような状況で私は，母が傷つきながらも自己犠牲的に父に尽くしていたように，今やA自身が恋人との関係で同じことを繰り返している

と介入した（112回）。Aは，母が孤児で祖父母や親戚に育てられたことを話した。Aは，どんなに理不尽で苦しい状況でも，それに従わなければ生きていけない母の苦しみを幼少期より感じ続けてきたことが明らかになった。そういう母を可愛そうだと感じ支えたいと思うAがいる一方で，その役割に苦しめられ抜け出したいA，抜け出したくても抜け出せないでいるAがいると，私は取り上げた（124回）。Aは，「真剣に自分の人生を考えなければ」と述べるものの，恋人とのサドーマゾ関係での苦悩を報告することがさらに続いた。私は，嫌悪感と関心の両方が掻き立てられていた。Aは面接の中では以前に増して自己犠牲的な自分の傷つきを話した。私は，家族，恋人，私との間でも反復される関係性を取り上げていった。

このような状況で，Aは恋人の他に，別の男性と性的な関係を定期的に持つことを私に報告した。その男性には，すでに同居している男性パートナーがいて，Aとは不倫関係であった。私は，さらに別の対象との快楽により，恋人との痛みを否認していると感じた。しばらくの間，2人の男性との関係で悩んだ末に，Aは恋人と正式に別れ，不倫関係を続けることになった。新しい恋人は，以前の暴力的な人物とは異なり，Aの将来についてどうするのかなど真面目に考えるように言ってくれる私くらいの年齢の人物であった。その影響か，再度休みがちであった大学にもしっかりと通うようになった。そして，母との2人暮らしの生活に戻った。Aは，不倫関係にある新しい恋人のことに関する悩みで頭がいっぱいになり，面接はそのことで埋め尽くされた。性的な関係を含むサドーマゾ的な関係性の反復からは脱したようだったが，恋人に会えないことの寂しさや，自分がしっかりしないと認めてもらえないこの不安を語った。私は，「恋人同様に私にもしっかりと自分について考えるように言われているようで，この面接の中でも悩むことになっている」ことを取り上げた。Aはどうしたらいいか分からないと当惑した。そのような流れの中で，Aは母が用事があり実家に戻った時に祖父に殴られたことを泣きながら話され困ったことを報告した（142回）。私は，「酷い目にあってもしがみつかないといけなかった母がいる」ことと，「母と同じようなAがいる」ことを伝えた。Aは，「そうはなりたくない！」と言ったが，この時のAからは切迫感が伝わってきた。サドーマゾ的ではない，依存的な対象希求性が賦活すると，暴力を振るう祖父のように，病理的組織の猛威に圧倒されるAがいるようであった。

その後の面接では，Aは受身的にならざるを得なかったことを語りだした。Aは，哀れな母を守ろうとしていたが，その役割を押し付けられ苦痛に感じていた。Aの3人の姉は，それぞれ個性的で，対等に父とも話せ，両親が萎縮する祖父母とも対等に，あるいは我がままに振る舞っているという。Aは「そんなふうに自分はできない」と語った。また，Aは恋人にはパートナーがいて自分が一番の存在になることはできないこと，しかし自分にとっては必要な存在であることから心があまりにも乱されるため距離を置いて付き合うことにしたと話した。しかし，その後の回では，すぐに会いたい気持ち，会えない分離感に圧倒された。親密な関係を盲目的に求めているAがいるけれど，関係が深まり，それが得られず苦しくなること，それゆえ距離をとるも耐え難い気持ちになることを，私たちは話し合った。この時期，私はAの率直な気持ちに触れていると感じ，Aが抱える苦痛を以前よりも実感しはじめていた。しかし，Aと不倫関係にある恋人との密会や，時折性的な交渉を持つことを聞かされる私は，覗き見しているような感覚と興味をそそられる感覚を経験させられた。また，Aは，面接を無断でキャンセルすることが増えた。

【第4期：成長への攻撃——夢をめぐる交流（159回〜180回）】

3回キャンセルした後，Aは面接にあらわれた（163回）。私は，「ここではAについて共に考えはするが，すぐ苦痛を取り除かずに，Aを突き放すような私がいると感じていて，そのことの不満を抱えていたのだと思う」と伝えた。Aは驚き，「先生をそんなふうには感じたことはない，リードしてくれる人」と赤面して返答した。私は，「私との関係がこれ以上近くなると危険に感じ，距離をとることで何とかバランスを取ろうとしている」と伝えた。Aは，「この場を無駄にしてしまっている」と謝った。私の介入は，Aにとって迫害的に作用していた。次の164回，面接の冒頭で，久しぶりにAは夢を報告した。

夢⑥：牧場で小さなポニーのような馬が，泣いているAを舐めて慰めてくれている。その回りに3人の女性がいた。Aは馬から競馬場に行ったことを連想し，父を思い出した。子どもの頃，父と姉3人と競馬場に行き，子どもたちだけで遊ぶ場所で馬と戯れて遊んでいたことを想起した。そして，悲しくて泣いていたのではなく，馬が舐めてくれて嬉しかったからだと話した。

第 9 章　無知であることをめぐって　165

　私は，ポニー（父）を手なずける姉たちを連想し，Aが母に同一化しているだけではなく，姉たちに同一化し，女性的位置にいることで父（転移の中では超自我像としての私）を手なずけることになっていると感じた。私は，「お父さんや，恋人，そして私ともそうであるように，関わりたいと思う気持ちは強いけれど，対等な関係で関わることはできないと感じているのだと思う。ポニーのように慰めてもらうことがAには必要だと感じているのかもしれない」と伝えた。Aは，学校の女友達に眉間にしわがあると指摘されたことを想起し，「人を求めていても寄せ付けないようにしているのかもしれない」と話し，私の介入は拒絶されたようだった。その後キャンセルはさらに増したが，私と距離を近づけたいが近づけないAがいることを再度共有すると，Aは夢を報告した（167 回）。

　　夢⑦：先生に抱きしめられる夢を見た。実家に自分はいて，そこには沢山の犬がいる。それらの犬は，ベルトコンベアで運ばれ，ある機械の前に行くと，小さな子犬になる。その子犬を自分は可愛いと笑って見ているが，その子犬はすぐに成長し大きくなってしまう。すると，自分はとても悲しい気持ちになる。そして，家と面接室がつながっていて，悲しい気持ちを抱えた自分は先生に抱きしめられ慰められている。さらに，夢の中で，待合室から家に戻ると，そこには蛙の姿の祖母がいる。その蛙が，車で追いかけられて，誰かに鉄砲で撃たれ注射をされる。そして，家ではなく温泉宿近くの一本道でAは蛙と出会い，そこから追われたので逃げたがつかまり，自分も蛙にされている。その後，昔の駕籠のようなものに乗せられて運ばれる。

　Aは，この夢の後半から映画『千と千尋の神隠し』を連想し，「欲にまみれた蛙」と「豚になっている両親」を思い出した。私は，この報告を次のように考えた。前半の犬の部分は，大人になる過程のAの無垢なままでいたい願望が示されており，そこに留まればポニーで表現される私（父）に抱きしめられ慰められる。あくまでも迫害的な超自我像は否認されている。悲しみは嬉しさにとって変わり偽装される。成長してしまうと，Aは男性となり，姉たちとポニーと戯れた理想の世界を喪失せざるを得ない。そのことで超自我の猛威に晒され

ることになる。後半は，欲にまみれた蛙（祖母）で示されるAの貪欲さであり，この部分は抹殺され幽閉されてしまう。この貪欲さは，まさに「豚になっている両親」部分に分裂排除され投影されている。Aの内的世界の中では，成長する自己部分を絶えず攻撃し，無垢な状態に置きかえる絶え間ない病理的組織の動きが展開していると理解できる。そのために，主体性を他者に委ね，思考機能を停止させてきた。私は，これらの理解を踏まえ，Aが成長しつつある「大人の自分で大人の私と対峙することをとても恐れていて，純粋無垢なままでいたいと感じている」ことを伝えた。Aは，「その通りだ思う」と同意し，さらに蛙について考え，「見たくない現実に直面しているってことかな？」と言い，現在の不倫の話をはじめた。Aは，「おどろおどろしい気持ちが自分にはあるが，それを見たくない，何か罪悪感を強く感じてしまう。その気持ちは人には言いたくない」と述べた。175回，Aは再度夢を見たと語った。

夢⑧：ゴキブリが沢山出てきた。以前住んでいた実家で，ゴキブリホイホイが一杯でもう取れなくなっていた。そして，父がでてきたが，呆然としていて何もしない。さらに，別の夢も見た。

夢⑨：（父方）祖父が風呂に鍵をかけて，誰も入れないようにした。それ以上あまり覚えていないし，何も思い浮かばない。

私は，「Aの心の中で，純粋無垢ではいられない，自分でも見たくない気持ちが充満してきているのかもしれない，それに困っているAに何もしない私がいると感じているのだろう」と伝えた。Aは沈黙した。夢の祖父は，Aが以前母が祖父に殴られたことを述べていたことと関連があるように，私には感じられた。つまり，自己犠牲的な母に同一化するAに対する暴力的な超自我部分を隔離している側面である。それがゆえに，ゴキブリで表現されるようなAの貪欲さが溢れ出てきたようにも感じられた。その後の回は，沈黙が多く，以前の思考機能を私に委ねるような雰囲気が面接室に漂い出した。

【第5期：サドーマゾ関係の実演と中断——コンテイメントの失敗（181回〜194回）】

181回では，母は父と別居しAと2人暮らしをしていたが，実家に戻ることになるだろうとAは述べた。そして母について語りだした。母は幼い頃に両親

を亡くし養子として育てられたが，養父から性的虐待を受けていたことを告白した。Aはその辛い体験を，幼少期から聞かされていた。私は，おそらくそれだけではない自己犠牲的に奉仕する母が抱えきれない諸々の情動を，Aが排泄の受け皿となっていたのだと感じ心苦しくなった。この時祖父が風呂に閉じこもる夢の意味を再吟味する必要が私の中ではあった。つまり，夢で風呂に隔離されている父方祖父は偽装された母方養父であり，性的虐待者に同一化している部分を隔離する内的な動きについてである。Aは母を哀れに感じると述べた。私は，「自分であることを放棄してまで，母を支える必要があった」と伝えた。私は，Aが性的存在である男性になり，母を傷付けた悪い対象そのものになることを恐れていると感じた。また，排泄の受け皿として支えざるを得ないことからの母への強い怒りは，それを表現するや否や養父に重なるため封じ込めておく必要があるのだと私は考えた。さらに，キャンセルは度々続いた。

　192回，Aは不倫関係についてはもう考えないようにしていると話した。私は，「私とここで会っているのも，不倫関係のようで，満たしたくても満たせない気持ちがあるのだと思う」と伝えた。また，「その気持ちを考えることは，耐え難い苦痛でもある一方で，関係が壊れないようにしてもいるのだと思う，Aにとっては，主体的に考えることは危険なことなのだろう」とも伝えた。Aは，「あることを思い出した」と述べた。昨日の夜，気づいたら電気をつけて立っていた。その自分に気付いて目が覚めた。そして，不安感が高まり布団にもぐり寝た。Aは，「あんまり最近は考えたくない」「怖くなった」と言い，そして，急に「あー」と叫び出し，昨日のことをもっと思い出したと述べた。

　夢⑩：ゴキブリがいて，虫，いや何かもっと大きな怖いものがいて，ここまでくると，もう現実か夢か分からなくなって，それが襲ってきて，何かが自分に近づいてくる感じ，変になってしまう恐怖感があって，無意識にふすまを開けて冬用の毛布を出して，それにくるまって寝た。

　私の転移状況を扱った介入はAに迫害的に作用し，Aを混乱させてしまったと私は実感した。私は，「とても怖くなって，安心する必要があったんだね」と伝えた。Aは，「自分の中に二面性があり，それがつながりはじめてしまい，怖くなったんだ」と怯えつつ語った。その後，Aから，「もう続けることはで

きない」と相談室に電話連絡があり，面接は中断した。私の心の中には，何か大きな間違いを犯してしまったという後悔の念と罪悪感が残されたが，私にできることは残されていなかった。

## Ⅲ 考 察

### 1．病理的組織の脅威による患者の無知——連結への攻撃

　Aが主体性を私に委ね思考停止状態となるのは，私に寄生するあり方であった。そしてAは程度の差こそあれ対象に搾取されることを反復していた。私との治療関係でも同様で，支持的心理療法から精神分析的心理療法への移行がまさにその反復であった。しかし，設定の変更は，それまで触れ難かった内的な作業を幾分促した。一連の夢素材を含む治療過程で，Aが無知（not knowing）に留まる必要があるのは「ローラー女」で示される破壊的超自我の脅威から主体を保護するためであり，また無垢でいる必要があるのは「子犬にかえる機械」で示される病理的組織の偽装的な働きによるものと理解できる。分析的設定に変更した後，Aが抱える問題や情緒を率直に語ることも増したが，依存的自己部分が活性化すると，病理的組織の脅威が優勢となり，度々思考停止状態に戻った。またAは，治療関係で活性化される情動を考えるのではなく，主には恋人との関係で行動化し続けていた。週1回の低頻度の設定を考慮すれば，実際的には，外在化され続けている心の断片を治療関係の中で収集し転移状況としてAの心のあり方を構成していく作業が必要であった。しかし，それは困難な作業であった。A自身が自らを内省し理解していく作業は，治療者との協働的な作業であり，依存的なつながりが基盤に必要となるが，そのつながりは幾度も攻撃され続けていたと考えられる。ここまでは，当時の私が考えていたことである。以下，10年を経た現時点からの考察を加えてみたい。

### 2．「転移における倒錯」と治療者の無知——実演

　振り返ると，私は治療関係の中で致命的な過ちを犯していた。無知に留まろうとしたのは，Aだけではなく私自身もそうであった。それは，私がAから長きに渡り投影同一化され続けてきた，性愛化された興奮についての否認である。

恋人との同性愛的関係をめぐる報告を聞く中で，いつも魅了され関心が掻き立てられ，覗き見しているかのような気持ちにさせられた。はじめの恋人との間では，Ａのマゾキズムで苦しまざるを得ない側面，２人目の恋人との間では，分離の痛みと承認欲求の側面を私は主に取り上げていた。身体的にせよ精神的にせよ痛みの報告に伴う性愛化された興奮の側面を私は感知しつつも否認していた。それは，私の心の中の同性愛領域の活用が困難であったという未熟さが根本的な原因である。また，痛みを快感にかえるという倒錯的な側面について，私は知識として理解していたが，分析的交流の中で展開する転移 - 逆転移関係の中で，それを概念化する能力に欠けていた。後に明かされることになる，母の性的虐待経験をＡが聞かされてきたという告白により，Ａ自身がその過酷な状況を性愛化した興奮をともなって経験したこと，つまり倒錯化して対処せざるを得なかったことが推察される。Ａの話を聞かされる私は，まさにかつてのＡの位置であり，Ａ自身は母親に同一化している。そして，私が初期から経験していた嫌悪感，それは寄生されることであったが，おそらくその後の興奮とも無関係ではなさそうである。ひっつかれるような感覚とは，当時は意識化し考えることができなかったが，皮膚の接触経験であり，その後の興奮とは，単に私が駆り立てられるだけではない，侵入される感覚を伴っていたと考えられる。だからこそ当時の私は否認せざるを得なかった。性的虐待を受けた母は，嫌悪感とともに興奮させられた側面があったと推察される。また，その話しを母から聞かされたＡ自身も母と同じような体験をしていたと推察される。この世代間伝達されたトラウマをめぐる諸問題を，私が治療関係の中で投影され続けてきたのだと今なら理解することができる。

　このようにＡは，現実の恋人関係において，母同様に自己犠牲的に関わるマゾキスティックな側面を展開させ，治療関係では，私を無力な子どもの位置に置き続けるサディスティックな側面が実は展開していたと考えらえる。しかし，私はそのことに気づかぬまま，母に同一化しているＡの苦痛な側面に焦点化し続けた。それでも，Ａはその理解を受け入れつつあった。この動きは，Ａをその倒錯の世界から救い出す試みではあるが，それゆえに病理的組織の追撃を受けることになった。そして，投影され続けていた無力な子どもの位置に留まり持ちこたえることができず，無力さを克服せんと対等であることにこだわり治療者機能を取り戻そうとした私がいた。その結果，私は，Ａの痛みに直接触れ

るという暴力的なやり方で,サディスティックな対象を実演することになった。事実,キャンセルも増えていた。つまり,治療関係は,容易に主客逆転し得るサドーマゾ関係が展開していたと考えられる。ただ,私の介入がすべて迫害的・侵襲的に作用していたわけではなく,病理的組織の動きをかいくぐり,A自身の依存的自己と僅かながら接触していた側面もあった。Aが父への切実な怒りを表明したときに,私はそこに希求性を感じた(91回)。それは,母の排泄の受け皿となり,まさにAが母に寄生され搾取されている倒錯的な閉ざされた二者関係の世界から,救いだして欲しいというAの切実な訴えであった。事実,それを話し合った後に,Aは苦しんでいるサドーマゾ関係を報告するようになった。そして,その報告は言語レベルに留まらず,非言語レベル,身体感覚レベルで,Aの体験を私に伝えていたのだろう。

### 3．倒錯に正当性を見いだすこと

治療過程の後半では,新しい恋人との関係として持ち込まれる転移状況を取り上げ,Aの親密さと,それに触れることで対象を破壊しかねないAの貪欲さについて取り上げた。祖父を風呂場に閉じ込めておく夢,養父から受けた性的虐待体験を母から聞かされてきたこと,さらにはそれ以前のAが主体性を放棄し無知や無垢に留まろうとしていたことを考慮すれば,A自身が思春期を経て成長し,性的存在となり主体的になることは,母に主体性をのっとられている寄生的な関係性を破壊し抜け出すことにつながる。Aの主体性は,母にとっては危険な虐待者として経験されると,Aの空想世界では位置づいていたのだろう。それはAが成長の過程で,原始的なサディズムを中和化することができずにきたからである。ゆえに,母に同一化し自己犠牲的なあり方を持続する必要があった。当時の私の理解では,Aが最も恐れていたのは,自らのサディズムとそれにより対象を破壊することであった。これは,Aの夢では蛙やゴキブリとしてあらわされている。しかし,当時は理解できないでいたが,現時点では異なる側面からの理解も可能であろう。私が親密さを取り上げ,それを考える危険性に触れると,Aは無垢なままに留まり,私に抱きしめられる夢素材を持ちこみ同性愛に彩られた世界を維持しようとした。その次の夢素材には,蛙にされた祖母が登場したが,「鉄砲で撃たれ注射をされた」という描写を踏まえるならば,性的虐待にあった母親をあらわしており,蛙にされたA自身はその

母親への同一化あるいは母親に取り込まれていることが示唆され得る。また，その後に連想された「豚になっている両親」とは，まさに性的結合を意味するだろう。さらに，私に想起された「欲まみれの祖母」とは，性的に興奮しながらAに寄生し，侵入しようとする母対象と言えそうである。私が感じ続けてきたひっつかれる嫌悪感とは，まさに侵（犯）されても無抵抗でいなければいけない感覚に通ずる。蛙やゴキブリとは，Aの貪欲さやサディズムでありながらも，それとつがう母対象あるいは母の女性器でもあり，母との近親相姦的なサド－マゾ的性愛をあらわすものと理解できるだろう。ゆえに，夢の中では，祖父（虐待者としての養父／Aの性的興奮を伴うサディズム）を隔離する必要があった。

　192回でAは，不倫関係について考えたくないと述べた。つまり，治療関係も含めたさまざまな情動的な交流を拒絶したのだった。Aは治療関係において，同性愛の位置に留まれず，性的能力を持つ男性としての自己を意識しつつ，自らのサディズムと，侵（犯）してくる母対象あるいは女性器や，母との近親相姦的なサド－マゾ的性愛に怯えていたと考えられる。つまり，同性愛転移で防衛されていたまさに「おどろおどろしいもの」が蠢きだしていた。私は，その恐れと罪悪感を認識し，Aのペースで治療を進めるのではなく，転移関係をさらに探究する方向に舵を取った。つまり，性的虐待者である養父部分の自己が隔離されていた風呂場の扉を無理にこじ開けてしまったのだ。私の最大の過ちは，Aにとってその部分がいかに破壊的なものであるのかを実感できずにいたことである。Aが最後に述べた，つながることを恐れた自己の二面性とは，顕在化している自己犠牲的でマゾキスティックな側面と，虐待者になりかねないサディスティックな側面であり，まさに母との近親相姦的なサド－マゾ的性愛の現実化であったのだろう。最終的にAは，冬用の毛布で自己を保護するしか術はなかった。

　ここで何故私が，Aの意思に反しさらなる探究をし，Aに自ら考えることを要求し開けてはいけない扉を開けさせようとしたのかを検討する必要がある。第一に，私が長きに渡り晒され続けてきた同性愛転移が色濃くなり，その嫌悪感に私が持ちこたえることが困難な状況であったからであろう。第二に，私が否認しつつも駆り立てられていた性愛的な関心や興奮が，無意識的に私を動かし行動化させた。恋人関係の話を聞く際，私は覗き見している感覚を得ていた。

それを十分に吟味できなかったことが，私が直接的にAの心を覗き見し，侵入し，暴き，露呈させようとするサディスティックな動きを生じさせたと考えられる。

スタイナー（1993）は，病理的組織と倒錯的関係について論じている。分析家は，「倒錯的な誘惑と脅かしによって汚染されないでいることはできない。その状況はしばしば，倒錯的な家族の中での子どもの苦悩に対応している。そしてそこでは，患者も分析家も参加し，それぞれの患者が実演するように強いられている役割によって，基本的な構造がかたくななものにされている。このかたくなさの中で，役割は時に交換性のあるものであり，患者は時に自分を犠牲者とみなし，時に迫害者とみなす」（Steiner, 1993, p.104）。治療関係の中で依存的で脆弱な自己部分を表現しはじめ，Aのかたくなさには揺らぎが生じていた。最終的に，私が迫害者で，Aは犠牲者となり治療は中断し，さらにAは実家に戻り依存的な自己部分はもはや接触困難な状況となり，このかたくなさは再度維持されることになった。ジョセフ（1989）は，面接の中で患者が何を語っているのかではなく，何をしているのか，について吟味する必要性を論じている。とりわけ患者が治療を倒錯的に使用する時は，そのあり方のパターンを見出すことが重要であり，そのためには，分裂排除され投影同一化されている諸側面を長期に渡り保持し吟味し続ける必要がある。私に必要であったのは，倒錯的な使用を暴き，やめさせ，倒錯性で防衛している内実を探究することではなく，Aが倒錯的に使用する必要があること，その倒錯性を持たなければ自己が保てなかった正当性について十分に想いを馳せることだったのだろう。具体的に言うならば，Aがエディプス水準に至ろうとするや否や，母との近親相姦的なサド－マゾ的性愛状態に彩られざるを得なかった，興奮とその恐れであり，真の依存関係を構築できず主体的な思考機能を発達できなかったAの哀しみであろう。

## 4．許容できないという事実を認識する能力――無知を越えて

松木（1997）は，パーソナリティ障害について次のように述べている。「人格障害とは，病的行動を繰り返してしまう心の病と言い換えられよう。それはまた，心に留め置けない感情や思考を行動によって積極的に排泄すると言うこともできる」（松木, 1997, p.275）。投影同一化の機能には，排泄的な側面とコミュ

ニケーションとしての側面がある。排泄された部分は，コミュニケーション可能なものとなるまで，治療者が一定期間心に保持し，変形をもたらす必要がある。しかしそこには，治療者が耐え難いものも含まれている。私は，当時，それを耐えようとしたのだと思う。故に，その部分を自覚することが困難となった。持ちこたえることは，単に耐えることと同義ではない（吉沢，2018）。「負の能力」（Bion, 1970）が重要であるのは言うまでもないが，まずはじめに必要なことは，治療者の「許容できないという事実を認識する能力」であると，Ａとの経験は教えてくれている。これは至極当然のことだが，この前提がなければ，治療で展開する倒錯に患者にとっての正当性は見いだせないであろう。

　また，この能力の発達は，私たちが「精神分析的セラピストになること」においても必要不可欠であるのは言うまでもない。理論的には，「転移としての倒錯」として理解することで，Ａとの経験はかなり整理して理解することができる。一方で，臨床現場での初期経験を踏まえた「精神分析的セラピストになること」の過程では，自らの無知から学び，情動接触の幅をより広げ，それへの耐性をつけていく必要がある。精神分析的心理療法における倒錯の展開においては，患者と治療者の心的な「死」との関連が言及されることが多い。治療者にとっての「生」とは，十分に治療者機能を発揮することであるとするならば，熟練の域に達していない者，とりわけ初期経験に位置づく者は，そもそも精神分析的セラピストとして誕生しているのかどうかを，問う必要もあるだろう。本当に倒錯が「生」を「死」に彩ったのかどうかを。実際には患者側だけには起因できない我々治療者側の諸問題が当然のことながらある。私は，むしろ「死」から「生」が生成されると捉える方が妥当なのではないかと考えている。「許容できないという事実を認識する能力」は，何らかの情動経験を許容できずに死にかけている自己を，無知を越えて自らのものとして考えようとする格闘の試みであり，我々の「分析的自己」の生成と言えるだろう。「精神分析的セラピストになること」の過程で私たちは，多くの「無知」を「許容できないという事実」に変換することがまずは必要であると，私はＡとの経験を踏まえて主張したい。パーソナリティ障害の治療においては，治療者の情緒は強力に揺さぶられたり麻痺することになる。ゆえに「許容できないという事実を認識する能力」を涵養するための持続的な訓練と考える努力が重要となってくる。「精神分析的セラピストになること」の過程で我々は，心理療法の渦中の

みならず中断・終結した後も，その経験から学び続けていくことになるが，無知である自分自身と幾度も対峙することになるのだろう。

## 5．依存性パーソナリティ障害について

最後に，依存性パーソナリティ障害について触れておきたい。依存性パーソナリティ障害の者は，他者に世話をされたい，しがみつく，保証を求める，分離不安が強い，という傾向があり，主体が他者の是認なしには成立し得ない病理である。この是認の求め方が，個人をさらに特徴づける。この是認は，思考機能の代替機能を対象に委ねることが目的であり，真に対象と出会ってはいない。それは，彼らが真の自己と出会っていないことと同義である。依存的なスタイルを取りながらも，他者による代替的思考機能により，脆弱な依存的自己部分は覆い隠され保護されている。真に依存できるだけの対象への信頼は育っていない。ギャバード Gabbard, G.O.（1994）は他者に対する服従的態度には多くの意味があるだろうと言及しているが，服従の質・程度を規定するのは，個々人の対象関係のあり方であり，それが形成された発達史と深く関連している。依存性パーソナリティとは，ひとつのパーソナリティ・スタイルであり，その病理の内実は一定の幅ある。ギャバードが指摘するように，比較的安定した対象恒常性を維持している者もいれば，過去の外傷体験の再活性化を避ける方法としてこのスタイルを取る者もいる。Aにおいては，母との近親相姦的なサド－マゾ的性愛の防衛として理解できるだろう。

# Ⅳ　おわりに

本小論では，患者が治療関係で展開させる「転移における倒錯」に治療者がいかに巻き込まれ行動化し患者の内的世界を実演してしまうのか，また患者と治療者の双方の無知がいかに共謀して実演に寄与するのかを示した。そして，私の未熟さを踏まえつつも，「許容できないという事実を認識する能力」が治療者には必要不可欠であると論じた。最後に，依存性パーソナリティ障害をめぐる力動的理解を示した。

## 文　献

Bion, W.R. (1962) A theory of thinking. International Journal of Psychoanalysis, 40, 308-315. In: Spillius, E.S. (Ed.) Melanie Klein Today, Vol.1. London, The Institute of Psycho-Analysis.（松木邦裕監訳（1993）思索についての理論．メラニークライン　トゥデイ②．岩崎学術出版社）

Bion, W.R. (1970) Attention and Interpretation. London, Tavistock. (Reprinted: London, Routledge, 1984)（福本修・平井正三訳(1999)精神分析の方法Ⅱ——セブンサーヴァンツ．法政大学出版局）

Gabbard, G.O. (1994) Psychodynamic Psychiatry in Clinical Practice: The DSM-Ⅳ Edition. American Psychiatry Press.（舘哲朗監訳（1998）精神力動的精神医学——その臨床実践〔DSM-Ⅳ版〕　③臨床変：Ⅱ軸障害．岩崎学術出版社）

Hargreaves, E. & Varchevker, A. (Eds.) (2004) In : Pursuit of Psychic Change: The Betty Joseph Workshop. Routledge.（松木邦裕監訳（2017）心的変化を求めて——ベティ・ジョセフ精神分析ワークショップの軌跡．創元社）

Joseph, B. (1989) Psychic Equilibrium and Psychic Change. London, Tavistock/Routledge.（小川豊昭訳（2005）心的平衡と心的変化．岩崎学術出版社）

松木邦裕（1997）人格障害とのかかわりでの逆転移——逆転移での共感，憎しみ，そして悲しみ．（成田義弘編）現代のエスプリ別冊　人格障害．pp.275-285，至文堂．

Meltzer, D. (1973) Sexual States of Mind. Clunie Press.（古賀靖彦・松木邦裕訳（2012）こころの性愛状態．金剛出版）

Steiner, J. (1993) Psychic Retreats. Pathological Organisations in Psychotic, Neurotic, and Borderline Patients. London and NewYork, Routledge.（衣笠隆幸監訳（1997）こころの退避——精神病・神経症・境界例患者の病理的組織化．岩崎学術出版社）

吉沢伸一（2018）経験から学ぶこと——考え続けることの難しさ．精神分析研究，62（1）；38-44．

第 10 章

# 関係性の培地

病的依存から「孤立」を育む「依存」へ

岡本　亜美

### 岡本論文の紹介——松木　邦裕

　本論文では，極めて受け身的な態度が顕著な依存性パーソナリティ障害の青年との精神分析的心理療法プロセスが提示されています。その始まりに，彼に，ウィニコットの言う「依存」——対象の使用を可能にする「自分」が生成するための基盤となる二者の関係性——のニードが欠如しているその様が，眼前に浮かび上がるように描写されます。その「依存」概念から発生する「孤立」——絶対的依存の状態で環境の適応に守られ，静かに存在し続けていること——この場合は治療者の孤立ですが，それが彼に治療を選択させたのでした。

　続く心理療法プロセスでは，「対象の使用」の前に孤立へのニードがあることを感知している女性治療者との交流で形を得ていく転移－逆転移関係における，反転しながら繰り返される能動性と受動性の作動によって，心的環境は「依存」という培地に変わっていくその過程が描き出されます。それから患者は，その「依存」という培地において「自分」を生成するための「依存」の欠如を認識する機会を得るのです。

　臨床実践を通して真実のパラドクスにあらためて出会うという，精神分析的な臨床の醍醐味を静かに味わえる論述に魅かれる方も多いでしょう。

## I　はじめに

　ここで私は，依存性パーソナリティ障害に対する精神分析的心理療法につい

て論じるつもりだが，それはひいては，精神分析的心理療法そのものについて論じることのような気がしている。

依存性パーソナリティ障害は DSM-Ⅲ-R で登場し，現在の DSM-5 に至る疾患分類のひとつである。DSM における記述は確かに患者の行動様式を簡潔に表しているが，そこには個人差や対象関係はみえてこない。たとえば私たち治療者は，依存性パーソナリティ障害の患者を判断や選択の権利，そしてそれに伴う責任を他者に預け，具体的な世話を必要とし，一人になるくらいなら服従するほうがましと思うほどに分離や喪失は耐え難く，常にしがみつく相手を必要とする人，として記述するかもしれない。実際，患者はそのようにエピソードを語ることが多いし，これらは DSM-5 における診断基準ともほぼ重なる。それではその記述はどこから生じてきたのだろうか。精神分析が注意を向けるのはそこである。

精神分析は転移を治療の場に据えて発展してきた。それは，その人固有のあり方はそこに展開すると考えるからである。自由連想を含む精神分析的設定や治療者が注意を漂わせることの意義もそこに向けられている。したがって精神分析的にパーソナリティを理解するとは，その人独自のあり方を転移関係において理解することであり，DSM のような分類とは方法が異なる。そのため，ここで私が臨床体験をもとに論じようとしている精神分析的心理療法は，操作的な分類としての依存性パーソナリティ障害全体をカバーするものにはなりえず，そのように診断をされた一人の患者と私との間で生じた臨床体験のひとつでしかないのかもしれない。

もとより，精神分析的心理療法において，その病理だから生じることと，精神分析的臨床では必然的に起こることと，その人と私の関係に固有のものを区別することは難しい。

ここではこれらの理解を前提に，パーソナリティの固有性が治療者と患者のこころの相互作用によって，その人らしさとともに間主体的に立ち現れてくる力動的なプロセスを描写したい。それではまず，概念を簡単に整理するところから始めよう。

## II　精神分析における依存

### 1．依存という概念

　DSMにおいてパーソナリティの分類に使用されている依存という言葉に注意を向けてみる。自己愛性，境界性，妄想性など，他のパーソナリティ障害に使用される用語と比べると，依存という言葉は日常的で馴染み深い。そのような言葉が病理を示すものとして使用される背景には依存に対する社会的な評価が含まれているのかもしれない。つまり，分離や自立は発達上の課題であり，それを達成できないことは病理として見なされることがあるということである。
　ところで，精神分析事典によると，依存は「主体が主体以外の何かに頼って左右される状態を指す」とある。依存は，定義上も単なる個人の属性や症状や行動様式ではなく，他者を通じて現れるあり方であると言えるだろう。
　精神分析において依存性パーソナリティという概念は，フロイト Freud, S. の欲動論における「よるべなさ」，アブラハム Abraham, K.，フェニケル Fenichel, O. の「口唇性格」，ホーナイ Horney, K. の「従属性格」など精神-性的発達理論にその起源をみることができる。現在でもホーナイの「従属性格」などは，より非病理的な依存の問題である共依存の文脈ではよく引用される。一方，精神分析において依存そのものに正当な位置づけを与えたのは，バリント Balint, M.，フェアバーン Fairbairn, W.R.D.，ウィニコット Winnicott, D.W. といった独立学派の分析家たちである。彼らはそれまでの欲動論やエディプス・コンプレックスの理論を通過したうえで，早期の対象関係の重要性を強調した。それは環境という視点の導入でもあった。彼らはそれぞれフェレンツィ Ferenczi, S.，クライン Klein, M.，リヴィエール Riviere, J. らの影響を受けながら自立を対立軸とする依存についてではなく，対象との関わりの基盤となる「依存」について詳細に検討し，その重要性を認めた。それは同時に治療関係における退行としての「依存」に治療的意義を見出すことにもなった。

### 2．ウィニコットの依存概念

　なかでもウィニコットは「ひとりの乳児などというものはいない」(1960)

というフレーズによって母子をユニットとして捉え，環境の機能について考え抜き，クラインとは異なる仕方で乳児の体験を描き出した。ウィニコットは早期の乳児が対象や世界と出会っていくプロセスを描写するなかで，ほどよく抱える環境としての母親という概念を提示した。彼は個人の発達において，人生早期における絶対的依存から相対的依存へ，相対的依存から自立に向かって，という発達，そしてそのプロセスにおける環境の機能とその失敗について独創的なアイデアを展開した。

　ウィニコットが想定している早期というのは誕生後まもなくから2歳くらいまでだが，精神分析においては大人のなかの子どもにもそれは適用される。

　彼は個人が生得的にもつ成熟過程において，環境をその潜在的な能力が形を得るために必要なものとして記述した。母親の没頭も環境の失敗も必然的にそこに貢献する。ただし，それは発達早期における「依存」が事実として認識された場合である。もし母親が子どもを捨てたり，子どもの存在することの連続性を突然断ってしまう場合，子どもは「依存」を認識できない。つまり自分の欲望に従って体験するという機会を奪われるのである。

　またウィニコットは，「孤立」へのニードを重視した。彼がいう「孤立」とは，絶対的依存の状態で，環境の適応に守られ，コミュニケーションをせず，よって侵襲を受けず，静かに存在し続けているという状態のことである。それは病的な「ひきこもり」とは区別される。彼は治療においても患者の「孤立」，つまりコミュニケーションしないというあり方を尊重することの意義を強調した。

## Ⅲ　臨床体験

### 1．提示の前に

　ここで私は，臨床体験を提示して依存性パーソナリティ障害の精神分析的心理療法について考察を加えるが，ここで援用するのは，ウィニコットがいう意味での「依存」，すなわち対象の使用を可能にする「自分」が生成するための基盤となる二者の関係性としての「依存」である。DSM-5における依存性パーソナリティ障害の記述は結果としてみえる個人の特徴であるが，このパーソナリティの成り立ちにはここであげたような「依存」の欠如を想定することがで

きるだろうと私は考えている。精神分析的心理療法では，この認識されなかった「依存」を巡って治療的交流は生じるだろう。ここであげるのはその体験の一例である。なお，秘密の保持のために素材は加工されている。

## 2．出会いまで

患者は，大学の相談室やひきこもりの自助グループを経て精神科受診につながった20代後半の男性である。彼の語りによると，彼は一人で会社を起こした優秀な父親の後継として期待されていたが，大学で周りが就職活動を始める時期になると，自分に父の跡が継げるのだろうかと不安が募り，抑うつ症状を呈し，家にひきこもりがちになった。これまでの相談機関では自閉スペクトラム症を疑われたが，発達早期にそれらしいエピソードは見あたらず，自助グループでもおとなしく周囲となじみ，スタッフやメンバーとの関係にも大きな問題はなかったそうである。ただ，自分で決断したり選択することができず，大学の中退もグループへの参加も父親や相談員の勧めによるものだった。グループにおいては決められたことをこなすことは比較的得意だが，新しい状況や変化に対してパニックを起こすときがあり，そのようなときは相手の状況を考えず何度も確認するこだわりがあるという評価がされていた。おそらくこれらが自閉スペクトラム症を疑われたところだと思うが，やや安易と思われるこの評価に対しても彼は葛藤なく受け入れるところがあり，周囲も彼が一体何を考えているのかわかりにくいと感じている様子もうかがえた。

私が勤務する医療機関には，それまでの対処によって彼の症状や状態が変わらないため「一度きちんと病院で診てもらったほうがよい」と親が予約をとったという。そして初診時は「母のほうが自分のことをよくわかるから」と母親と来院した。そして，やはりというべきか，心理療法も医師に勧められて申し込んだのだった。主治医は「投薬の必要性はあまり感じない，発達の問題としても捉えがたい，おそらくパーソナリティの問題ではないか」と心理療法を提案し，私が担当することになった。グループの担当者とは主治医が連携を取ることになった。

## 3．インテーク――引き受けないという選択

彼は年齢よりも幼くフェミニンな印象の男性だった。少し背中を丸めおどお

どした様子だったが礼儀正しく,受診に至る経緯を過不足なく語った。しかし,その様子は過度に申し訳なさそうで,あまりにさらっとした感触で引っ掛かりがなかった。彼は大学をやめ就職もせず,毎日,実家の手伝いをこなすだけの自分が情けない,親にも申し訳ない,でも優秀な兄よりも自分に対して父親が期待してくれた,だから自分に悪いところがあれば治したいと話した。しかし,特に「悪いところ」が思い当たるわけではなかった。彼の語りは因果的でもなく,語れないことに戸惑うでもなく,ほかでの語りを繰り返しているだけというような無責任さが微かに感じられた。私は彼自身は今後どうなりたくて,現在のあり方にどう困っているのかと尋ねたが「自分ではわからない」というだけで何も思い浮かばないようだった。また,グループでの様子を尋ねると問題を起こしがちな男性メンバーのいいなりになることが多いというエピソードを話し「周りの方はあの人には困るよねと言ってくださるのですが僕がはっきり断らないのがいけないので」といった。彼の語りは終始このような調子で,問題や困り感は誰のものにもされず,従って吟味もされず,彼が悪いという結論だけが残るのだった。私は,現在の症状や状態を宙に浮かせたまま「わからない」「自分が悪い」で済ませてしまっているという印象を伝えてみた。彼はとても納得したように頷いてあれこれと呟いていたが,そうしながら私の次の言葉を待っているようだった。

　私は話を聞きながら,彼は自分のために考える場を欲しているのではなくて,考えること自体を安心して放棄できる場がほしいのだろう,グループは侵入してくる相手さえいなければ居心地の良い場所なのだろう,と思っていた。つまり「依存」の問題があるのだろうと思った。もちろんその背景にはさまざまな彼の傷つきも推測できた。しかし,私はそれまでの臨床経験から,依存の問題を抱えている患者の場合は特に治療の導入は慎重であるべきと考えていた。なぜなら彼らにとって治療者と患者の非対称性は協働関係ではなく主従関係と体験されやすく,治療の導入自体が彼らの対人関係の再演となる可能性があると考えるためである。

　そこで私は,今回の心理療法は医師に勧められたものであり,これまでさまざまな選択が彼自身にされていないことを再び取り上げ「お金も時間もかかるものだからご自分にとって必要かどうか考えてから申し込むのでよいのではないか」と伝えた。彼は驚いた様子で「医師に勧められたのにそんなことをして

いいのか」とおずおずと言った。私は「なぜその許可を私にとる必要があるのか」と尋ねた。彼は怯えたように謝った。私は「なぜ謝る必要もないのに謝るのか」とも言いたくなったが，そうしたくなること自体が彼の依存に絡め取られ，支配－服従関係のプロセスの始まりになることを経験から推測できたのでしばらく黙っていた。彼は「僕はどうすればいいんですか」と何度か聞いてきたが，私はそれには直接答えなかった。私は，見立ての一部として，父親の後を継ぐ件とグループでの体験をつなげ，中身がわからないものをたやすく受け取ってしまう傾向に言及し「心理療法は勧められたから受けるという性質のものではなくて，ご自身にとって必要だと思った人が申し込むものだと思う」と伝えた。彼は今度は素直に同意したが，それはそれで私のいうことに従っただけという印象も受けた。

## 4．再来――引き受けるという選択

　この時点で彼は精神分析的心理療法がどんなものか知る由もない。それは当然としても，彼は私が誰であり，ここがどんな場所であるかも知ろうとせず，「カウンセラー」という人は彼にとって良いものを与えてくれるという確信を持っているらしかった。実際，私とのインテーク面接のあとすぐに，彼は別の心理士のところを訪れていた。そのため，数カ月後，彼が自分で受診をして私の心理療法を再び申し込んだことは驚きだった。主治医によるとグループの特定のメンバーによる彼への嫌がらせがひどくなっているということだった。

　再び私の前に現れた彼は「お久しぶりです」とやはり背中を丸めおどおどしながら微笑んだ。彼は父の仕事の手伝いが忙しくなってきたからグループはやめようと思う，と話し，グループでのトラブルと再来は関連づけなかった。一方，家にいると母親にうるさく言われるので居心地が悪く，近所で一人暮らしを始めた兄の目も気になってしまう，と以前より困っている様子で語り，抑うつ感が増しているようだった。私が今回再び申込みをした理由をきくと，あのあと2人のカウンセラーに間をおかず会ったことを当然のように話し，それぞれ具体的なアドバイスをもらい助かったが辛いのは変わらず，誰かに助けてほしいと考えていたら私に会いたくなったといった。彼はそのカウンセラーたちをかなり辟易させたらしかった。私は数回のアセスメントを経て週一回，対面，自費の設定で心理療法を引き受けた。

彼の人生には親密な関係というものがほとんど存在しなかった。同年代の仲間には子分のように扱われ，女子にはかわいいとちやほやされ，父と兄は暴力的で怖くて，母は自分の都合で彼を振り回す人だった，と簡単な記述で済むほどに彼の人物描写には奥行きがなかった。数少ない友人はいたがほとんど連絡をとっておらず，大学時代に断れなくて付き合った女性とはセックスを求められるのが嫌で逃げるように別れていた。彼の対人関係はほとんどが主従関係で，彼は従順でいることで居場所を得て，交流を求められると距離をとるということを繰り返してきたようだった。私たちはそれを共有した。「なぜそういうあり方が必要だったのだろう」という私の問いかけに彼はなんのアイデアも浮かばないようだった。「あなたはどうしたいのだろう」という問いかけにも彼は答えられなかった。しかし，以前とは異なり「自分でわからないから困っている」と困り感を言葉にした。彼の無意識的な期待は，私がほかのカウンセラーと異なり簡単に彼を引き受けなかったことに向けられているのだろうと私は思っていたが「ここはあなたがあなたのことを考える場所であって，私が判断したりアドバイスをする場所ではないけれど，あなたはまたそれを期待しているのではないでしょうか」と伝えた。彼は戸惑ったが「先生のことはこれまでのカウンセラーさんと違うと思ったから申し込んだ」と言った。私が明確に彼との治療に希望を感じられたのはその言葉だけだったが，彼が実際に再申し込みをしたことは支えになった。私は，彼は潜在的には変化を求めている人なのだろうと考え，治療を引き受けた。

### 5．治療経過

いざ治療が始まると，この希望はすぐ疑いに変わった。彼はさまざまなエピソードを話したが私に伝えたいという感じもなく，私がそれに対する彼の気持ちや考えを尋ねても「わからない」と呟いては沈黙し，私の反応を待っている様子だった。また，彼は何かあるたびに私の許可や保証を求めた。アセスメント時に私が伝えたことは忘れ去られたかのようだったが私は黙っていた。すると彼は緊張を高めて迫害的になり「甘えてる僕が悪い」という言葉で片付けた。私は，私との間に言葉も気持ちもとどめておこうとしない彼にそう伝えたが，彼は申し訳なさそうに反省の言葉を呟いたりするだけで，私の言葉は響いていないようだった。

私は苛立ってうんざりしていた。彼は，対人関係において不満や恐怖を感じながらも常に従順で「自分の立場で文句や希望などという権利はない」と話した。彼の無力感やこのように回避するあり方が私との間でも繰り返されている可能性について言及しても「先生とならなんとかなる」となんの根拠もない希望を少し甘えたような口調で語るのだった。私は言葉をできるだけ控えた。

　治療を始めてから1年半が過ぎる頃，父親は自分の代で会社をたたむことを決めた。高学歴で大企業に勤めている兄がその手伝いをすることで両親は安心する一方，彼は役割を失くしつつあった。彼は父の方針転換を受け入れがたいようで「父は僕に期待している，僕のせいで申し訳ない，もうどうしたらいいかわからない」と上目遣いで不安そうに私を見つめた。私は，彼がこうして現実を否認し，漠然とした不安を私に投げ込むというよりその辺に放り出すように語ることにつくづくうんざりしていた。彼にとって，不安の性質はどうでもよく，私との関係を含む現状を曖昧にしておくことが優先のようだった。また彼は，子どものようにまとわりつくことで，20代の男性として私と交流することを避けているようにみえた。彼との転移状況は母子関係としても三者関係としても言葉にできたかもしれないが，これまで私が与えてきた転移解釈やこころの描写は彼のこころを揺るがしたことはなかった。たとえ彼がこころ揺さぶられたとしても，あるいはいつも通り迫害的になるという形でこころを動かしたとしても，その緊張感や不快感は「自分ではわからない」と静かに私の方に戻されるか，独り言のような謝罪で消されてしまうのだった。彼は私の言葉の内容よりも私の口調や態度に反応しているようだった。彼にはまだ私を対象として体験することができないようだった。私は，考えあぐね，思い悩んだ。そしてまずは，私は環境として存在する必要があると考え，論理的に矛盾を感じた時にそれを指摘する以外は言葉を使うことを最大限控えた。

　一方，私が自分でも不思議なほど扱いかねていたのは彼の微笑みだった。彼は不安が高まったように見えたセッションの次の回にも微笑みをたたえて現れた。そこには根拠のない充足感があったが，私にとってはなぜかとても空虚にみえる微笑みであり，いつも微かに苛立ちを覚えた。つまり私は彼の「孤立」へのニードに応えるため環境として機能しようとする一方で，その状態を脅かすような矛盾する情緒を感じていたがあまり自覚的でなかった。

3年目になると，彼は誕生日や新年度が近づくたびに，そして私の休暇が近づくたびに体調を崩すようになった。その頃，彼はインターネット上で昔の友人とつながりを持つようになっていた。彼は，その人たちを「普通の世界の人たち」と呼び，関わりはあくまで受身的だった。しかし「普通の世界の人たち」が異動や結婚をするという情報は一方的に飛び込んでくるため，それも彼の不調の原因となった。私は，これまで外側の時間や出来事を使って語れなかった彼のなかに時間的な区分ができてきたことや漠然としただるさが具体的な身体部位の痛みになったことで，以前よりも彼が触れてほしい場所を明確に示している気がした。それと同時に具体的な仕方で，指示された場所に触れることを求められているような圧力も感じるようになった。私は転移関係において束縛されていると感じ，セッション中に強烈な眠気に襲われたり，上の空になったり，彼となんとか距離を取ろうと無意識的に試みているようだった。それは彼だけに休みの日を何度も伝えるという私の行動化としても現れた。
　そんなある日のセッションで，彼が「先生は僕がいるから休みたくても休めなくて申し訳ないです」と言った。彼の方から私との関係を持ち出すのはきわめて珍しかった。私は彼の態度に不遜さを感じながら「どういうことですか」と尋ねた。すると彼は，珍しくはっきりと言葉にした。驚いたことに彼は，私が彼のためだけにここに勤務していて，自分が心理療法を辞めたら私の仕事がなくなるという空想を持っていた。当然私は，彼専属の治療者として雇用されているわけではなく，彼以外にも患者がいることを彼だって知っているはずだった。それに私は，休む必要があるときは休んでいた。それなのに彼は，自分の都合で動かせる人として私を扱った。それは私にとって新鮮で興味深いことではあったが，まもなく不快さに変わった。
　私はそれまでとは異なるこの不快さについて思いをめぐらした。彼はなんらかの理由で，まだ自分のこころが育っておらず時間や出来事を自分で分節化できないため，相手のいいなりになったり具体的な世話がないと自分の輪郭を保てないのだろう，そうしないと不安が行き場なく広がってしまう恐怖があるのだろう，と私は考えていた。だからこそ治療者がウィニコットのいう「環境としての母親」として機能し，それを侵襲的ではなく抱える必要があると考えた。私は彼より先走って彼の形を決めてしまわないようにこころを砕いてきたつもりだった。でも何かが間違っていたようだった。

私は以前の息苦しい体験を思い出していた。依存性パーソナリティ障害のその女性と私は，良い治療関係を築いているように思えた。ある日私は，内省的に言葉を紡いでいるようにみえた彼女に対して，私たちの関係性についてもう一歩踏み込んでも大丈夫かもしれないと思い，それを解釈した。しかしそれが非常に侵襲的に作用した。今思えば彼女にとって治療者は，不安さえ与えなければ何もしなくてよかった。むしろ何もしないほうがよかったのだろう。彼女はパターンとして私に対応して，変化を起こさないことで私から愛されているという感覚を維持していたのであり，語りの内容はただのお話で，私が勝手にこころを動かして仕事をしようとすることは私に分離を促されるのと同じことだった。その後，彼女は私の面接時間を買い取るからいつでも来ていいようにしてほしいと言ったり，私が彼女に沿っていないと感じると子どものように泣きじゃくって私から大事にされている証拠がほしいと言い募った。私は彼女のさまざまな要求に対して考えることもできず，ただ攻撃的にならないように持ちこたえることしかできず，結局その治療は中断に至った。

　彼とこの女性は大体の点でまったく似ていなかったが，私が彼らを愛することは当然と考えているのではないか，私とここでの関係が維持できればほかの関係なんていらないと思っているのではないか，と私に感じさせるところはよく似ていた。
　私は彼のこれまでとは異なる態度に触れ，彼女のことを思い出していた。私は，私を自分だけのものにしたいという彼の欲望をそれまでも感じていた。そして今回当然のようにそれを現実として語る彼に彼女を重ねていた。そしてそれが性的なものではなく，母親を求める乳児の貪欲さと感じられたことが私を黙らせた。もし彼が成人男性として異性としての私を求めていると私が感じたならば，私は私として考え，言葉を紡ぐことができたかもしれない。しかし，私がいまだに息苦しく感じるその女性患者との体験を思い出したことはそれに制止をかけた。私は考えあぐねた。彼が日常生活の実際や身体的な不調を私に一方的に見せるのではなく，私を対象として扱い，私のこころを実際に動かしたことは進展のように思えた。しかし，彼の空想では私は彼によって養われているのだった。そこでお世話されているのは私のほうだった。彼は，ほかの患者と関係を持っている私を完全に排除し，私とふたりだけの万能的な世界に安

住しているらしかった。そこで私はいつのまにか乳児として閉じ込められ，主体として機能する私はどこかへ追いやられていた。私はそれが不快だったのだろうか，だから私は行動化を通じて主体としての自分を取り戻そうとしていたのだろうか，しかし私は彼を無慈悲な乳児と感じるのであって，彼は能動的に私に働きかけたわけではない，むしろ服従的に受け身を貫くことで自分自身を守ってきた人ではなかったか，と私はさまざまに思いをめぐらした。

　それからしばらくして，彼がいつも通り穏やかに微笑みながら現れたセッションで，私は彼の微笑みをいつもより気楽に見ている自分に気づいた。私は，あのセッションからずっと彼にお世話されている自分をイメージしようとしたが，ついにそれは難しく，私にとってお世話されているのはやはり彼だった。そして私は赤ん坊である彼に離してもらえない母親だった。と同時に，彼を手離さない母親でもあった。彼は受身的に対象の愛を求めている（Balint, 1937）だけで，分離を許容しないのは私であるらしかった。私は，私が彼をあまりに乳児扱いすることがあの満足そうな微笑みを生み出していたのかもしれないと考えるようになっていた。私はどうやら「環境としての母親」として自分を位置づけた時点で万能的な母親になっており，彼が成長して言葉を話す子どもになってしまわないように，成人男性である彼のこころが作動しないように，彼を乳児のまま閉じ込めていたようだった。そう考えると彼が私を養っているという空想はその通りだった。彼が私に対しておとなしく従順でいてくれたおかげで私の万能感は維持されたのだ。転移－逆転移関係において，彼は現実と遭遇しないために，私とつながることで生じる分離のことを考えなくてもすむように受け身に徹した。そして私は，私を失敗しない万能な母親として留めておきたいという彼の無意識的な要請に従い，ウィニコットのいう普通の献身的な母親なら必然的に失敗するであろうところで失敗しなかった。こうして私たちは万能な母子ユニットの状態に安住していたらしかった。そして私がそれに気がつかずにいたことは，彼が外界と外傷的ではない形で遭遇する機会を奪っていたのかもしれなかった。

　一方私は，彼の丁寧で従順な態度を尊大で慇懃無礼だと感じていた。彼の周りの人たちは彼に対して面倒臭さやうんざりした感じは持っても怒りや嘲弄の感覚はほとんどないようだった。むしろグループで嫌な目に合わされている彼

は可哀想がられ，長男ほど能力が高くない彼は，できは悪いけど可愛い子とみなされているようなところがあった。私は彼らのそういう態度に腹を立てていた。みんなして彼を赤ん坊扱いして大人の彼に失礼だろう，と思っていた。しかしこの，私だけが彼のことをわかっているというような態度自体，私がいつのまにか彼の万能的な母親になってしまった証拠のように思えた。そう考えることは彼の能動性を排除し，機能するペニスを持つ男性性を認めないということでもあっただろう。こうして私は逆転移によって生じた情緒を吟味することなく，彼を無知で無垢な乳児として扱い続けていた。

　私がそう理解してからしばらくして彼の微笑みは消えた。正確には，逆転移にもとづいてその意味を考えるプロセスにおいて，私がこれまで微笑みに対して付与していた過剰な意味づけが消失したようだった。
　彼は入室すると私に聞こえないくらいの小さな声で何か言っていた。丸みを帯びた背中をさらに丸め，つっかえながら何かを話す彼は小さな子どものようで，再び丸ごと抱えてあげる必要がある赤ん坊になってしまったかのようだった。私はこの変化は明らかに私が逆転移に気づき，転移状況を第三者として眺める自分を取り戻したことと関係していると思った。私は，心細そうでよるべなさそうな彼に心乱されたが，今の彼の小さな声を拾うことは彼を赤ん坊扱いしすぎかもしれないと感じ「私に言いたいことがあるけど聞かせたくないようだ」と伝えた。しばらくして私は彼を見た。彼はそれまでも調子が悪いと指しゃぶりのように親指の爪で下唇を抑える仕草をしていたが，それが頻繁になっていることに私は気づいた。背中を丸め無表情でそうしている彼は絶望的なまでに孤独で無力な乳児のようで，「依存」を体験できない今，そうすることでしか安心を得られないようだった。この日，彼はセッションの最後まで沈黙しながらそれを続けていた。
　このセッション以降，彼は私の介入から以前よりあからさまに引きこもった。彼は私を必要とするような言葉を簡単に使うことはなく，私を嫌ってここに存在させないようにしているかのようだった。それは逆に彼が私を強く意識していることを感じさせた。私は，彼が私とつながることの不安やそれに伴い生じるであろう分離の痛みや恐怖を思い静かにしていたが，彼はもはやこれまでのようには私の存在を排除することができないようで，時折スキャンするように

私をパッと見ては目を伏せるのだった。
　それから２，３カ月後のセッションで彼は「夢らしきものをみた」と報告した。「夢らしきもの」という言葉に私は引っかかりを感じたが，彼が夢にまつわるものを報告するのははじめてだったので黙ってきいていた。しかし，彼が語りはじめた「夢らしきもの」はいつもの日常をなぞるような話で，どうして彼が今それを報告しようと思ったのか私にはわからなかった。私が尋ねてみると彼は珍しく嫌そうな顔をして「そもそも夢だったのかどうか」など曖昧なことを呟き，きちんと答えようとせずそのセッションは終わった。
　次の回，彼は母の家事も父の仕事も手伝っているのに認めてもらえないというおなじみの話を始めた。たしかにこの頃の彼は家でよく働いていて，小さい頃に好きだった料理を自分で作ってみた話などは興味深く，自分の就職など未来の見通しも語るようになっていた。私は前回の夢らしきものの報告もこの治療の成果なのに私が認めていないと言いたいのだろうか，など思いながらきいていた。一方，どことなく彼が上の空な気がして，私の注意はそこに向いていた。彼が私から離れてどこか別の場所にいるような感じがするのは珍しいことだった。
　私は彼に「今どんな気持ちで話しているのか」ときいてみた。いささか唐突に投げ込まれた問いかけに彼は少し困惑した様子をみせた。そして「自分の気持ちがわからないんですよね」と言った。私はその声の調子に注意をひかれた。「自分の気持ち」などと自分から言ったことのない彼が少し寂しそうにまるでずっとそう感じてきたかのようにそのわからなさを伝えてきていた。彼は今，いつもとは異なる所でこころを動かしているらしく，私は前回の「夢らしきもの」を想起した。私がそれを取り上げると彼は少し身構えた。しばらくの沈黙の後，彼は小さな声で謝り「本当は夢じゃなかった」と取り繕うように言った。そして，その前の週に私が別の男性患者と話しているのを見かけた，とつっかえながら言った。私は，彼が夢じゃないものを「夢らしきもの」と表現したことに驚くと同時に，それが事実でもないことに驚いた。なぜならこれまでもその男性患者と私の話し声が漏れ聞こえることはあったはずだった。一方，私は面接室の外で患者と話すことはなく，彼が私とその患者が話しているのを目撃することはなかったはずだからである。それにもかかわらず彼はその情景をイメージしていた。私は切なかった。彼はもはや私とふたりきりで満たされてい

る空想を保持することはできなかった。乳児として，母親としての私を体験するのではなく，それまで排除してきた女性として機能している私と出会わざるを得なかったのだろう，と私は思った。私はどんな気持ちになったのか問いかけたが彼は答えず，頬を紅潮させ，少しふてくされたように不機嫌な空気を漂わせていた。私は彼にはじめて愛しさを感じながら黙っていた。

　このセッションはひとつの転機となった。彼が対象としての治療者と出会い，エディパルな体験の萌芽を「夢らしきもの」として脅かされずに体験できたことはここまでの治療プロセスを信頼できるものにしてくれた。
　その後まもなく，彼は「今思い浮かんだんだけど」と自由連想が可能になった。ようやく彼は他者の言語によって受動的に支配されるのではなく，自分の言語を能動的に使い始めたようだった。一方，それに伴い，これまで話されなかった過去がどうしようもなく想起され，彼はもはや穏やかではいられず，苛立つことが増えていった。私はそのなかで，彼が母親や母親対象に服従を強いられてきたことを知った。彼にとって母親は，父親よりもずっと一貫性のない侵入的な人だった。母親はまだ幼児の彼に対して「できないのはやる気がないから」とずっと言い聞かせてきたという。彼が学習で困り，教えを請うと，母は「やる気がないならやめれば」と冷たく言い放った。しかたなく彼が学習を続けようとすると兄との比較で罵倒され，やめようとすると「そんな子はいらないから出ていけ」と怒鳴った。そして混乱した彼が泣いたり叫んだりすると母は能面のようになり耳栓をして自分の仕事に没頭するふりをしたという。彼はそれが嫌で嫌で堪らなかったそうだ。彼がぐったりするまで泣き，疲れ果てて無言になると，母は優しく微笑んで彼を抱き寄せ「あなたはお母さんがいなければ何もできないんだから」「お母さんがそうと言ったらそうなの」「お母さんのいう通りにしてればいいの」と彼を抱きしめたという。彼は相変わらず淡々と語ったが，苛立ちと悲しみは私に流れ込むように伝わってきた。私はなすすべなく立ち尽くすように，ただ彼と一緒にいた。多くのことはこうして事後的に知らされた。しかし，その断片はいずれつながるためにすでに私に投げ込まれていたことも私は知った。彼が体験できなかった「依存」はいつのまにかその欠如を認識できるほどに形を得ていた。そしてそれはひとりぼっちで抱えるものではなくなったのだ。私はそう感じながら黙っていた。

## IV 考　察

### 1．依存を引き受けるということ

　Ⅲの3, 4において，治療者が心理療法を引き受けるかどうかについての局面を描写した。心理療法を引き受けることは，それ自体に「依存」のニードを引き受けるという意味が含まれている。一方，依存性パーソナリティの患者の場合，Ⅲの1で示したように，その成り立ちには「依存」の欠如が想定される。その前提に立てば，彼らの「依存」のニードはあらかじめ失われており，あるとすれば別のニードである。しかし，彼らのパーソナリティは受動性を基盤に組織化されており，他者のニードが彼らのニードに自動的に変換されるため，本来のニードを捉えることには困難を伴う。私はインテークにおいて，彼の本来のニードは他者の責任において思考しないための場所を得ることではないかと見立てた。治療関係において判断や選択の自由は患者にあるというのは自明と思われているが，彼らにおいては必ずしもそうではなく，それは治療者に委ねられる。依存性パーソナリティの患者の心理療法を引き受ける場合，治療者は彼らの自由を保障するつもりが，実は彼らのニードを捉え違えたり，無視している可能性があることに十分開かれている必要があるだろう。さもないと，心理療法の導入自体が，知らず知らずのうちに患者のこころの空間を治療者のものに変えてしまう危険性があるのである。

　私は，インテークの時点ではまだ，治療者自身が患者の万能的な内的対象にとってかわられる可能性に対して意識的であり，警戒していたように思う。そのため，彼にたやすく心理療法を差し出すことを控えた。その結果，彼はたやすくアドバイスを提供してくれる「カウンセラーさん」のところへ行き，その経験を経て再来した。彼はそこで能動性を発揮しており，私はいずれ形を得るかもしれない依存欲求の萌芽を感じ，心理療法を引き受けた。許可や保証を求め，自分のこころを使おうとしない彼をメルツァーが言うように付着的と捉えることもできただろう。しかし彼の再来は，私という対象を排除せず保持したという点において3次元的なこころの空間があることを示していた。これは私が，彼の周りの大人たちの判断を鵜呑みにせず，大人としての彼に判断を委ね

直し，距離をとったことで見えてきたことでもあった。私は，彼が口にする私への期待を根拠のないものとして捉えていたが，治療の最初期に私がお互いのこころを守るべく距離をとったことは，彼の内的な子どもに不用意に侵入しない大人としての私への信頼につながったのかもしれなかった。

依存性パーソナリティの患者の心理療法における困難のひとつは，治療者が患者に「依存」や自由が当然あるものとみなし，それを前提にたやすくなにかを差し出してしまうところにあるのかもしれない。それは彼らの欠如を別のなにかで埋めてしまうことになるかもしれず，治療関係において私たちはその欠如と出会う機会を失うかもしれないのである。

## 2．能動性と受動性の作動によって生成される培地

心理療法をはじめて1年以上，私たちはこれまでの彼の対人関係を反復するような時間を過ごしていた。依存性パーソナリティの患者にとって，受け身であることが環境に対する安全な関わり方として認識され，最優先されるため，「自分」として主体的に振る舞うことには価値が見出されない。彼らは他者からの関わりを他者のものとしてそのまま受け入れ，自分と関係させない。そして他者の中に巣食うように安住することで能動性を作動させない状況を保つ。すると，対象としての他者である治療者は何をしてもその機能を無効化されるか，あるいは為したことが変形されずに他者そのものとして彼らを支配するというパターンが受け身的に成立してしまい，結果的に支配−服従関係が固定していくというプロセスが想定される。私が「環境としての母親」であろうとしたことは，そのような治療状況においてなんとか生き残ろうとする無意識的な努力だったのかもしれない。そしてそれは同時に失敗でもあった。そもそも環境として存在することは意識的にできるものではない。私は言葉を控えることでそれを試みたが，無意識的には彼を支配してしまわないように，情緒的に反応するという能動性に制止をかける試みであったようだった。この時点での私たちはお互いの能動性を奪い合い，平衡状態を維持しようとする万能的に共謀する母親−乳児ユニットだった。

一方，彼のニードはまだ対象を使用することではなく，ウィニコットのいう「孤立」に向けられていると思われた。私たちの共謀は，融合の側面もあり，意識的に「環境としての母親」になるという万能的な治療者というあり方が失

敗だった一方で，私たちは無意識的にユニットとしての関係を展開しており，そこにおいて私はやはり「環境としての母親」だったのだろう。彼は私の内側で，私の責任において「普通の世界の人たち」と間接的につながりを持ちはじめたと思われる。ウィニコットが示したように，最早期において乳児は「絶対的依存」の状態にあり，内的現実と外的現実の差異を引き受けるのは母親である。今思えば，私が受け身的に彼に締め取られるプロセスは，私の母性的没頭と同時に進行していたと思われた。そのなかで言語化しなくても言葉で思考し続ける私の能動性は彼の受動性に応答することを強いられているようで，そうやって彼の無意識的支配に服従を求められていると感じる私の逆転移を当時の私は考えられないまま，それを拒否するという行動化をしていたようだった。こうして反転しながら繰り返される能動性と受動性の作動によって，心的環境は「依存」という培地に変わっていったと思われる。

　彼はそこにおいて，身体化しながら私や「普通の世界の人たち」との差異と出会いはじめた。それは分離，あるいは脱錯覚の準備でもあったのだろう。彼は，能動的に自分の世界を構築していく他者を別世界の住人として非外傷的ながら受け身的に観察させられた。それは同時に私を観察することでもあり，彼がその関係性を言語化するきっかけになった。そして彼が私との関係を能動的に取り上げ，私がいつもと異なる情緒を刺激されるという無意識的な交流によって関係に揺らぎが生じた。彼の能動性は私に別の角度からの視点をもたらし，私は再び情緒的に揺らぎを体験しながら思考できるようになった。私はそのなかで，ウィニコットの概念など外部の理論ではなく，別の患者との体験を想起し，受け身的に服従させられた感覚を生々しく蘇らせていた。それはパーソナルに機能する私を剥奪された体験の想起であり，女性の乳房，男性のペニスに象徴されるような能動性と受動性が同時に作動する機会を奪う母親という治療者の側面に気づく契機となった。「依存」という培地において，彼と私は少しずつ別々の存在として分離し，移行対象として「夢らしきもの」は見られ，その後の治療の展開につながったと思われる。

## V　まとめ

　ここでは，依存性パーソナリティについてウィニコットの「依存」「孤立」の概念，受動性と能動性という観点から考察した。長い間，他者を他者のまま従順に受け入れ，なにかに作用するこころを持った自分を立ち上がらせることのない関係に安住してきた患者はよるべない個体であり，治療プロセスにおいて侵襲を受けた場へ治療者を少しずつ導いていく。それは物語として再構成されるものではなく，転移－逆転移関係で形を得る。この関係性としての「依存」という培地において，患者と治療者の双方は連動しながら「自分」を生成していく。依存性パーソナリティの患者との精神分析的心理療法の場合，それは支配－服従関係を揺れ動くことでもあるが，関係性としての「依存」という培地が準備されてはじめてお互いのこころは連動をはじめ，「依存」の欠如を認識する機会が訪れると私は考えている。その体験は患者が恐れていた情緒を引き起こすに違いない。しかし，そこまでのプロセスが安全に丁寧に育まれていれば，私たちは今度こそそれを否認することなく，生きられなかった「依存」を別の形で生き直すために協働できる，と私は考えている。

### 文　献

小此木啓吾編集代表（2002）精神分析事典．岩崎学術出版社．
Balint, M.（1937）Early developmental states of the ego. In:（1952）Primary Love and Psycho-Analytic Technique. London, Tavistock.（森茂起・枡矢和子・中井久夫訳（1999）一次愛と精神分析技法．みすず書房）
Meltzer, D., Bremner, J., Hoxter, S., Weddell, D. & Witten-berg, I.（2008）Explorations in Autism. Harris Meltzer Trust.（平井正三監訳，賀来博光・西見奈子訳（2014）自閉症世界の探求――精神分析的研究より．金剛出版）
Winnicott, D.W.（1960）The theory of the parent-infant relationship. In:（1965）The Maturational Processes and the Facilitating Environment. London, Hogarth Press.（牛島定信訳（1977）情緒発達の精神分析理論．岩崎学術出版社）
Winnicott, D.W.（1963）Communicating and not communicating leading to a study of certain opposites. In:（1965）The Maturational Processes and the Facilitating Environment. New York, International Universities Press.（牛島定信訳（1977）情緒発達の精神分析理論．岩崎学術出版社）

# 第 3 部
## コンテイニング

# 第 11 章

# パーソナリティ障害における逆転移

"共狂い"から理解を産み出すこと

岩倉　拓

## Ⅰ　はじめに

　パーソナリティ障害の治療は，現場では「厄介な問題が起こる」「巻き込まれる」と敬遠されたり，躊躇されがちである。実際，パーソナリティ障害の患者との関わりにおいて治療者には強烈な愛情や憎悪，報われない不毛感などの原始的で破壊的な感情が引き起こされる。わたしはパーソナリティ障害のクライエントとの経験において，この厄介さや困難さなどの苦痛を伴う陰性の事態こそが彼らの問題の中核が生じている場であり，治療の核心であることを実感してきた。彼らは未分化な行動や行為を通して，自分一人では処理できない何らかの苦痛を発散しているのであり，この困難や厄介さは実は彼らからの交流ととらえることができるのだ。忌避したいものこそが最も知らなければならないことであるというのは臨床上の真実であろう。彼らはその渦中で苦しんでいて，そこに踏み入る治療者も必然的にその困難に身を置くことになる。まさに「虎穴に入らずんば虎子を得ず」である。

　しかし，その困難な局面を乗り切っていくには，それ相応の準備と知識が必要となる。言わばクライエントのこころの世界への冒険ともいえる取り組みにおいて，道具や視座が何もないままに飛び込めば，私たちは巻き込まれて自分を見失ったり，行動化や関係性のこじれによって怪我を負ったり，ついには治療者自身が「ミイラ取りがミイラになる」危険に陥る。この時，この困難を見極め，進むべき道を示すための重要な装備のひとつが「逆転移の理解」である。

逆転移の理解は，困難の中で何が生じているのかを見直し，私たちに冷静に考える力を取り戻してくれる鍵となる。さらに，その困難に身を置きながら，逆転移を補助線としてクライエントの苦しみを体感し，その実感した理解をクライエントと共有したときには治療の展開に寄与する。逆転移の理解は治療者が生き残ることに役立つ上に，治療の進展のための起死回生のチャンスに道を拓くのである。

## II 逆転移について

　逆転移とはフロイト Freud, S.（1910）が精神分析療法の過程で定義した治療者自身の感情体験のことであり，当初は治療者個人の体験や葛藤から生じているものとされ，治療において目が曇らされる要因とされ，統制されるべきものであった。しかし，ハイマン Heinmann, P.（1950）が「逆転移は患者の一部である」と述べたことを端緒に，治療者が感じている感情は，患者から投げ込まれた成分でもあり，患者を理解していく重要な鍵であるとされた。つまり，逆転移には2つの側面があり，前述の治療者個人がもっている体験や葛藤から生じるものと，もうひとつはクライエントの転移および転移状況に反応した治療者の感情体験でもあると定義されるようになった。実際，治療経過の中で感じている逆転移はこの2つの成分の混じり合った合金物（アマルガム）であり，完全に分けることはできない。大切なのは，治療者自身に生じている感情を体感し，それを観察・吟味してこの2つの成分を慎重に選り分けていき，逆転移がいったい何をあらわしているのか？ を探求していく作業である。その作業の末に，治療者が感じている逆転移が患者のもっている苦痛の反映なのではないか？ という理解を紡ぎだしていく。

### パーソナリティ障害における逆転移の特徴
　逆転移を吟味することによって転移−逆転移を理解していくことは，パーソナリティ障害の治療に限ったことではない。しかし，パーソナリティ障害との治療においては，ひそやかにというよりは，彼らのあからさまな行動や振る舞いによって強烈で大規模な感情体験が引き起こされる。これらはパーソナリティ障害の特徴である乳幼児的な心的世界と関係している。パーソナリティ障

害において，衝動や情緒は未分化で統合されておらず，悪い対象はとことん悪く，よい対象は無上によいものとして捉えるという分裂機制の強い原始的なこころの特徴が関係している。これはクライン Klein, M. (1952) によって生後数カ月の乳児の情緒的発達の「妄想－分裂ポジション」と記述されたこころの状態に相応する。パーソナリティ障害において迫害的で妄想的な不安が時に現れるのはこのこころの状態の表れなのだ。

### コンテイナー／コンテインド（包容過程）

　乳児が不快を感じ，泣き叫ぶとき，私たちにはさまざまな感情が喚起される。このプロセスは投影同一化という原始的な機制としてクライン (1946) により定義された。この乳児から投げ入れられる情動的喚起によって，母親はあれこれともの想い（reverie）して，乳児の状態を感じ取り，それに対処し，世話をしていく。ビオンは，この過程をコンテイナー／コンテインド（1962b）とし，乳児の情動というコンテインド（中身）が母親／治療者の思考機能というコンテイナー（容器）によって感知され，受け止められ，定位されていく包容過程として描写した。パーソナリティ障害のクライエントが行為によって排出し，治療者が感じている逆転移は，この母親のもの想いの端緒となるコンテインドであるという視点が生じる。治療者が逆転移を吟味することは母親のもの想いと重なる。ここで大切なことは，クライエント本人も苦痛を排出しているが，自分が何が苦しいのかわからずにやむにやまれず「泣いて暴れている」という理解である。つまり禁止や放置では進展は起こりえない。この本人にとっても未知の苦痛は，乳児の空腹や眠気や不快感などの原始的苦痛のように誰かがそれを受け取り，理解し，名づけていくコンテインメント（包容）のプロセスを必要としている。

　パーソナリティ障害における極端に分裂したこころの状態が構成されることの一因として，この乳幼児期のクライエントの特異的で固有の体験が影響していると私は考えている。さまざまな事例を振り返ると強烈な逆転移局面は，そのクライエントが乗り超えていない乳幼児期に遡る傷つきのドラマの再現であり，切実な転移が生じていた。逆転移はそのクライエント固有の転移の理解の入り口となり，その転移局面を乗り越えることがクライエント固有の傷の修復と再建につながっていく。これは，治療者がクライエント固有の「狂気」を正気に変容していくコンテインメントの過程であり，治癒機序となる。

さて，以上のようにパーソナリティ障害において逆転移の理解が大切と理論的にわかっていても，実際の治療においては，冷静ではいられず，"情緒の嵐"に入って翻弄され，自分を見失ってしまう感覚にとらわれる。それはわたしには，まるで自分が自分でいられなくなる感覚であり，わたしの主体が損なわれてクライエントの何かが侵入し，発火している「狂気」や「共狂い」としか言えない体験であった。実際に大規模な投影同一化にさらされた時に，それを考え，取り扱うことは困難を極める。また，極端な逆転移信仰や単純な逆転移の使用のように逆転移を安易に扱うことにも慎重にならなければならない。

## Ⅲ　逆転移の移り変わりから心理療法を眺める

本節では筆者の経験したパーソナリティ障害の症例の心理療法をもとに，心理療法を初期・中期・後期の３期に分け，さらに逆転移の取り扱いの特徴を段階化し，その移り変わりを考察する。先に整理すると

- 心理療法初期：なんとか支えようとしている治療者
    - 第０段階　逆転移に圧倒され，クライエントそのものになってしまうこと
- 心理療法中期：限界で，孤立する治療者
    - 第１段階　逆転移を圧倒されずに感じられるようになり，マネジメントをしていくこと
    - 第２段階　逆転移をクライエントの理解に使っていくこと
    - 第３段階　逆転移理解をクライエントと解釈を通して共有すること
- 心理療法後期：治療者の機能回復と抑うつの痛み
    - 第４段階　抑うつの痛みに持ちこたえること

となる。初期の逆転移状況を第０段階としたのは，未だ逆転移が対象化されていない段階を示すためである。時に心理療法はクライエントに圧倒されたまま，展開することができず，何も生じずに中断や膠着に陥ることもあり得るからだ。また，実際には各段階は混じり合い，らせん状に行きつ戻りつ進展して

いくのではあるが，大局的にはこのように進展していく。

　以下の臨床素材は私が臨床心理士として仕事を始めた頃に出会った重症のパーソナリティ障害の事例である。本事例は，今振り返っても私が絶えず逆転移に翻弄されて，それを吟味し，活かすことができずにいた局面を含んでおり，望ましい心理療法経過とは言えない。しかし，というよりはだからこそ，パーソナリティ障害の心理療法で起こってくる逆転移の移り変わりの実際を描写することができるのではないかと考えている。

## 臨床素材（プライバシーに配慮して事実に変更・修正を加えてある）

### 事例の概要――生育歴および病歴

　クライエントは面接開始時20代前半女性Ａ。Ａは長女で，家庭では父が弱く，母が主導権を握っていた。母はきれい好きでおしめの洗濯を業者に依頼するような人であった。母親はＡの乳児期を"よく泣き手のかかる子"とよく言っていた。しかし，Ａは幼稚園の時にはおしっこしたくなることを母に隠しはじめ，親の財布からお金を盗んでひそかに飴玉を舐めていた。小学校低学年の頃，家族旅行の時に服選びで母親と喧嘩して置き去りにされて以来，親とは旅行に行かず，お金を置いてもらって甘いものを過食するのが癖になり，その後のＡは「自分をなくして，人にすべて合わせるようにして」生きてきた。また，その頃から母に対して赤面・息を悟られる恐怖もあった。思春期になるとＡは尿を排泄させず長時間我慢し，心の中で盛んに「逆流」させることを繰り返しはじめた。「教科書を丸暗記するだけ」の強迫的で自閉的な勉強で学校に入学。Ａの問題に気づき，心配してくれる教官との出会いを機に，種々の問題行動が出現してきた。そして，「人に身体を見られている」という妄想ようの訴えなどが激しく起こり，親に入院させられるが，盗食などの問題行動で複数の病院を強制退院させられた。学校は続けられず中退し，母に対して激しい幼児退行が起こったが，その後一転して「妹の受験の邪魔になるから」と自ら1人暮らしを始めた。そして時を経ず「過食」と「母のことを考えたい」との主訴で私の勤務する外来クリニックを受診した。

## 1-1 心理療法初期：なんとか支えようとしている治療者
（1年目〜2年目　#1〜#126）

　初診時よりAは重篤さが推察され，主治医は当外来クリニックでの継続を躊躇していた。しかし，Aが心理療法を強く希望したこともあり，心理士である私にアセスメント面接の依頼があった。おしろいを塗った真っ白な顔で不自然に固まった笑いを浮かべる，まるで〈幽霊〉のような若い女性が，人が発するとは思えない甲高い声で主語もなく主訴を述べるという出会いは強烈で，私に〈これは荷が重いぞ〉と思わせるに十分だった。私はとりあえず，クリニックの定石である隔週での面接をAに提案した。
　しかし，その日にAは踏切内に立ち入り電車を止め，警察に保護された。その理由をAは帰り道に教官が家族と一緒にいるところを目にして死のうと思ったと語った。クリニックはこのAの行動に強く動かされ，主治医主導でAとの治療構造を作ることとなった。Aに提案した心理療法の枠組みは，行動化の禁止や保護の確保に関する7項目で，この条件を守らないとここでの心理療法は続けられない事を伝えた。特に保護の確保のために提示した親との同居再開はAにとっては抵抗のある条件だったようだが，Aはその条件での心理療法を希望した。
　私は，正直引き受けたことの迷いが抜けないままに話しを聞き始めた。Aは万引きと過食に明け暮れていること，夜中に町をさまよい，声をかけられた男性にフェラチオを強要されたことなどを矢継ぎ早に語った。それらは，聞いている私には極度の怖さや守りのなさ，救いのなさを感じさせる内容だったが，Aはそのことについても何も感じていないかのように微動だにせずただ語り続けた。そして，私が普段通りクライエントの話や行動の意味を読みとって明確化しようとすると，突然人が変わったように奇声を上げ，ロボットのような不自然な動きで私の口をふさごうとした。私はそれを正気の沙汰とは思えず，強い恐れを感じた。また，面接の終了時間に，私に突然しがみつこうとしてくるため，驚きながらも「ここにもっといたいと思っているんだね」「もっと甘えていたいのかな」などと依存の感情を直面化すると，「ヒッ」と悲鳴をあげ，「自分じゃない！」と逃げるように帰っていくのだった。一方で，Aは「過食はカモフラージュ，自分のしたいことは悟られてはいけない」と語り，自分の尿を

我慢し「逆流」させて，それが頂点に達すると快感を感じるという「秘密のマスターベーション」をいつもくりかえしていると語った。私はその行為の意味するところがまったくわからず，その感覚も追体験できなかった。

このことを語りはじめた心理療法開始4カ月頃から，私のAの印象は〈幽霊〉から〈怪物〉へと変わっていった。Aの内に秘めていたものが面接室へと噴出しはじめたのだった。私は決まり事のように「カウンセリングの終了時間を守ること」と「行動化をやめてその裏にある気持ちを考えていかなければならない」という2点を伝え続けたが，Aは「自分の感情に触れることができない」と語り，触れ合いをまったく拒むひきこもりを呈するか，暴れだすかのどちらかであった。Aは当時「甘え」という言葉を強く意識していた。あるセッションでその言葉をほのめかされた私が不用意に「甘えたいんだね」などと口にすると，泣いてパニックになり，さらに私が「それが本当はAが感じている感情，それを言いたくて言えないのでは」と解釈すると，ひきつけのように身体をこわばらせ，「頭が痛い！」と言って，その帰り道では意識を失い救急車で運ばれた。意識消失はその後も何度か起こったが，それはAにとって受け入れられない感覚や感情の指摘によって「頭の中を風車が飛んで，意識が飛ぶ」という状態になって倒れることのようだった。私は介入後の荒れ狂いの繰り返しに，また何か起こるのではという気持ちに苛まれ，言葉を発することが徐々に怖くなっていった。そして，その代わりのように，心理療法開始1年が経った頃にはセッションを週2回へと増やした。

その数回後，Aは面接にくる道すがらお漏らしをして，衣服を濡らして面接にあらわれた。「母が知ったら精神病院に入れられる！」とパニックになるAに私は「自分の中の我慢していたものがあふれそうなんだろう。治療は進んでいると思う。そしてそれはあなたには許されない感覚なのだろう」と介入し，受付の女性にズボンの替えを買ってくることを頼んだ。このセッション以降，Aの「尿をしたい」という人間のもつ当然の感覚を感じないよう努力していることが徐々に明らかになってくる。しかし，Aは自分の欲動が意識されるようになると，いったんは認めても，「人が私の身体を見ている。アパートの隣人に監視されている」などの妄想的な症状が激しく再燃し，面接室は，その恐怖の訴えと室内にアイスクリームを持ち込んで目の前で何十個も食べるなどの行動に埋め尽くされた。また，万引きも激化し，警察官に連れられてクリニック

にくるAに私は何度も失望させられた。

　私は，症状や行動化を自分の感じている感覚と向き合う事への恐れからくると理解して，それを伝え続けたが，ますますエスカレートする症状にまったく無力であると感じ，疲労とわけのわからない恐怖を募らせた。私にとってAは得体が知れない存在で，例えば〈帰り道に電車のホームでAに押されるのでは〉とあり得ない迫害的な妄想がよぎったり，あまりに理不尽な展開に〈脳みそがひん曲がりそう〉だと体感したりもした。また，私の理解や言葉はまったく意味を持たず，Aの症状をひたすら投げ込まれ続けているだけのような感覚にも陥った。行動化の禁止という限界設定をしておきながら，それが破られても心理療法をやめることもできず，むしろ回数を増やしている矛盾にも気づいてはいたが私にはどうしようもなかった。

　一方，Aは，私が"尿のこと"をわかりかねていてもそのことについて執拗に語った。Aは幼稚園のころから，尿で母を煩わせてはいけないとこっそり隠れて尿をしてきたこと，および，その後も自分が尿をしたい身体の状態をずっと隠してきたことを語る。それに対し，私が「今もその感覚があるがそれを出すことができない」と here and now に介入すると「ちがう！」と強く否定しては人格を変え，面接室を占拠し，治療者を攻撃する事がパターンとなった。それはA自身が尿について話すのはよいが，私からそれに触れることは許されないという理不尽な状態だった。そんな心理療法がもうすぐ2年たとうとしていたある日，尿についての昔の話しをしていたAが何かをごまかすようなおかしな口調となった。私が不思議に思っていると，突然Aは尿を漏らし面接室が水浸しになってしまう。私はその大量の尿をAと共に拭きながら，〈とんでもないことになっているなあ〉と感じてはいたが，不思議とその尿が汚いという感じはしなかった。面接室の尿もらしはその後も数回おこったが，私は外で漏らしていたものがここでも起こりはじめたのだという必然の感覚と共にそれを拭いていた。また，そのようなときには，私はまたも受付の女性に替えのズボンを用意するよう頼み，自分では面接室の布製のファブリックを濡れないようにビニールで包み，Aの希望するままに面接をさらに5回／2週に増やした。Aは甘えたい気持ちとその否定が交錯する混乱状態の中で，私の私物やクリニックの備品を盗んだり，他のクライエントの面接時間に侵入したりもした。

## 1-2 心理療法初期の逆転移の振り返り

　第0段階　逆転移に圧倒され，クライエントそのものになってしまうこと

### 引き裂かれた逆転移

　初回直後のAの自殺企図はAを引き受けることを躊躇していた我々にふたつの引き裂かれた逆転移を引き起こした。ひとつは，困難な治療条件をだしてお引きとり願いたい気持ち，もうひとつは，この条件を守れるならば苦しい彼女を救ってあげたいという思いだった。この2つの気持ちはAの心理療法に対する恐怖と心理療法を望む気持ちに対応しており，結局は，自分をどうにかして欲しい，受け止めるてくれる場所が欲しいというAのニーズに我々が強く動かされ心理療法が開始された。ここでは治療設定に関して主治医と話し合いながら提示したことが重要であった。この設定は十分に守られ，機能したとは言えないが，設定や約束を呈示し，限界を示したやりとり自体が面接構造を作り，かろうじて心理療法の体をなす基礎は作ったと振り返っている。

### 治療者機能の破壊と逸脱

　面接を始めたときのAの不自然さや奇妙さはAが何かを隠していることの表れで，「尿」にまつわる話しがはじまった頃から行動や症状が面接室へと持ち込まれ始めた。私は面接は言葉を介して行おうとの思いから明確化や解釈をしようと試みるが，一瞬効果があったように思われてもむしろその後ますます激しくなる行動や症状に打ちのめされていき，そのうちに私の考えることや，言葉を発する機能が徐々に損なわれていった。私は混乱を恐れて彼女の情緒に触れることが怖くなり，できることといえば，行動を制止したり，あるいはズボンを買い与えたり，面接回数を増やしたり，そしてついには尿の始末をするという具体的な対処であった。

　このとき私は，徐々に自分の主体が失われ，彼女の情緒や感覚を恐れ，彼女の行動化を恐れて自分の主張ができなくなるというように彼女自身の一部となり，妄想的な感覚に陥っていた。そして彼女のあふれでる"尿"を投げ込まれるトイレットブレスト（Meltzer, 1967）そのものになっていったのだった。

### 投影逆同一化とエナクトメント（実演）

　この初期のプロセスにはパーソナリティ障害の猛々しい投影同一化による排

出が関係している。それはまるで激しく泣き，暴れている赤ん坊になんらかの行動で対処しているという早期の母子関係状況が起こっていると言えるだろう。この時期に注意すべき事は，治療者の行動が"目には目を，歯には歯を"に陥ることであり，これが無自覚になると，行為に対して行為を返すことが無限に繰り返され，破壊的な行動を誘発する危険が高まる。この頃の逆転移にはクライエントへの批判的・拒絶的な対象となって拒否したくなる相補的逆転移の成分と，過度にクライエントの味方をし，保護し，入れ込んでいく融和的な逆転移（Racker, 1968）の成分がそれぞれ生じる。

このような現象をグリンバーグ Grinberg, L. は，「投影-逆-同一化」と呼び，クライエントの排出されたものに対応し，クライエントの内的対象そのものに治療者がなってしまう状況であり，その状態がエナクトメント（実演）と言われる。そこでは治療者はクライエントが無意識に求める，あるいは拒絶するこころの一部に実際になってしまうのである。神経症水準のクライエントとの間でもこのようなことが起こるが，パーソナリティ障害では激しい形でこのエナクトメントが生じ，私にはおしめの洗濯を業者に依頼する母親とは違った，Aのおしっこを汚いと思わずに拭く母親になることが具体的に求められていた。もちろん，これはおしっこを汚いとして拒絶する母親になることと背中合わせの局面である。

### 感知しにくい逆転移

また，初期には激しい逆転移ではなく，逆転移が微妙な形で起こりそれが長く続くこともある。私がAに面接初期に抱いた〈幽霊〉という逆転移のように，激しい感覚は"仮のふた"のようなもので隠されており，幼い頃から行ってきた「自分を隠す」やり方が治療状況に起こっている局面である。この時には，会っていると何か表面的であるという感覚や，奇妙さや不自然さ，意味のわからなさというような微妙な違和感として逆転移は作動する。行動は未だ面接室外や，外部の他の人との不安定な関係に排出され，心理療法では表面的にいい子として振る舞っている状況である。これは初期の抵抗として長く続くこともある。しかし，その隠されているものはなんらかの局面の変化でいずれ治療関係に立ち現れてくるだろう。病歴および外部で起こっていることと，面接室内で起こっていることのギャップや違和感もこの時期に吟味するべき重要な逆転移である。

## 2−1 心理療法中期：限界で，孤立する治療者
　　　（3年目〜4年目　#127〜#320）

　尿を拭く母親そのものになった私には，そうなることは必然の感覚があったが，同時に，〈こんな事は他人には理解されない〉〈退行させすぎていると非難されるのではないか〉という恐れを募らせ始めていた。実際Aは自分の中のものを外に「だしたい」がそれを「だしてはいけない，悟られてはいけない」と思っており，尿感覚を面接室内では感じ，それを私が転移の文脈で扱っても，過食や万引きなどの行動の激化によって次の面接ではそのことはまるでなかったことになっているのだった。

　がっぷりよつで余裕のなくなった私は他の面接時間への侵入や私の私物やクリニックの備品を盗むなどの行動に対して厳しく禁止した。するとAは，極度に謝ってしばらくはそれを守ろうとするが，「もうどうでもいい」とさらに激しい行動化で応酬するのだった。3年目前半のある日，終了時間後に面接室を占拠するAに私が外来での限界を告げるとAは目の色を変えて豹変し「てめえ，殺してやる」と私の首を絞めた。私はそこに本物の殺意を感じ，あまりの出来事にそのことをスタッフにも伝えず，心理療法も中断できずに続けるというありさまだった。

　私のあらゆる努力はことごとく裏目に出て破壊され，死に体の私は〈ここまで背負ったらもう後には引けない〉という意地のような感覚と，しかし前にも進めないという状況で限界を感じていた。私は実際に尿まみれでもあったし，身体の中にまで彼女の尿が侵入しているような奇妙な感覚にとらわれていた。そして，それは彼女にセッションで会うと身体に何かが浸透してきて手足が痺れるように重くなっていく感覚として実際に私を苦しめた。また，クリニックに対しても，度重なる行動化によって〈迷惑がかかって申し訳ない〉〈外ではあまりひどいことをしないでくれ〉とAの行動の責任を感じ，ケースワーカーや警察とのやりとりも私が背負い込み，一人でAを抱えて孤立している感覚に陥っていた。しかし，その孤立感を私は現実よりも強く感じすぎているということにかろうじて気づいてはいた。私が独りで彼女と向かい合っていくのはもう限界を迎えていた。

　私はグループスーパービジョンの機会があるとすすんでこの症例を提出し，

治療者として生き残ろうともがいていたが，心理療法開始後3年半で，ようやく待望の定期的な個人スーパービジョンが開始された。私はスーパーバイザーに自分の陥っている行き詰まり状態を話し，自分がどのような状態にいるのかを認識していった。そして治療状況を主治医やスタッフにもできるだけ伝えるようにし，情報共有や意見交換の機会をもつ中で，はじめて「限界を越えたら入院する」という約束が実行に移された。入院は行動化によって1週間で退院になったが，私にはほんの少しゆとりが生まれ，Aには入院を継続できなかったことを契機に空虚感・抑うつ感が生じ始めた。私が「今までの激しい出来事は，この空っぽさやうつを感じないためだったのではないか。それから逃げるために行動をしているのだろう」と伝えると，Aは「この何にもできなくなるのが一番辛い。でも逃げ切れない」と述べた。その後の面接では行動への揺れ戻しは起こるにせよ「虚しい，なんで生まれてきたの？ 生きている意味がない。何も自分の中に積み重なっていない」という身が引きちぎられるような苦しく，自分が存在しないという感じが，忌避しがたいものとしてあらわれ始めた。

一方，私は心理療法が始まりもうすぐ5年目を迎えようとするころには，Aについてのひとまとまりの理解をスーパービジョンと自分の逆転移の吟味から掴むことができつつあった。それは，妹が産まれてから，迷惑をかけまいと"おっぱい"や"おしっこ"などのお母さんを求める感覚をAが「逆流」させて生きてきたこと，それを受け止めてもらいたいが，それを言葉に出すことすらも怖いこと，そのような自分をひどく汚いものと感じているということだった。私がこのような理解を伝えるとAは2歳児になって「寂しいよお。寂しくて身が引きちぎれそうだよお」と地の底から聞こえるような声で号泣した。そして，私のことを密かに「大きなお母さん」と呼んでいて，「男なのにお母さんなんて変ね」と笑うのだった。また，この頃には，夢の報告がなされるようにもなった。それは「体の中から滝のようにゲボがでてきてとまらない」「尿があふれてきて部屋の中が一杯になっておぼれる」などの自分の中から何かが具体的に大量にわき起こるというテーマだった。そしてこの時期，私は行動化への揺り戻しの振幅が徐々に収まってきたことを感じていた。

そんな時期のあるセッションで心理療法のひとつの結実として，私の前で"もじもじ"した状態になって，私の促しでトイレに行くというやりとりが2度繰

り返された。それは彼女がずっと空想し，切望していたやりとりであった。しかし，その十分に触れあう体験にＡは逆に恐れおののき，セッションの最後にいつもとは違った目をして「もう自分が許せない。自分を消し去るために死ぬしかない。そうしたら尿のことも感じなくて，本当に安らかになれるんだ。生きていてもしょうがないんだ。さようなら」と言いつのった。Ａは初回以来，自殺を公言することはなかったのでその時本当に実行するのではと感じた。私は「死ぬという人を帰すわけにはいかない」とＡをクリニックに残し，主治医の診察や家族の迎えの手配をして数時間を２人で過ごすことになった。私は死んでほしくないことを真剣に伝えたが，Ａはかたくなに黙り込み，ただじりじりとした時間が過ぎていくのみだった。終電の時間が近づき，一緒に待ってもらっている相談室の責任者が隣室で家族にまだ帰れないと電話する声を聞きながら，私には言葉にするならば〈自分のやれる事は手を尽くした，これで彼女が死ぬのならばそれが彼女の答えなのかもしれない。もうここで帰ってもらおう〉という気持ちが湧いた。私は彼女を一人で帰らせようとしたが，それを拒む彼女と言葉の応酬になり私は思わず「死にたいなら死ねばいい」と言い放ってしまう。それに対してＡは「それを言っていいの？　すごいカウンセラーだね。カウンセラーが死ねって言ったんだからな。忘れるなよ。最悪のお別れだね」と激昂した。私は「それならそれを受けていくしかない。また，来週いつも通りに待っているから」と言葉を返しＡをクリニックから見送った。数分後，クリニックの電話が鳴り「ごめんなさい，家に帰って寝て，また来週来ます」と話したＡに「ひどいことを言ってしまったね」と私が謝ると「いえ，伝わりました。優しかった……これからもよろしくお願いします」と正気な様子で話した。

　次のセッションにいつも通りあらわれたＡは「自分のずっと空想してきたことが起こって嬉しすぎて……。私に圧倒されている先生は，とても小さく見えた。本当は死にたくなかったのは私だった。あんな風にしかできない私に怒ってあきれていたのは私だった。それを先生に預けていた」と語り，生きようと希望をもっている自分と死にたいと絶望している自分のどちらも感じると言い，静かに大粒の涙を流した。私もＡとともに絶望と希望を補うように代わりばんこに感じている関係性を深く理解することができた。このセッションをピークに枠組みを破壊する行動化はおさまるようになっていった。何かが変

わっていく兆しが起こっているという実感も私には起こってきた。Aは万引きを自分の意志でやめ，「なぜ今まで万引きができたのかわからない。でも，今はそれが悪いことだと感じる。二度とすることはないと思う」と言い，実際に外部での行動化はなりを潜めていった。

## 2-2 心理療法中期の逆転移の振り返り

この中期の過程は，拙く思わしくない歩みではあるが，大きく振り返れば，以下のことを通して，Aのこころをつなげていく方向に進んでいった過程として振り返ることができる。

第1段階　逆転移を圧倒されずに感じられるようになり，マネジメントをしていくこと
第2段階　逆転移をクライエントの理解に使っていくこと
第3段階　逆転移理解をクライエントと解釈を通して共有すること

第1段階では，少しずつ具体的行動で対処することから，言葉や象徴で理解していくことに軸足を移そうと歩を進めていた。1-2で述べたようにエナクトメントは過程としては不可避で通過される必要があるものと言える。しかし，そこに留まり続けるのではなく，逆転移を感じることによって，治療者が投影-逆-同一化に陥っていること，クライエントの問題が再演されていることを自覚しながら，それをマネジメントし，治療的文脈に納める方向へと努力していく。マネジメントする際には，自分がどんな逆転移に動かされているのか，そのマネジメントを行うことによって生じる問題にも注意を払う。ここで言うマネジメント[注]は，「面接構造を維持していくこと」と言い換えてもいいだろう。パーソナリティ障害の心理療法においては治療設定やマネジメントに心を砕くことが重要であり，クライエントの具体的な行動に即した，実際的な受け皿を

---

注）管理と訳されることの多いmanegementであるが，これは本来「やりくりをする，どうにかこうにか何とかする」という意がある。ここでマネジメントというのは，困難な事態に対して逆転移や精神分析的な理解を補助線にして行うやりくりのことである。面接自体での行為を面接内マネジメント，他スタッフや他機関との連携を面接外マネジメントとし，常にそのマネジメントの意味を考えることが肝要となる。

作る努力がその後の心理療法を支える土台となり舞台装置にもなるのである。

### 陰性治療反応

Aは自分の隠していた感覚を明らかにしていくことを強く望んでいたが，一方では強く拒絶していた。私と"おしっこ"のあらわすAの依存感情に触れていく過程は，進展でありながら同時にさらなる行動化や悪化をも引き起こした。このように進展が悪い結果につながるように見える現象を陰性治療反応と呼び（Freud, 1923），こころが分割されているパーソナリティ障害では起こりやすい現象である。理解が深まること＝こころがつながることは，それを避けていたからこそ強い痛みを伴い，その後にむしろ混乱や抵抗を引き起こす。この時期，私が必死になって得た理解は，Aの行動化をむしろ激しくし，どうにもならない負のループに行き詰まり，強い孤独感を抱いた。この局面では，私自身も陰性治療反応に恐怖し，心理療法場面で起きたことをもはや誰にも言えないという感覚になり，それは自分の感覚を外部に隠蔽するAの部分と近い心理状態に陥っていることをかろうじて自覚していた。

### スーパービジョン——治療者のコンテイナー

私にとってスーパービジョンは長く砂漠でさまよった旅人がやっと見つけた水場だった。今考えると，それはAが独りではどうにもならず心理療法を求めた切迫感と近似していた。私はスーパービジョンを通して，自分の陥っている状況と，私の孤立感や被害感，および異常な身体感覚などの"狂気"を聞いてもらい，それが妄想－分裂ポジションで体験していた私と彼女の共狂い状態であることを知っていった。この時期，転移－逆転移という概念を学ぶことは，私にとって渇きを埋めるように差し迫ったものであった。私は少なくとも自分が何を感じているかに触れることができるようになり，それが正常な反応なのか，Aから投げ込まれた狂気の成分なのかを識別しようと努めるようになった（Bion, 1957）。第三者の目に触れる時間と空間を得た私は，自分に起きている逆転移をただ行動で返すのでなく，心に容れて，持ちこたえていく力を少しずつ身につけていったともいえるだろう。

私は，ここで自分の身に余る症例を引き受ける（あるいは引き受けてしまった）時，それを聞いてくれる治療者にとっての他者（＝コンテイナー）の存在がどんなに大切か自戒の念も込めて強調したい。ケースカンファレンスもそれを支えるが，個人スーパービジョンのようにできるだけ構造化されて定期的な

形をとることが望ましい。このような治療者側のコンテイナーの必要性は心理療法関係のみではなく治療スタッフにもあてはまる事も付け加えておきたい。理不尽な行動化にさらされる家族や治療スタッフの話を聞き，コンサルテーションやミーティングを行うことはパーソナリティ障害の心理療法において重要な面接外マネジメントである。私はAの経過を通してその後の他の心理療法においてもスタッフとの交流を特に重要視するようになった。

### もの想いと逆転移

　初期のように投影－逆－同一化における世話をし続ける限り，行動はエスカレートし，私とAはどこにも行けなかった。私がスーパービジョンなどを通して少しずつ考える力とゆとりを取り戻し，具体的な世話だけでなく，そうせざるを得なくなる逆転移感覚をもの想い（reverie）し，クライエントを理解しようと努め始めた。

　それはこの過程がコンテイナー／コンテインドで示した母親が泣き叫んでいる赤ちゃんをあやしながら，何を訴えているかを識別し，その感覚を差し戻し，赤ちゃん／クライエントが自分のものとして使っていけるようにするコンテインメントの過程のスタートであった。

### 行き詰まりと逆転移の行動化

　例えば，私が初期から身体で感じていた言いようのない重さはAの絶望感や空虚感であった。また，私が「死にたいならば死ねばいい」と言ってしまう局面は，私がもちこたえられなかったA自身が抱えていた怒りをAに投げ返してしまった逆転移の行動化である。こうして今振り返ってみてもそれらは危険を孕む拙い対応だったと思う。しかし，それは5年近くにわたって彼女を支えようとしていた私の本当の言葉であった。それはAが私に暴れ泣き叫ぶことによって排出し続けていた，"この状況を抜け出して先に進みたい希望"と，"もうどうにもならない絶望"の入り交じった2つの感覚が含まれていた。2人で無意識に交流し，実演していた部分を共有することを通してAのこころの部分はつながり，全体性を帯び始め，抑うつポジションにおける思いやりや感謝の気持ちが兆し始めた。

　このようにクライエントから排出されたものに反応する逆転移が寄せ集まり，治療者には逆転移感情が生の感情として積み重なっていく。それは治療者自身の行動化の危険と，それを通して理解を産み出していく可能性が背中合わ

せの局面といえる。この局面を乗り越える力は治療者の陰性の感情や感覚に触れあって持ちこたえ続ける負の能力（negative capability）(Keats, 1817）と考える機能の保持（Bion, 1962a）にかかっているのである。

### 3-1　心理療法後期の逆転移：治療者の機能回復と抑うつの痛み（5年目〜7年目　#421〜#730）

　こうして，私は治療者としての本来の機能を少しずつ取り戻していった。面接室内での荒れはあっても，それを2人でもう一度見つめ直し，治療者-患者関係の中で何が起きているのかにまず触れ，そして必要であればAに返していくというように丁寧に振り返ることができるようになっていった。それと共に，Aは言葉で自分の状態を語ることができるようになっていった。5年目にはAと話し合って「24時間先生は一緒にいるわけでないから」と積極的な意味での2回目の入院治療が開始され，病棟から通う面接は病棟生活で感じるさまざまな感覚を取り扱う場となった。Aは甘えたい気持ちや寂しさ，他患への羨望，そして相手を思いやるやさしい気持ちをもっていることに気づき，それを感じることで起こる自分を罰する行動化への揺り戻しは起こりながらも入院生活は6カ月続いた。この入院でAは入院生活の中で作り上げていった関係性やつながりを一瞬にして壊してしまう行動化の破壊性を"身をもって"体験したようで，「わかってくれた看護師さんにひどいことをしてしまった」と後悔した。一方でこの入院は「おしっこのたまったAを読み取ってトイレに連れて行ってくれる」看護師-セラピスト表象の内在化の端緒となり，心理療法にとっては重要な進展をもたらした。Aは「甘えたくて，振り向いてもらいたくて，見つけて欲しかった」という自分の本当の思いを言語化し，尿がたまると小さな声で「おしっこしたい」を口にすることができるようになった。

　また，日々の生活では，料理を始めたり，水泳に通い，水の中で身体をスーッと伸ばすここちよさを感じた。プールの中では，実はおしっこをすることが「気持ちいい」ことも告白し，そのような感覚を感じることを「ささやかな，でも自分にはあり得なかった幸せ」と表現した。また，「今まで自分の気配を消すためにただ流してきた音楽」から，初めて好きなアーティストを見出し，過食代がCD代へと代わっていった。治療者は〈幽霊や怪物ではなく，等身大の人間として生きているAに出会い始めている〉と感じるようになった。

しかし，心理療法が6年目に入り，新たに起こってきたことはAの「（自分の）存在すべてがわからない」という離人様の訴えと「今までだれともそのような関係が取り結んでこられなかったこと」を悲しむ悲嘆と，「一体何をして生きてきたのだろう，意味のない，取り返しのつかないことに人生を費やしてきた」という深い絶望感だった。その抑うつは鈍痛のような重苦しさで，私に身体全体が底なし沼に沈んでいくような強い憂いをもたらし，そこから再び浮上することはできないように感じられた。そして時に〈これほどの絶望を感じるのであれば，無感覚や症状だらけだったほうがまだましなのでは〉とAも私も感じた。そして実際，Aには過食するなどの病的対処への揺り戻しも起こったが，それをし続けることも「もう無意味さがわかってしまったからできない」のだった。Aは激しい抑うつ感に「生きている意味はない。こんな苦しい思いをさせられている」と私を責めもしたし，「先生は私とは違うから（私のことは）絶対にわからない」と言うのだった。

　私は〈心理療法とはいったい何なのか〉，〈治るというのは一体どういうことなのかわからない〉というこれまでとは質の違った新たな苦しみを感じた。そこには，決して人は悲しみを完全に共有することはできないという強い分離の感覚と，この心理療法を経た果てに寄る辺のない最果ての地にたどり着いてしまったような孤独感が含まれていた。そして，Aの私に対する愛着と憎しみというアンビバレンツの徹底操作の過程と，さらに隠されていた事実を2人で見つめる過程がこれに続いた。

### 3-2　心理療法後期の逆転移の振り返り

　　第4段階　つながったことによって起こる抑うつの痛みを持ちこたえていくこと

　この時期，今まで排出されていたクライエントの心の部分が内的につながりはじめ，これまで治療者が逆転移として担っていた部分がクライエントに戻されていくと，行動による排出は減弱し，Aのこころが分割からつながりはじめ，「抑うつポジション」（Klein, 1955）で機能する時間が増えてきた。よい対象とわるい対象は同じ人間であることを認識し，治療者のよい成分と悪い成分が統合されていく。そして何度か立ち現れかけては消えていた抑うつの痛みが主要なテーマとなっていく。クライエントは，自分の真実や，傷つけなくてもいい

人を傷つけてきた罪悪感，無意味な行動に時間を費やしてきたこと，そのために失ってきた普通の人生や時間などに思い至る。一方，その過程の進展は，ささやかでしみじみとした幸せの感覚，ここまで付き合ってくれた人に対する感謝，今まで悪いものと見ていたものに含まれるよい部分の発見などの果実をもたらした。

パーソナリティ障害において，この抑うつの痛みは，クライエントのこころの分割の程度や期間が大きく長い分だけ強いと言えるだろう。クライエントはその痛みに耐えきれないと今までのやり方に戻ろうともするが，今やそうしても意味がないこともわかり始めているのである。

この頃の逆転移は，中期の猛々しい投影同一化が起こっている際に経験した排出されている感覚とは異なり，静かでしみじみと交流するという感覚を我々にもたらす。そして行動やマネジメント的な対処ではなく，その思いを共に抱えていく過程となる。クライエントが抱く絶望感や空虚感は治療者にも逆転移として強い痛みをもたらすために，治療者にはこの抑うつの痛みをもちこたえ，その罪悪感や絶望，悲しみにゆっくりとつきあっていくことが求められる。

私は，進展してきたのにもかかわらず，〈治るとは何なのか？〉というような実存的問いかけが転移−逆転移として起こる事を何人かのパーソナリティ障害の心理療法経過の中で体験してきた。このどうしようもない底つき感や最果て感は，私に強烈な痛みや身動きのとれない孤独感をもたらしてきたが，それを共有した後に回復の道が開けることが多いような気がしている。これは，絶望や孤独性という今まで取り扱うことができなかった抑うつの痛みを徹底操作することによって，クライエントのこころが実感を伴ってつながっていき，抑うつを抱える心的空間が形成され，根本的なものの見方が変化することと関係しているのではないかと考えている。

### 治療者派生の逆転移

私はこの症例において，この後期の抑うつの痛みにもちこたえることに大変な苦労をした。その詳細の考察は別の機会に譲るとして，私は，こんなに苦しいのなら症状だらけでも活動的だったあの日々の方がまだましなのではと強く思ったのであった。私はここで私自身から派生する逆転移という問題とも向き合うこととなった。すでに述べたように，逆転移は治療者とクライエント双方からのアマルガムであるから，治療者個人のコンプレックスや内的抵抗によっ

ても心理療法は進展を妨げられる。事ここに至って，私は自分自身の強い分離感や孤独感を越えていくという問題と向き合わねばならない局面を迎えた。少し距離をとって振り返れば，治療関係における逆転移のもつ２つの側面を細やかにモニタリングし，吟味するゆとりがようやく形成されたのだった。

## Ⅳ　おわりに

　パーソナリティ障害の厄介に見える行動は，彼らの取り扱えない心的部分の排出ではあるが，それは受け手が存在するならば，彼らの訴えであり，コミュニケーションの端緒となる。その意味するところを治療者が受け取らず，行動を禁止することや対処していくことだけでは，結局心理療法は袋小路に入り込んでしまうだろう。私は治療の情緒の嵐の中で，転移－逆転移という視点をもつことによって，錨を下ろし，理解の方角を見定めることができるようになった。それは少なくとも私という船が，転覆や沈没をしないで生き残ることに役に立った。これらの経験はその後の私設臨床や被災地臨床などの現場においてどんな困難な事態が生じても，それが何かを考え，生き残っていくための基礎として息づいている。

　しかし，描写したように「逆転移の理解」はマニュアル化されるような簡単な道のりではない。自戒の念も込めて振り返れば，どんなに転移－逆転移のメカニズムがわかっても，心理療法においては十分に時熟を待ちながら，クライエントとセラピスト双方のキャパシティを見極め，徐々に逆転移を通じたクライエントの理解が共有され，実感を通して進展していく必要がある。それは決して知的に先取りしたり，近道ができない過程で，先を急ぐことはクライエントに大きな負担を強いることになる。さらにこの過程は別のクライエントにおいては，再び一から個別的に体験され通過されなければならないのである。逆転移とはそれぞれ個別な人間が抱えている固有な心の痛みの反映であり，心理療法過程もまた個別で固有な過程を踏むことになると考えている。

### 文　献

Bion, W.R.(1957)Differentiation of the Psychotic from the Non-psychotic Personalities.(松

木邦裕監訳，義村勝訳（1993）精神病人格と非精神病人格の識別．メラニー・クライン　トゥディ①．岩崎学術出版社）
Bion, W.R.（1962a）A theory of thinking. International Journal of Psychoanalysis, 43; 306-310.（松木邦裕監訳,白峰克彦訳（1993）思索についての理論．メラニー・クライン　トゥディ②．岩崎学術出版社）
Bion, W.R.（1962b）Learning from Experience. London, Heinemann Medical.（福本修・平井正三訳（1999）経験から学ぶこと．精神分析の方法Ⅰ──セブン・サーヴァンツ．法政大学出版局）
Bion, W.R.（1963）Elements of Psycho-analysis. London, Heinemann Medical.（福本修・平井正三訳（1999）経験から学ぶこと．精神分析の方法Ⅰ──セブン・サーヴァンツ．法政大学出版局）
Freud, S.（1923）The ego and the id. In: The Standard Edition of the Complete Psychological Works of Sigmund Freud, Vol. ⅩⅨ.（小此木啓吾訳（1970）自我とエス．フロイト著作集6．人文書院）
藤山直樹（2003）精神分析という営み──生きた空間をもとめて．岩崎学術出版社．
Grinberg, L.（1962）On a specific aspect of countertransference due to the patient's projective identification. International of Journal Psychoanalysis, 43; 436-440.
Heimann, P.（1950）On counter-transference. International Journal of Psychoanalysis, 31; 81-84.
岩倉拓（2006）研修症例　重症境界例の6年間の治療経過──「おしっこ」の意味するもの．精神分析研究，50（3）; 280-286.
Keats, J.（1817）私信．
Klein, M.（1946）Notes on Some Schizoid Mechanisms. International Journal of Psychoanalysis, 27; 99-110. In: The Writings of Melanie Klein, Vol.3. London, Hogarth Press.（狩野力八郎・渡辺明子・相田信男訳（1985）分裂的機制についての覚書．メラニー・クライン著作集4．誠信書房）
Klein,M.（1957）Envy and Gratitude. In: The Writings of Melanie Klein, Vol.3, pp.176-235. London: Hogarth Press（1975）.（狩野力八郎・渡辺明子・相田信男訳（1966）羨望と感謝．メラニー・クライン著作集5．誠信書房）
松木邦裕（1998）分析空間での出会い──逆転移から転移へ．人文書院．
Meltzer, D.（1967）The Psychoanalytical Process. London, Butterworth-Heinemann.
Racker, H.（1968）Transference and Countertransference. London, Hogarth Press.（坂井信貴訳（1982）転移と逆転移．岩崎学術出版社）

第 12 章

# パーソナリティ障害の看護の実際

患者と向き合う看護

荘野　悦子

## I　はじめに

　精神科病棟勤務の看護師でパーソナリティ障害患者の治療にかかわった看護師は，一様に「大変な患者だから，かかわりたくない。自分がつぶれてしまう」「そんな患者のいる病棟では，働けない。他の病棟に勤務交代をさせてほしい」「家に帰ってまで悩み，眠れない。自分自身が病気になりそう」と訴え，敬遠する人がほとんどのようです。

　同じ精神科の患者なのに，私たち看護師にこれほどまでに避けたい気持ちが起こるのは残念なことです。

　実際，私も病棟責任者であった当時，同様な気持ちを抱えて勤務していたことが思い出されます。パーソナリティ障害患者の入院が決定すると，治療者側の精神に負担がのしかかり，つい構えてしまいます。責任者が構えるのですから当然，他の看護スタッフも同様でした。その理由として，常に病棟に駐在する看護スタッフは，その場から逃げることができません。「問題を起こされては困る」「病棟内でトラブルが絶えない」「病棟がかき回されて，収拾がつかなくなる」「看護師の精神的負担が大きいので，患者だけではなく看護師を支えなければならない」「責任者として日々，不安な気持ちを抱え勤務をしなければならない」。特に病棟を預かる責任者としてこれらが頭から離れず，逃げ腰と腹立たしさの入り混じった複雑な思いがしたものでした。

　このような私の気持ちに変化が生じたのは，パーソナリティ障害の患者の治

療を専門に行う医師たちとの出会いからでした。

　この医師たちが，パーソナリティ障害の患者の治療を外来で行うのですから，自然な成り行きで入院が発生します。そうなれば看護師として彼らを避けることはできませんし，彼らと向き合わざるをえなくなるのです。そういう訳で，彼らや彼女らと向き合うことになりました。

　予想通りパーソナリティ障害の治療，看護を行う過程は辛く，苦しい日々の積み重ねでした。そこには失敗を糧に喜びが生まれる体験も少なからずありました。この看護過程で，看護師の向き合い方や看護師を含む医療チームの連携，病棟という環境の重要性など，多くを学ぶことができました。これら看護の取り組みをともに行ったスタッフの大半が，初めてパーソナリティ障害の看護に取り組んだ看護師たちでした。その体験での学びの中から，いくつかを述べてみたいと思います。

## Ⅱ　体　　験

### 1．体験①：病棟師長が看護部長室に来室，「このような患者の入院を今後，受けないようにお願いします」と真剣に申し出たケース

　開放病棟に摂食障害患者が入院してきました。その病棟の師長はこのような患者の治療や看護の経験が少なく，スタッフも同様でした。患者は毎日，食べ吐きや盗食，そしてリストカットを何度も起こすため，看護チームは対応に困り，病棟全体が撹乱されていました。師長は人的管理すなわち患者本人と病棟全体の患者を含む患者はもちろんのこと，患者への負の感情やスタッフ間のトラブルなど，職員の不安や戸惑いの調整と指導に頭を抱えていました。

　そんな折，師長が看護部長室に来室し，「このような患者の入院を今後，受けないようにお願いします」と真顔で真剣に申し出たのです。このどうしようもない師長のこころの叫びが，このような言葉として発せられていると感じました（筆者が，「Ⅰ　はじめに」で述べた気持ちと同様でした）。この師長は統合失調症患者を中心に，看護実践の現場で頑張ってきたベテランの看護師でした。私（看護部長）にはこの師長の気持ちが手に取るように伝わってきました。

　ところが，私のこのときの返答は「この病院の医師たちは，この患者さんた

ちを専門に診ている医師ばかりです。この患者さんたちの治療を断わる申し出をすることは，私にはできません。師長の気持ちは良く分かりますよ。私も以前あなたと同じ気持ちでしたから。確かに，病棟の現場は本当に大変でしょうが，ここで一緒にやりましょう。そして学んでいきましょう」としか言えませんでした。そのとき，師長は少し間を置き自分に言い聞かせるように「そうでしたね，忘れていました。ここの医師はその専門でしたね。やるしかありませんね」と言い残し，部長室を後にしました。

その後，師長は音を上げることも，逃げ出すこともなく腹を据えたようでした。そして，次々に彼ら（彼女ら）の入院を受けていきました。このことは，医師たちが看護チームとともに，継続性のある外来治療や入院治療に専念することができたことに繋がったのだと私は思っています。

**体験①のポイント：逃げずに患者と向き合うこと**

ここで言えることは，治療者が最初から逃げ腰で患者とかかわると患者に見透かされてしまい，治療は上手くいかないということです。それどころか患者は自分が嫌われていると思い，入院前の見捨てられる気持ちをさらに，強めることにもなりかねません。

まず師長が腹を据えることで，看護スタッフも戸惑いながら腹を据えます。その結果，病棟全体で患者を受け入れる体制が整うことになります。そうなるとトラブルが発生しても，何かしら手立てが見つかるものです。このような状況下で，患者は安心して治療環境に身を置けるのです。またリーダーシップをとる医師も安心して治療の展開ができるというものです。

ここで重要な点のひとつに，病棟をあずかる師長を支えていくことを忘れてはなりません。その役割は，看護部長が担うことになるでしょう。そうしなければ師長が不安に陥った場合，防衛的な管理行動に走り，臨床現場は返って混乱を増し，治療環境にも悪影響を及ぼしてしまいます。この事態を未然に防ぐためには，リーダーシップをとる医師の力と力を合わせることが必要になります。

要は，日頃から師長と医師，受け持ち看護師を中心にした看護チームが，細やかな情報の共有と治療的な管理を常に念頭において治療や看護を考えていくということです。

２つ目に重要なことは，治療を行うのは医師だけではありません。医師は，

看護師以上に大変重い気持ちを常に抱えながら治療に取り組んでいます。その医師のリーダーシップの下，多職種がそれぞれの立場で患者や家族と真摯に向き合いチーム医療を強化し継続することが，治療効果を上げるのです。そのためにはいつでも話し合える病棟の雰囲気や，組織として信頼し合える医療チームを作り上げることです。

その身近なひとつに，定期的なカンファレンスを利用する方法があります。このカンファレンスでは焦点を患者に当てるのは当然ですが，治療者側に焦点を当てる場合も必要なのです。なぜなら治療者には，どう対応して良いか不安に陥っている人がたくさんいるはずだからです。そのときカンファレンスに参加した医療チームに信頼関係が成立していないと，本音が言えず，意味のあるカンファレンスにはならないでしょう。それから患者をできるだけ同席させたカンファレンスが必要ですが，そのためには治療的なカンファレンスを展開できるリーダーが必ず出席することが重要です。

### 2．体験②：初めて摂食障害患者を受け持った看護師が，看護の行き詰まりから退職を考え，患者の苦しさに気づき退職を踏みとどまったケース

開放病棟のある看護師が摂食障害患者の受け持ち看護師になりました。この看護師は今まで，閉鎖病棟で長期入院の統合失調症患者の看護に力を入れていました。日頃から熱心に患者とかかわり，そのため患者からの信望も厚い看護師でした。

今回受け持った患者は20代の女性で，他県で治療中でしたが，その治療者が福岡へ転居。そのため患者も治療者を追って来福し，治療続行のため福岡での入院となりました。病院の医師が管理医となり，その治療者のいるクリニックで面接を始めることになりました。

受け持ち看護師は，患者と信頼関係を築くため，勤務中は可能な限り患者の下へ足を運びました。しかし患者との関係が深まる手ごたえを一向に得られませんでした。

今までの統合失調症の患者とのかかわり方とは勝手が違い，受け持ち患者と関係がとれないと強く感じていました。そのうえ，関係のとれない理由も分からず手探りの毎日でした。

ある日，私は思いもよらない場面に遭遇しました。その場での患者は，受け持ち看護師に「笑顔で挨拶に来ないで下さい。あなたには，私のこの苦しみが分からないでしょう。私はこの病気で何年も苦しんでいるのよ。あなたはこの病気で苦しんでいる私をどこまで分かっているのですか！」と語気を強めて訴えるのでした。受け持ち看護師は，寝耳に水の心境で聞いていました。これまで患者との治療関係を今回と同様なかかわりで，築いてきました。それについては自負もありました。ところが，この度の思いもよらない患者の言動に，驚きを隠せませんでした。次第に患者にどのような言葉をかけて良いのか分からなくなり，患者の下へ行くのが怖くなってきたのです。それと同時に自信も失ってしまいました。私にはこの看護師が，今まで味わったことのない屈辱を感じているのだと思えました。
　さらに患者は別の場面で，傷ついて不安になっている受け持ち看護師へ追い討ちをかけるように「あなたは私のこころの中に土足で入ってきているでしょう」と，傷口を広げる言葉が返ってきたのです。「これは一体どういうことなのだろう。患者はどうして私をあのように捉えるのか。他の看護師とどこが違うのだろう。他の看護師のかかわりだと患者の反応も違うのではないだろうか」と患者と接することに恐怖さえ感じるようになりました。
　受け持ち看護師は，打ち解けてかかわろうと努力を重ねましたが，かかわればかかわるだけ受け持ち看護師の考えとは逆の反応を患者が起こすように感じていました。ついに受け持ち看護師自身も壁を作ってしまい，壁の取り払い方がまったく分からなくなってしまいました。
　そのようなある日，時間外に職員食堂でこの看護師が一人で，外を眺めていました。私が声を掛けると「苦しくてたまりません。○○さんといくらかかわっても関係が上手くとれません。○○さんは，私のことを主治医にはいろいろ言っているようです。でも，私には何も言ってくれません。私を嫌っているのでしょうか。家に帰ってもそのことが頭から離れません。もう精神科看護に自信がなくなりました。辞めようかと考えています」と，辛そうに話すのでした。そこで私は「今のあなたは，患者さんを看る前に自分の気持で一杯みたいね。患者さんにあなたが見られているかもしれませんね。相手は健康ではないのでしょう。病気で苦しくて入院しているのよね。今のあなたが戸惑っているのは，今まで統合失調症の患者さんとのかかわりが多かったので，パーソナリティ障害

の患者の受け持ちになったことに戸惑っているのではないですか。○○さんは他の看護師との関係はどうなのですか。あなたのかかわり方とどのように違うの。しっかり患者さんを看てごらんなさい。患者さんの言葉だけに振り回されないで，焦らずにね。今のあなたのままで大丈夫ですよ。あなたが今までにかかわってきた患者さんの病気と，今の受け持ち患者さんの病気の違いをもう一度考えてみたらどうかしら。辞めることはいつでもできるのだから」と伝えるに留めておきました。彼女はしばらく時間を置いて「分かりました。辞めることはいつでもできますもんね。もう少しやってみます」と涙を拭きながらその場を立ち去りました。

**体験②のポイント：パーソナリティ障害の患者には，何かをしてあげることではない**

　その後，受け持ち看護師はパーソナリティ障害と統合失調症のかかわり方の違いを学習しました。この患者についてある一定の距離をとる理由や，一人の治療者だけが濃厚な関係を保つことではなく，看護チームの一人としてかかわることの重要性が次第に分かってきたようです。そして後に「あのとき，退職しなくて良かったです。気持ちを吐き出すことで，自分のかかわりを少しずつ振り返ることができました。あのときは，今まで私が行ってきた看護がすべて否定されたと思い込み，自信がなくなり先へ進めませんでした。結局，自分の気持ちに振り回されていたのですね。そして統合失調症の患者さんと同じように，何かをしてあげようとかかわったことと，私なりに患者さんを理解しようとしたつもりが，自分の満足のために一方的にかかわっていたのかもしれません。そのことに患者さんが反応されたのでしょう。今だから言えるのかもしれませんが，あのときの苦しい時間も必要だったと思います。今回もまた患者さんに教えてもらいました」とひとつ乗り越えてすっきりした顔が印象的でした。

　後に彼女から聞いた話ですが，患者の情報を主治医に伝える折に，治療の考え方や彼女の悩みを聞いてもらい大変救われたそうです。

　そのとき，彼女のこころに残ったのは，「あなたたちは健康な身体とこころを持っている。しかし患者は病気の人。あのようにしか言えない。本当は寂しくてこころ細いのではないだろうか」との主治医の助言だったのです。

　ここで，受け持ち看護師が看護を振り返り学んだことを列挙します。

①パーソナリティ障害の症状は，精神病状態が中心ではないので薬物は不眠，興奮など対症療法的として使用している。
②受け持ち看護師は，患者にのめりこんではいけない。ほどよい距離を保つ。
③患者の健康面に働きをかける（たとえば，良いことと悪いことを曖昧にせず，どちらも患者に伝える）。
④受け持ち看護師は患者と2人だけの秘密をもたない。看護チームはもちろんのこと，医療チームで情報の共有を常に行う。
⑤治療のリーダーである主治医と細やかな情報の共有を行い，看護チームやコメディカルスタッフとの連携を密にする。
⑥患者の言葉や行動だけに振り回されない。その奥に潜んでいる内面を推し量る。
⑦患者が気持ちを持ちこたえられない（葛藤に耐えられない）ときに，行動化として現れることを理解しておく。
⑧枠組みを設定した場合は，患者より変更の申し出があっても勝手に個人で変更しない。必ず主治医や受け持ち看護師と練り直した後に（話し合いのうえ），正式に決定する。
⑨患者から逃げずに向き合う。そして困ったときや戸惑ったときには，自分の殻に閉じこもらず他の治療者に相談や話し合いをおこなう。
⑩相談できる看護チームや医療チームの病棟体制が大切である。

　受け持ち看護師はこれらの学びを通して，患者に気に入られるように，そしてよく見られるようにと自分をつくろった，無理なかかわりをしていたことに気づくことができたようです。その後の受け持ち看護師は肩の力を抜いて，徐々に自然なかかわりができるようになりました。
　いつのときでも，患者（鋭い感性の持ち主の人が多いように思います）は，私たち治療者を観察しています。要するに，いつも私たちは，患者に見られているのです。だからつくろわず，型にはまらず，自然体でかかわっていきましょう。ただ精神科看護の専門性を踏まえたうえでの自然体で。

## 3．体験③：看護スタッフの言葉や態度に反応し，主治医にその不満や苦情を訴える受け持ち患者の下へ，出勤時に必ず出向いた受け持ち

**看護師の気づきと学び**

　患者は30代，開放病棟で治療中。その患者の受け持ち看護師は，病棟を巡回する私の傍に来て「パーソナリティ障害の患者さんを受け持つことになりました。初めてですが，大丈夫でしょうか。経験がありませんし，患者さんに迷惑をかけないといいのですが」と生真面目さを感じる好印象の看護師でした。この看護師は長期入院患者の看護経験は豊富でしたが，今回のケースに，少し戸惑った様子でした。

　患者は申し送りでの一言一句にこだわり，少しでも異なった内容が申し送られると「この病棟は申し送りがきちんとできていない。こんなことでは患者が安心できない」と，看護師に苦情を訴えていました。主治医には，看護師の言葉遣いや態度が悪いなど，その一部始終を話さないと気がすまないようでした。それについて主治医は必ず看護師に内容を伝え，確認していました。その度に，それぞれの看護師は口々に「病棟の規則や，患者と取り決めたことも守りもしないのに，自分のことは棚に上げて」と患者の言い分に納得できず，感情で反応していました。

　それに加えて患者の行動化のひとつは，かみそりによるリストカットでした。外出や外泊時にかみそりを隠して持ち込み，その隠し持ったかみそりでリストカットを実行するのです。また他の患者が外出の際，かみそりの購入を依頼し，それで再びリストカットを実行するのです。これをまるで日常茶飯事のように繰り返すのでした。その度に看護師はハラハラしながら注意し見守るのですが，返って反発するばかりでした。あまり続くため主治医が患者や受け持ち看護師と話し合い，院外から帰院時は必ずナースステーションで身体をチェックすることを取り決め，実行することにしました。患者は仕方なさそうに，しぶしぶ了解しました。ところが患者はその不満を，対応に当たった看護師の言葉尻や態度を攻撃する形でぶつけたのです。しばらくは暴言や物を投げる行為が続きました。

　そんな折，病棟巡回中の私が病棟に立ち寄ったときの出来事です。患者はナー

ステーションに向かって誰とはなく，看護師たちに大声で怒鳴っていました。その後，カウンターにある品物を次々にナースステーションへ投げ入れたのです。そこに居合わせた看護師たちは，黙って投げ入れられた品物を片づけている光景が私には異様に映りました。そこで患者に向かって「どうしてそんなことをするの？　危ないでしょう。周囲の人も驚くでしょう！」とやや語気を強めて言ったのです。患者は叱られた子供のように，驚きと戸惑いの表情で何も言わず，自室に戻っていきました。その光景を見た看護師たちも，同じように驚きを隠せない様子でした。

　その理由はすぐに分かりました。今までの看護師のかかわりは，患者の顔色を見，腫れ物を触るようにかかわっていたのです。なぜなら，「患者が看護師の言葉や態度に反応し，どのようなことを言われるか分からない。とんでもないことをしでかすかもしれない。まして個人の看護師に攻撃が向けられるとたまらない。そのような目に遭うよりも患者の言いなりにしておくほうが無難」とほとんどの看護スタッフが一様に思っての対応だったからです。

　一方，私は少し時間を置いて，患者のいる病室へ足を運びました。そして先程のことについて話し合いました。その後，先程居合わせた看護師たちに「どうしてあなたたちは，患者さんが怒鳴ったり，物を投げたりしている状況を，ほうっておいたの？　誰も注意をしないのはどうしてなの？」と尋ねると，看護スタッフのとった対応の理由として以下が挙げられました。

①看護師の言葉に反応して揚げ足をとるので，できるだけ患者とかかわりたくない。
②煩わしい。
③患者は周囲に迷惑な行動を起こすのに，自分のことは棚に上げて看護師のやることにいちいち文句を言うので腹が立つ。患者の言っていることに，行動が伴っていない。その気持ちを患者に伝えるとさらに激しい攻撃を向けられるので，ただ我慢して表面的なかかわりに留めている。
④患者と真剣に向き合うと，かかわった看護師に攻撃が向き，辛いうえにエネルギーを使うので，つい避けてしまう。
⑤重たい気持ちを自宅まで持ち込み，仕事の延長の気分である。気持ちの切り替えができない。

⑥患者がトラブルを起こした場合，患者の方に問題があってもその場を荒立てず，受け持ち看護師が出勤してから問題の整理をしてもらおうとその場を逃げてしまうか，曖昧にしておく。
⑦主治医の来棟時まで問題を持ち越し，主治医に解決してもらう。

上記については，後に説明を加えていきたいと思います。

**体験③のポイント：受け持ち看護師は受け持ち患者から逃げずに向き合うこと（患者に責任を持つこと）**

次に，受け持ち看護師はどのようにかかわっていたのか考えを尋ねました。するとやはり対応に苦慮しているとのことでした。それでも必ず続けていることがひとつ，それは出勤時に患者のもとへ必ず出向くことでした。特に患者がトラブルを起こしたときは，多忙の中，少しの時間でも顔を見に出向きます。このときの患者は，声を掛けても布団をかぶって返事をしないか，暴言を吐くと極端でした。それでも諦めずに出向き続けたのです。するとある時期から，患者との関係に変化が現れました。今までと異なり，患者の顔色を見ずに注意をすることが可能になってきたというのです。

これらのことから，受け持ち看護師がどんなときでも患者から逃げずに見守っていたことが相手に伝わり，患者の安心に繋がっていったと考えられます。その後，受け持ち看護師は自然体で，患者に向き合えるようになったということです。

ここで受け持ち看護師の役割について少し触れてみましょう。

特に重要な役割は，"患者に責任を持つ"ことです。そのためには患者に関する情報を可能な限り自ら入手することです。そうすることで，患者の行動化とこころの動きの関連性や，家族が患者に与える影響，自傷行為は緊迫したものなのか等を解く材料になります。また患者自身が責任をとる態勢の一環に，枠組みの設定があります。その設定時に話し合う窓口になるのも役割のひとつです。ほかにも，患者と家族，患者と看護チーム，主治医と多職種との取り決めでも窓口になります。しかしこの窓口の役割を果たすには，事前に受け持ち看護師が患者にかかわり，情報を得なければなりません。そのためには日ごろから患者とかかわることが責任を果たすことになるのです。

ここで先の①〜⑦で述べた，看護スタッフが患者にとった対応の理由につい

て，整理してみましょう。

　パーソナリティ障害の患者は，看護師の言いなりには決してなりません。それどころか人を見る高度な能力と敏感な感性の持ち主の患者が多いようです。この患者たちは根底では人に愛されたいと常に思っているのです。しかしその気落ちを素直に表すことができません。そこでいろいろな手段を使って個別で相手を試しに掛かります。患者の言いなりになる人は"良い人"，そうでない人は"悪い人"と分けてしまいます。

　そこで"悪い人"となった対象者は徹底して困らせます。その場合は看護スタッフが少なく，逃げ場のない夜勤帯が多いのです。反対に"良い人"となった対象者には，褒めちぎりの対応をします。具体的には，夜勤帯で夜勤看護師に，"悪い人"の対象になった看護師を名指しで悪く言います。たとえば「〇〇看護師はまったく融通がきかない。あの人だけよ。ほかの看護師は早めに薬を飲ませてくれるのに早く薬を飲まないと寝てしまうし，起こされてまで眠剤を飲みたくないもん。お願いします。少し早く飲ませてね」というのです。そうなればそのときの夜勤看護師は"悪い人"になりたくないので，患者に合わせた対応をしてしまいます。するとその夜勤看護師は"良い人"の対象者として位置づけられるのです。またこれらの情報を夜勤で申し送ることに抵抗を感じるのは，"悪い人"の対象者が嫌な思いをするのはもちろんのこと，申し送った夜勤看護師も対象者からどのように思われるか分からず，自分が相手の立場であれば事実でなくてもたまらないと置き換えて，結局申し送らずに終わるのです。たとえ，申し送ることができたとしても，次の夜勤で自分に攻撃が向き，"悪い人"の対象者になるかもしれないと不安になるとも考えられます。患者の話す内容は，妄想的でも幻聴に左右された内容でもありません。看護スタッフが聞いていても「あの看護師はそういうことをしたのかもしれない」「あの看護師だったら，勝手に決まりを破ったかもしれない」「あの看護師だったらやりかねない」など現実に結びつけられる内容なのです。そこで看護チームが"良い人"と"悪い人"に分けられ，スタッフの対立が起こります。病棟が混沌として看護チームに分裂が起こり，ひいては治療活動にまで影響を及ぼしてしまうのです。

　では，このような場合の対処行動を考えてみましょう。

①患者と2人だけの秘密を持たない。
②どんな些細なことでも患者に関して気になることは，口に出してスタッフに聞いてもらう。
③患者が口にした"良い人""悪い人"に関係のある情報は，情報の共有として報告するシステムを作っておく。
④患者本人が問題提起をした場合，そのとき対応した看護師が慌てて返答せず，主治医と受け持ち看護師に差し戻しを行い決定する旨を患者に伝える。それと同時に決定した具体策は，看護チーム全員に伝達する。もしも至急返答しなければならない場合は，とりあえず今回のみの決定ということを患者に伝えておく。正式の決定は，主治医と受け持ち看護師が話し合いのうえ知らせることを必ず付け加えておく。
⑤しばらく経って患者が，取り決めた対策に苦情を訴えた場合は，患者も了解しての対策なのでその時々で変更してはいけない。患者の問題にしていることを確認し，患者を交えて主治医や受け持ち看護師と話し合い，そのうえで差し替えの対策に変更する。

## 4．体験④：思い込みから招いた（受け持ち患者2名合同の）失敗面接からの気づき

　女性患者A氏とB氏は受け持ち看護師（病棟主任）と主治医が同じでした。この2人の患者は表面上仲よく見えましたが，日ごろから陰ではさまざまな問題行動を起こし，険悪な関係にありました。
　ある日，B氏から「Aさんがいつも自分のことばかり話すので疲れてしまう。距離をおきたい。それでAさんと話し合いを持ちたい」と受け持ち看護師へA氏との合同面接の申し出がありました。しかし日ごろからB氏の過激な言動や行動が気になっていたので，看護師は受け入れませんでした。
　ところが次に，A氏からB氏との合同面接の申し入れがありました。その理由は「Bさんが人の後ろで立ち聞きしたので謝ってほしいの。そしてギクシャクした関係をどうにかして挨拶だけでもしたいし，仲直りをしたいの」と話すのでした。受け持ち看護師はA氏がB氏から意地悪をされているのを耳にしていたので，可哀想な気持ちと仲直りをしたいという言葉を信じて，面接を行うことにしました。その面接に師長の同席を依頼し，2人の患者と師長そして受

け持ち看護師の4人で合同面接を行う設定をしました。

　この面接について受け持ち看護師は，2人の患者と治療関係ができているので，難なく面接が終了すると高をくくっていました。ところが結果は患者同士の激しい言い争いとなり，その場は修羅場と化したのでした。思いもよらない結末に，受け持ち看護師はショックを受け驚き，落胆してしまいました。この状況を主治医に報告しますと，主治医から「師長と主任が入っていながらどういうことだ」と厳しく注意を受け，落ち込んでいる気持ちに拍車をかけられたようでした。

　この思い込みから生じた，面接を振り返ってみました。

### 1）面接実施までのA氏，B氏を取り巻く状況

　A氏は，自殺未遂や物を投げる，蹴るなど激しく暴れる問題行動を起こし，一方B氏は，次々と患者を代えて周囲を巻き込んだ派手な問題行動を起こしていました。この時々に看護師がかかわりましたが，気持ちをさかなでするような反応しか返ってこないため，いつしか看護スタッフは「受け持ち看護師に言ってね」「受け持ち看護師が来るまで待ってね」とA氏とB氏を避けるようになっていました。そのことについてA氏とB氏は困った様子でもなく当然，受け持ち看護師が対応するものと捉えていたようです。

　このような状況でも受け持ち看護師は，患者2人とかかわりがとれていると思っていましたし，戸惑いや患者を避ける気持ちはありませんでした。

　ただここで気がかりな点は，受け持ち看護師は主治医と2人で情報交換を行い，治療に当たれば良いと考えていたことに何ら疑問を持たなかったことです。さらに問題なのは，師長や看護スタッフがそのことに気づいていながら，問題として取り上げなかったことです。すなわち，治療的な看護チームとして機能していなかったのです。

### 2）思い込みから招いた失敗面接の状況

　面接室でA氏の横に受け持ち看護師，B氏の横に師長とこの両者が向かい合い，合同面接が開始されました。A氏は自分が面接を申し出たので，話を切り出すのも自分からと気持ちの準備をしていたのでしょう。ところが先にB氏から口火を切られたので，明らかに戸惑った様子でした。その様子を感じとった受け持ち看護師も不安を抱きながら，B氏の言葉に耳を傾けていました。

　B氏の発言は「Aさんにおべっかをつかうのが嫌。Aさんは気分がころころ

変わるし,これ以上付き合っていけない。だから距離をとりたい。そして,自分の治療のことだけを考えていきたい」と切り出しました。するとA氏は矢継ぎ早に,「あんたこそ,人の話を陰でこそこそ聞いていたじゃないか。どうせあんたが切れたら,あんたは閉鎖行きよ。このブス,顔も歪んでいるくせに」とB氏が一番気にしていることを激しくののしったのです。すかさずB氏は「看護師さん今,Aさんが私の顔が歪んでいるって言ったよね。私が一番気にしていることを平気で言うなんて。どういう人なの,この人は」と大声で泣きじゃくりながら叫び,収拾がつかない状況になってしまいました。

　日ごろ,受け持ち看護師に見せるA氏の甘えた態度とはあまりに異なり,驚きと同時にどのような対応をすれば良いのか焦ってしまい,看護師はとても冷静な気持ちではありませんでした。また,師長も戸惑いを隠しきれない様子で,一言も発せずB氏の背中を擦るだけの対応でした。やっとのことで,受け持ち看護師はA氏に「Bさんが顔のことを一番気にしていると知っていて,どうしてそんなことを言うの。AさんはBさんに謝らないといけないね」と声を掛けるだけが精一杯でした。しぶしぶA氏は「ごめんなさい」と,ひと言小声で謝り退室しました。それをもって面接は終了しました。

　その1時間後,A氏は受け持ち看護師に立腹した表情で「あの人は切れたでしょう。今度切れたら閉鎖病棟に行くことになっているって先生が言ったでしょう。早く閉鎖にやってよ。Bさんが怖くて私,ここにいることができない」とB氏がいかに問題の患者かと,まことしやかに話すのでした。それでも受け持ち看護師の介入で,表面上は仲直りをしました。

**体験④のポイント（a）：一面的な患者の理解から看護行為を行うのは危険，細かな情報交換と話し合いを重ねた後に行動へ移すこと**

　受け持ち看護師は，A氏を弱々しく，周囲の人が同情するような甘えん坊で幼稚，そのうえB氏に意地悪をされているかわいそうな患者と思っていました。そのため日頃からA氏を甘えさせる対応になっていたのです。これまでにもA氏の情報はスタッフから得ていました。けれども受け持ち看護師の前でのA氏は，そのような態度をおくびにも見せなかったので，別段問題に取り上げませんでした。ところが今回の面接場面のA氏の態度で，B氏の一番傷つくことを平気で，それも激しく荒々しい言い方で言い放つ根深い一面を，受け持ち看護師も知ることになり，ようやく他のスタッフからの情報に納得する気持ち

になったのです。
　ではもう一度，これまでのことを振り返りながら考えてみましょう。
　まず，面接の申し出があった時点で，受け持ち看護師は患者それぞれと個人面接を行い，その情報をもとに看護チームと相談することが先決だったでしょう。具体的な相談内容では，それぞれの患者が合同面接を希望する目的を踏まえますが，それに加えて面接実施の最中や終了後の患者の行動化の予測を立てることが必須です。簡潔に言えば患者がどのような行動に出るのか，その見通しを立てることです。この見通しによって，面接の可否が決定されるのです。そうなれば，そこで同席する師長との打ち合わせも事前にできるでしょう。このように見通しを立てなければ，今回のケースのように受け持ち看護師がA氏に感情移入して巻き込まれ，さらには師長までも巻き込む事態になるのです。結局，患者も看護師もエネルギーや時間を費やした割には，疲労と複雑な重い気持ちしか残らないことになってしまいます。
　ここでA氏に焦点を当ててみましょう。A氏は受け持ち看護師に母親と同じような関係を求めていたようです。そして実際，受け持ち看護師を母親同様にA氏の思い通りに動かせていたことが窺えます。
　ではもう一度，面接場面に戻ってみますと，次のようにも考えられます。
　つまりA氏は日ごろからB氏を快く思っていなかったので，母親役の受け持ち看護師に面接場面で，B氏に意見してもらうつもりで望んだと考えられます。ところがA氏にとって思いもよらない展開になったのです。すなわち受け持ち看護師が最初A氏に誘い水をかけたのですが，何も答えなかったため，B氏が口火を切って話し出し，それもA氏を批判する内容でした。ここで考えられるのは，A氏の気持ちには，B氏の発言の前に，受け持ち看護師がA氏に有利な発言をしてくれるという期待があったということです。ところが，その期待が見事に裏切られたのでA氏は激怒しました。ここで初めて受け持ち看護師は，A氏の本来の激しい一面に遭遇することになりました。
　次にA，B氏両者に共通することがひとつあります。それはA氏とB氏それぞれの患者は，同じ受け持ち看護師と主治医という治療者が関係しているということです。つまり2人の患者は，2人の治療者をめぐって，治療者の争奪戦を繰り広げたとも考えられます。要するに患者同士の競い合いに，治療者が巻き込まれたのです。

**体験④のポイント(b):(この疾患により)必ず起こる受け持ち看護師の孤立**

2人の患者は問題行動が多く,それも病棟全体を巻き込む激しいものでした。トラブルの大半は夜勤帯が多く,夜勤看護師もほとほと困っていました。夜勤看護師は夜勤に出向くのが不安と嫌悪感でたまらなかったようです。それでも受け持ち看護師はできるだけ時間を捻出して,熱心に患者とかかわってきました。ところがそれに反して,看護スタッフは受け持ち看護師にすべてを委ね,患者を避けるようになりました。このことについて受け持ち看護師は看護スタッフが無責任としか思えず,ついに看護チームから孤立してしまいました。この受け持ち看護師は主任の役割を担いながら,どの患者にも大変優しく,患者の気持ちを汲み取ることのできる看護師でした。そのため,患者やスタッフから信望の厚い人でした。けれど気になる点もありました。それは主治医と受け持ち看護師が情報を共有し,事に当たれば良いと思っていたこと,そして,患者との治療関係ができていると自負していたことです。これらのことが影響して看護チームから孤立したのでした。当然のことですが,患者の病理によって起こったことと後に気づくのでした。

**失敗面接からの全体のまとめ**

両者が面接の申し入れをした時点から,2人の患者の病名と受け持ち看護師が同じであることを考慮して事に当たる必要がありました。そして同席する師長と事前に予想を立てて話し合うことも重ねて必要だったのです。再度ここでも述べますが,ひとつに,A氏,B氏それぞれの合同面接の目的を考えること,それに加えて2人の患者は,合同面接をどのように受け止めているのかを把握し,患者たちの発言と日常の状況から面接後の状況の見通しを立て話し合うこと。2つ目に,2人の患者は同じ受け持ち看護師なので中立な態度で対応すること。3つ目に,そのため,面接でのリーダー役は師長がとること。4つ目は,パーソナリティ障害という疾患を念頭に置き,面接の場での展開の予測を,巻き込まれないために話し合っておくこと。この4つを事前に検討して,面接実施の可否を決定することが,今回のケースでは必須条件だったと思われます。

## 5.体験⑤:意図的に患者の足を踏んだことから患者との関係に変化が現れたケース

20代の女性患者が他の女性患者と廊下で激しい喧嘩をしているところに,

通りがかった男性看護師が止めに入りました。すると今度は，止めに入った男性看護師に攻撃を向け，蹴ったり叩いたり，ののしったりと狂暴に暴れつづけました。収まりがつかず，数人の女性看護師で患者をナースステーションに連れていき，状況を尋ねることにしました。ところが興奮がなかなか鎮まらないため，仕方なく注射を勧めると「注射なんかする必要ない！」と，このとき一人の看護師が患者に蹴られてしまいました。そのとき，蹴られた看護師が「そんなことをしてはだめでしょう！」と強く言いながら，もめ合っている最中，次は看護師が患者の足を踏みました。そうしながらその看護師が注射を実施しようとすると，患者はにらみつけ，そして吐き捨てるように「あんたからしてもらいたくない！」と怒鳴り抵抗するため，他の看護師が注射を実施しました。

　1週間後，病棟の回診終了後に珍しく患者から「話があります」と私に近寄ってきました。話の内容は1週間前の出来事についてでした。「年輩の〇〇看護師に足を踏まれました。あの人，私の足をわざと踏んだのですよ。そんなことを看護師がしてもいいのですか。患者の足をわざと踏むなんてそれでも病院ですか。〇〇看護師に謝らせてください」と腹立たしげに言うのでした。名指しをされた看護師に事実確認をすると，即座に「はい。踏みました」と返答が返ってきました。「後で，謝ったのでしょう」と聞きなおすと「いいえ，謝っていません」と答えたので，「それは謝らないと。後で謝っておいたほうが良いですよ。どうしてそんなことをしたのですか」と尋ねると「あの喧嘩のとき，患者さんは状況が見えていると思いました。そしてあの男性看護師は，患者さんがどんなに激しいことをしても，手を出さないことも知っていたのですよ。それであんなに激しく，男性看護師に蹴るや叩くなどの攻撃を向けたのです。それは本当に激しかったですよ。青あざも作っていました。本人は我慢をして一言も言いませんがね。周囲の目もあるのでナースステーションに連れていくと，ナースステーションでも暴れたのです。だからもめている最中に，意識的に足を踏みました。それが良い方法だとは思っていません。患者さんはやっぱり，私のやったことを知っていたのですね。状況が見えていたのですよ。謝る前に，患者さんと話をしてみます」と，確信をもった話しぶりでした。私は患者に看護師の意向を伝え，この看護師にすべて任せることにして病棟を後にしました。

　話し合い後の報告を看護師から聞いたところ，患者と看護師がお互いに謝罪し合ったということでした。そのいきさつを次のように説明したそうです。

「やっぱりあのとき，あなたは私があなたの足を踏んだことを知っていましたね。申し訳ないことをしました。ごめんなさい。でもなぜこんなことをしたのか説明させてください。私たち看護師も人間です。神様じゃありません。痛みもある，腹も立つ，我慢できないこともあります。それでも病気によって症状に振り回され，周囲に目が向かない患者さんのしたことであれば，仕方がないと諦めたでしょう。だけどあなたの場合は，その辺が理解できる人だと思っていましたから。その方たちと病気が違いますよね。私はあなたは，周囲が見えて，状況判断のできる人だと思っていました。だからあのトラブルで相手が看護師だから，蹴られても叩かれても黙って許すことができなかったのです。それをあなたに伝えたい気持ちがありました。多少感情的にもなっていましたけれど。でも時間が経つうちに，自分からなかなか言い出せなくって。ところがあなたの方から，話し合うきっかけを作ってくれたので本当に良かったと思っています。気持ちにずっと引っかかっていましたから」。すると，患者はしばらく黙っていました。そうするうちに「ごめんなさい。私はすぐカッと来るから」と泣きながら謝ったそうです。

　それから少しずつ2人の関係に変化が現れたそうです。以前は必要最小限のかかわりしかなかったのが，ユーモアを交えて自然に話ができるようになり，看護師自ら訪室することが増えました。それまでこの看護師は，受け持ち患者以外のパーソナリティ障害患者を「ややこしいことに巻き込まれたくない」という理由で，できるだけ避けていたのです。

　その後も患者は相変わらず問題行動を起こしますが，この看護師はこの患者とかかわっていったそうです。以前と違い，この患者が可愛いらしく感じられるようになったといいます。

### 体験⑤のポイント：患者の健康面に働きかけるきっかけを作ったこと

　問題行動を起こす患者には，内心この看護師のように，「ややこしいことに巻き込まれたくない」と正直，避けたい気持ちが起こります。ところがこの気持ちもあるきっかけをもとに，変化してくることがあります。まずはそのきっかけを見つけて患者とかかわり始めるのですが，当初それほど両者間に変化はありません。ところが看護師は，人によって時期はさまざまですが，ある時期から患者の見方が今までと変化してきます。すると次第に，患者と看護師の関係にも変化が現れます。"良い変化"すなわち"良い関係"と"悪い変化"す

なわち"悪い関係"のどちらかが現れると考えます。そうするとそれから，今までとは違ったかかわりを積み重ねていくことになります。このケースは結果として"良い変化"すなわち"良い関係"に変わっていったことが明らかです。

次に，看護師が腹立たしさの感情も混じりながら，意識的（意図的）に患者の足を踏む行為をしたことについてですが，一般的には看護師として良い行為とは言えませんし，危険なやり方だと思います。しかしながら患者だからといって，「人として，してはいけないこと」について放置せず，身をもって伝えたことは評価ができます。この患者の場合だから良かったのかもしれませんし，看護師の期待通りに受けとめてくれたのかもしれません。この看護師はこの患者だからこの行為を行ったとは言うのですが，やはり危険を伴います。

いくつかの体験を述べてきました。皆さんもそれぞれの職場で，さまざまな体験をお持ちのことと思います。一人の治療者がいくつもの体験を経験しています。治療者の数にその件数を掛け合わせれば，数え切れないほどの体験件数になるはずです。カンファレンスを行うことで，それら体験談を通して，体験者や参加メンバーの意見を教育的に展開していけば，医療チームの貴重な財産に成りうるのです。それだけではありません。その学びの場を継続していくことで，カンファレンスに参加した治療者の数だけの学びも得られます。それに加えて言えることは，カンファレンスを活発に行っている病棟は，治療者にもエネルギーが湧き，そのエネルギーが病棟にも影響し，治療者，患者の両者が自らを表現できる雰囲気の病棟に変化する，ということでしょう。ところが反対に学びの場として利用しなければ，辛くて嫌な思いだけをこころに残して引きずり，得るものは何もありません。常に患者を避ける日々を送ることになるでしょう。そうすることは，ただ毎日が過ぎていく職場へ出向くことで一日が終わるのです。

## Ⅲ　症状と対応策

これまで，パーソナリティ障害の症状と対策を5つの体験に織り交ぜながら述べてきました。それらをもう一度，ここで整理したいと思います。

## (1) 激しい行動化を起こす

　行動化は患者が不安や不快，自分の意に沿わない状況に直面すると，衝動的かつ激情的になり問題行動を起こすことは先に述べました。このことから予知しなければならないのは，看護スタッフはもちろんのこと他の患者や家族が巻き込まれ，いつのまにか事態が大きくなることです。

　対応策として，以下のようなことが考えられます。

①患者が行動を起こす前に，行動を起こしたくなった患者の気持ちや考えを言葉にして看護スタッフへ伝える訓練を積み重ねていくと良いでしょう。
②その際，言葉の奥のこころの叫びを汲み取る面接技術を学ぶことです。
③話を聞いた場合は，その内容を自分だけで抱えこまず医療チームと共有します。
④患者と話し合う時間帯は日勤帯とルールを決め，看護チームにも徹底しておきます。

　　ここで注意することは，夜勤帯での対応です。夜勤帯で話を聞くとなると夜勤看護師1名の時間が占領され，相手の夜勤看護師に負担がかかってしまいます。そこで話の申し入れがあった場合は前もって2名の夜勤看護師で話し合い，次のように伝えます。「夜勤看護師は2人しかいないので，あなたに関しても他の患者さんに関しても私たちには責任があります。どうしても話を聞いてほしいと言われるのならば，時間帯と聞く時間（〇分間）もこちらで設定させてもらいますが，それでも良いですか。明日であれば必ず受け持ち看護師に時間をとるよう，申し送っておきますから。夜はゆっくり休むようにしましょう」と。このことを日勤に申し送り，必ず約束を守るようにします。

　　これらのことは，患者を拒否するのではなく患者に集団の中のルールの守り方を理解してもらうことなのです。社会生活ではルールを守ることが欠かせないのです。
⑤患者と家族のトラブルが原因で行動化を起こすことがあります。そこで受け持ち看護師は家族と連携をとり，定期的な情報の交換を行いながら早めの対応をこころがけます。

### (2) 看護師を"良い人""悪い人"に分ける

患者は病棟生活で，自分の都合の良いように治療者を操作し，看護師を"良い人"と"悪い人"に区分けするのです。保身術として患者に合わせる人が"良い人"で，患者の訴えに筋が通らなければ考えを曲げず看護に取り組む人が"悪い人"になるようです。その辺を，患者は見抜き操作するので，看護チームに分裂が起こります。この分裂に巻き込まれない対応として，決めごとについては受け持ち看護師が窓口になり，主治医や患者と話し合い，枠を決めることです。そして"良い人"と"悪い人"の話題を耳にしたときには，言葉に出して話し合いましょう。

患者との距離は，「つかず離れず」がちょうど良いようです。

### (3) 治療の枠組みを崩しに掛かる

前文（2）でも述べたように行動が逸脱しないよう，医師を中心に患者と受け持ち看護師で枠組みを設定しますが，患者は理由を作って，その枠を取り崩しに掛かってきます。そこで看護チームの一人ひとりが理解し，実施できる具体的な枠決めにしておきます。変更する場合は必ず，設定したメンバーで理由を検討のうえ，必要があれば変更します。こういうことは枠組み設定時に，患者と契約を交わしておくことがトラブルを未然に防ぐことになります。

### (4) 責任をとろうとしない

病理の性質上，患者が自ら責任をとることが非常に困難のようです。その結果で他の人に責任をとらせようとする傾向が窺えます。要は人に責任を転嫁するので，患者本人が責任をとる基本姿勢を看護師が崩さないように努めなければなりません。つまり，看護師は患者が「自分の発言や行動には責任をとる」ことを基本に対応を続けていきます。治療者が必要以上の抱え込みをすることは，患者に良い影響を与えません。

## IV 病棟の治療構造と協力体制

パーソナリティ障害患者の看護（治療）を継続させるには，病棟の治療構造の比重が大変大きいのです。この治療構造の病棟では，看護師や多職種の治療者が安心して，伸び伸びと持っている力を存分に発揮できるでしょう。では具

体的にどのような病棟であれば良いのか考えてみましょう。

①主治医や病棟医の連携が良く，医療チームのリーダーの役割がとれる医師がいる。
②基本的に患者を受け入れる姿勢がある。
③患者が自由に意見を述べることができる。
④管理が治療的に活かされ，患者や医療チームが安全で安心できる。
⑤受け持ち看護制が充実し，多職種間の連携ができている。
⑥多職種それぞれが専門性を活かし，責務を果たす努力をしている。
⑦多職種それぞれが守秘義務をわきまえ，自由に意見が述べ合える。
⑧多職種それぞれがお互いの職務や立場を理解して尊重し合える。

　パーソナリティ障害の患者は治療者を巻き込んで，医療チームを分裂させ治療に悪影響を及ぼしてしまいます。そうならないためには，治療者が安心できる病棟の体制が必要となります。それには医師や受け持ち看護師を中心にした看護チームと，多職種の連携が重要なキーポイントになるのです。つまり一人の治療者でも，問題を抱えている人がいれば話し合いを持つことです。話し合いは2，3人から病棟全体まで人数にこだわる必要はありません。このように話し合うことが，分裂を未然に防ぐことに繋がっていきます。このことがいずれ，治療者の安心できる病棟体制になっていくことでしょう。

## V　おわりに

　この文章を書き進めるにつれて，さまざまな体験が甦ってきました。ひとつの病棟に4，5人のパーソナリティ障害の患者がいるだけではありません。次々に入院してこられます。その方々が問題行動を起こすのですから，治療者は体力と精神力そしてエネルギーを消耗します。そのような中で，私たちが救われたのはひとつに，医師を中心に話し合える医療チームの仲間が存在したことは言うまでもありません。2つ目に，退院後の患者たちが治療を終え，社会で活動していることや，外来治療を受けながら結婚，出産など社会で適応されてい

る話を耳にしたときです。これらのことから私たち医療チームが，パーソナリティ障害患者と向き合い治療を継続することができたのだと確信しています。

　大変な思いは事前に覚悟し，医療チームの仲間で患者に向き合っていきましょう。きっと先に明かりが見えることでしょう。

### 文　献

阿保順子・粕田孝行（2008）境界性人格障害患者の理解と看護．精神看護出版．
Agman, G., Gorgé, A.（1999）Comment Vivre avec une Anorexique.（鈴木智美訳（2003）拒食症治療の手引き――家族と治療スタッフのために．岩崎学術出版社）
春日武彦（2002）境界例――困った人たち　彼らに対する考え方と接し方，そして覚悟の決め方．精神看護，5（2）；21-29.
松木邦裕（1997）摂食障害の治療技法――対象関係論からのアプローチ．金剛出版．
中井久夫・山口直彦（2004）看護のための精神医学　第2版．医学書院．
連理貴司（2002）境界例という"病"――入院治療におけるチームスタッフとしての基本的理解．精神看護，5（2）；12-20.
渡辺俊之（2006）徹底解説！　ボーダーライン患者の心とは．精神科看護，33（4）；12-19.

第 13 章

# パーソナリティ障害と集団

その病理と協働の医療

東中園　聡
柴田　敏子

## Ⅰ　序　　章：未完の頂

　この章を書くにあたって，未完の頂として書かせていただくことを許容していただきたい。我々がクライエントに同伴するこの歩みは，クライエントに同伴・対話しつつ必死に我々自身の内界に同伴・対話する歩みでもあった。ゆえに，この記述は読者諸氏の眼差しを意識せず，ただ現在の私の全力を記述したい。ビオン Bion, W.R. をなぞりながら記述するが，時に，哲学や宗教の表現をも使用するが，もとより我々はその専門家ではなく，未踏の歩みの途上で手にしたこれらの断片が我々の道標になったということである。

　さらに，松木はある学会の質疑の際に，「ひとつのセッションにおいてOはせいぜいひとつです」と述べている。これは謙虚さの表現ではなく，「セッションはそのセッションにおけるただひとつのOに到達するための前座と，O，そしてOに続く後語りである」と私は理解している。一つ一つのセッションは，一日一日自己ベストを尽くして，クライエントの人生の道行きに同伴する未完の頂の連続として心づもりされる必要がある。

# II パーソナリティ障害の精神病理／心の痛みについての再考

　パーソナリティ障害者が展開する"集団"は個人が織りなす複数の心性とそれに対応する我々の複数の心性が乗算的に展開されているものであると体験しているので，まず，個人と個人の心性について論じる。それは，これらの複数の心性が我々の心に宿り，その反芻に務めること（夢想とコンテイニング）が肝要だと経験智しているからである。

## 1．人格構造

　パーソナリティ障害者の人格構造をその複数性から理解するとき，パーソナリティ障害部分という理解はなく，我々はビオンやローゼンフェルド Rosenfeld, H.A. に倣って"非精神病部分（健康な部分／神経症部分）"と"精神病部分"という二分割として理解している。つまり，パーソナリティ障害という病理の理解ではなく，"部分精神病"としての理解に賛同している。同様の二分割論として，ローゼンフェルドやスタイナー Steiner, J. の"依存的自己"と"病理構造体（病理的組織化）"のモデルがあり，6章ではそれに準じている。いずれにモデルにおいても"非精神病部分"／"依存的自己"には健康な子どもの愛着心や大人の洞察力という2種の属性を孕んでいる。

　そして，この2つの属性を別の人格部分として考えれば，都合，三分割論になる。それには，フェアバーン Fairbairn, W.R.D. の三分割理論がある。それは"中心自我"とその奥に位置している"リビドー自我"と"非リビドー自我"の三分割である。"中心自我"は無力に外界に迎合する，偽り的で神経症的な構えを捕っており，我々の同伴によって，構えをコペルニクス的に内界に転じて，内省力を育み，人生の主導権を取り戻し，"決断"する主体になりゆくことが期待されている。

　また，我々の世代が駆け出しの頃に手がかりにしたカンバーグ Kernberg, O.F. やマスターソン Masterson, J.F. 等の対象関係論的自我心理学による人格理解も三分割論であった。意識水準に位置し，仮初の社会適応を担い偽成熟している人格部分，そしてその奥で主導権を握り，両極端な思考や行動化を起こ

す二分割された人格構造を観察し，都合，三分割である。

　また，これらの三分割論は我々の幼少の頃から馴染みのある"３毒"（貪・瞋・癡）という仏教による人間理解からも合点がいく。貪とは貪欲（足ることを知らない欲望）であり，瞋とは瞋恚（怒り）であり，そして癡とは愚痴（真理に対する無知）であるとされ，人間の諸煩悩の根本であるとされる。貪欲と怒りはそれぞれリビドー自我と非リビドー自我の属性であり，愚痴という実相への無知は中心自我の属性であろう。治療者として"自利利他一如"を基にして世界との関わりの在り方に馴染む我々には含蓄ある見解である。クライエントの心の転換を具現するには，我々自身の転換なしには好転の連動を起こし得ない。そして，我々自身の深化・成長がもたらされるこの歩みこそ，人生かけて悔いなき生き様であると心している。

## ２．Ｌ・Ｈ・Ｋ

　ビオンは人格諸部分の属性として位置付けてはいないが，個人対個人の関係性の性質について，Ｌ・Ｈ・Ｋの３種のリンク（情緒的なつながり）を挙げている。ＬリンクはⅠ love you」の対象関係であり，ＨリンクはⅠ hate you」の対象関係であり，いずれもパーソナリティ障害においては，非精神病性の関係として診られる。また，パーソナリティ障害の病理水準は一人で居られる能力が習得される以前の二者関係であるから，Ｌの愛情関係は幼児的な貪欲さである。パーソナリティ障害者の生い立ちには「ちゃんとしたお世話をしてもらえない」間柄に満ちているから，我々が親身に話を聞き言うことに応じることで容易に形成される。ただし，この関係性の延長線上で，ちゃんとしたお世話をしてもらえなかった際の心壊れる体験の打ち明け話に至り得るが，その破局心性に患者本人だけでなく，治療者自身が耐えられず，本人同様に防衛的になったり，傷を愛情で塗りつぶすような慈悲魔になりかねない。また，クライエントはこの貪欲な二者関係に意に沿わない事態になると，即座にＨという全否定の関係に転じ得る。ここに治療者の心はひどく傷むが，「母ちゃんのバカ野郎！」が言えなかった患者が，やっと言えるようになっているのだから，意義あるものとしてもちこたえねばならない。治療者はこの２種の対象関係に持ちこたえて，クライエントが気が済み，整理がつき，客観視とコントロールし得るようになることを目指す。クライエントが甘えん坊ではなく，甘え足りなかったの

だと思えるまで，心を凝らして想いを聞き，生い立ちに想いを馳せる必要がある。
そして，これらはKが開く世界の前座になる。

## 3．抑うつの痛みと破局心性，そしてK

　人が現実に直面し，心がそれに持ちこたえることができない時，"抑うつの痛み"と呼ばれる心痛にさらされ，連動して破局に至る恐怖にさらされる。子どもが虐待に遭い，心が壊れ，放心状態に至る様を想像するとこの瞬時の心の動きは夢想し得るだろう。このように，破滅－解体不安は出生直後にのみ体験されるのではなく，松木が見解を述べているように，心が耐えがたい抑うつの痛みにさらされる時，いかなる人生の時期にも起きうるものである。

　我々の経験でも，抑うつの痛みと破局心性はコインの表裏として多くの精神疾患の心の深奥に息づいており，精神病部分の中核をなしている。統合失調症においては下記に例示するように，典型的に知り得るものである。双極性障害においても，躁的防衛の発動時に夢想しやすい。つまり，躁的防衛は抑うつの防衛ではなく，耐え難い抑うつの痛みがもたらす破局心性を防衛するものであることを識ることが精神療法上の要になる。パニック障害においては，自己の精神や自律神経系がコントロール不能になり，発狂恐怖や死の恐怖の只中に在る際がそれである。また，強迫性障害に診られる不潔恐怖は，"汚れ"という日本語が使われていても，我々が象徴するものとは異なり，まるで致死的な生物兵器であるかの如く使われている。さらに，解離性障害においては，その非虐待体験時に心の解体が起きていることは自明であろう。また，自閉スペクトラム症においては感覚過敏説や心的次元論に基づいて夢想が試みられるように，抑うつの痛みが即座に破局心性に連動し得る（いわゆる癇癪）。

　パーソナリティ障害の人格構造の"変わろうとしない力"については諸家が論じているが，我々はパーソナリティ障害において，LリンクおよびHリンクが頑なに固執されているのは，この破局心性に至る恐怖を防衛するものであるからと我々は体験している。人が崖にしがみついているとしよう。そこに我々がすがる手を放すように解釈しても効果は充分ではなく増々しがみつく。なぜなら，足元が危うく，まさに"奈落に落ちる恐怖"が差し迫ることであり，「またあんな目に逢う！」という破局的心痛が再燃する恐怖があることを夢想しコンテイニングして解釈すべきである。これを欠落し，自動販売機のようにLリ

ンクおよびHリンクについての語りを「その関係は私とあなたのことですね」とのみ解釈することは，"記憶・理解"であり，破局心性から眼を背ける"欲望"ないし"共犯"であろう。

　この破局心性の治療展開にはクライエントと治療者とのKリンクが必要不可欠である。K（knowing）は日本語では"知る"の表現で翻訳されているが，しばしば指摘されるように，我々日本人にはその意味するところを仏教用語"智慧"を充てたくなる。智慧とは，一切の現象およびその現象の背後にある真理を見極める心的作用と言えるような意味であろう。

　ここでパーソナリティ障害についての別の構造論からモデルを得たい。それはローゼンフェルドやスタイナーが論じた病理構造体（自己愛構造体）についてである。スタイナーは周知のように，クラインによって口愛期を妄想分裂ポジションと抑うつポジションの2つに分けたものを，さらに2つずつ，都合，4つに分けた。その中で，抑うつポジション後期の心性を"対象喪失の経験"と呼称し，抑うつの痛みを経験し得るとし，抑うつポジション前期の心性を"対象喪失の恐怖"とし，抑うつの痛みに耐え得ず恐怖するとした。そして，この恐怖を防衛するために人格の構造体を組織するに至るとした。ここに，パーソナリティ障害における人格モデルを，依存的自己と自己愛構造体の二分割とした。この二分割論にはエロスとタナトスの二大本能の発想も窺える。けれども，生い立ちゆえに病理構造体をつくらざるを得なかったという心的外傷論からは，例えばマルコムは，生い立ちの中で心的外傷を与えた悪い対象が内在化され，悪い自己と融合した構造体が自己愛構造体であると論じているように思える。我々は，さらに，この依存的自己と病理構造体の分割を分析的に整理しつつ，この分割が防衛している抑うつの痛み／破局心性こそが病理の本体であると理解し，その実践を本書の第6章で論じている。

### 4．心は生きている

　心が抑うつの痛みに晒される，そこに破局が生じる／生じかける，そして強固な防衛としての行動化（依存ないし攻撃）に転じる。この心の動きには1秒もかからないであろう。わかりやすく，二重見当識の状態で長期入院している統合失調症者で例証してみよう。彼の両親はすでに他界しており，「僕には面会がない」と実に悲しそうに語り泣くのであった（抑うつ不安）。ところが，

ある時，彼は「詰所の看護師が，あの人には面会がないねと言ってる！」（幻聴）と怒って泣いた（迫害不安）。そしてその数日後には「高校の同級生が来てる！」とひどく興奮して飛び出した（破滅－解体不安）。そして，隔離室で過ごした後「本当の父親は生きている」と多幸的に笑うようになった（誇大妄想による防衛）。ここには，抑うつの痛みに耐えかねて破局心性に至り，幻聴や妄想で防衛する動きが診て取れる。統合失調症の場合にはその幻聴や妄想という語りは病的であると我々は見誤ることはなく，その背後に精神病性不安があることを診て取れる。けれども，ビオンが戒めているように，部分精神病の事例においては我々と共通の言語で語っているために，その言動に孕まれた破局心性を見誤ってしまう。この時，治療者は"主犯"である。クライエントの語りに破局が動く瞬間を夢想し得ることが必要不可欠である。（統合失調症の精神療法に熱意を注ぐ小林（1992）は手法として賦活再燃正気づけ療法／添え木療法を実践する。精神療法は録音のもとになされ，私との初対面の際にメモリーを見つつ再生し，「ほら，この〇番で精神病の感覚に入っているでしょ？」と提示された時には驚愕した）

　Kリンクにおいて，この破局を夢想しながらクライエントの語りを聞く時，そこには記憶も欲望も理解も優先されていない。クライエントの破局心性の欠片やホログラムを探し出し，破局が我々の心に宿るように心を開く。LリンクやHリンクの解釈は，Kリンクの基にこの破局心性を吸収するための準備である。よって，LリンクやHリンクの解釈に固執することは有害であり，同義に，精神病ないし部分精神病に，夢想とコンテイニングのない解釈をすることも有害である。

### 5．破局心性における転移

　コインの表裏をなしている抑うつの痛み／破局心性（精神病部分）が展開する転移は実在する。けれども，その在り様はLリンクやHリンクが形成する，自己と対象の対象関係ではない。それは，適切なコンテイナーを得ていないゆえに，未消化でベータ要素的な素材のままで，対象関係を成し得ない無自覚な自己部分が，他の自己部分から切り離されて展開される。喩えるなら，晒された抑うつ体験に耐え得ずに放心状態に化して封印されている自己部分が，生霊のように憑依し（①），漂い（②），宿る（③）という形式での転移である。

## ① β幕が賦活される

　β幕とはビオンによって理論化されたもので，精神病部分と非精神病部分の境に存在し，位置している。精神病部分の共有を試みる展開において，クライエントの精神病部分が治療者に侵入する，もしくは，治療者が精神病部分に入っていく際に必ず通る関所である。喩えるならば，転生輪廻の世界観のなかで，この世とあの世の境をなしている仏教でいう三途の川，ギリシャ神話でいうレーテ川が想起される。これらの川の特徴は，死者の世界に逝く，もしくは，死者の世界から転生するに際して，それまでの思考を忘却することにある。臨床症状としては，治療者の眼前で，統合失調症者が思考奪取や思考伝播等の自我障害を生じる瞬間に，また，非虐待歴を有するパーソナリティ障害者が解離症状を呈する瞬間に診られる。この感覚が治療者にメッセージされている際の体験は，治療者が強烈な眠気に晒されている事態である。これは，眠気ではなく，思考力が麻痺（解体）させられている状態であり，クライエントが考えないための精神病性の防衛であり，また，考えることができない世界に渡る治療者が体験する定めの感覚である。いずれにしても，この思考が解体する瞬間は，クライエントが抑うつの痛みに晒された瞬間の心性を共有していることを，強烈な眠気の中に在っても意識し，心を尽くして精神病部分の夢想とコンテイニングに努める必要がある。

## ②生霊は視野外にいる

　松木は，ビオンの"考えられない考え"の概念を引用しながら，ある強迫性障害者から切り離され，クライエントからも治療者からも考えられていない破局心性を描いている。同様に，我々は，破局心性が治療者の背後に隠れていて見落としていたことを痛感したことがある。それは，抑うつ感を前景に訴えていた部分精神病の女性クライエントが，「幼少期に事故死した父親を，ペットの猫がわが身を捧げて生き返らせようとする」夢を報告した際だった。猫は幼い彼女自身を象徴しているという理解に基づいて解釈をし，彼女は忘却していた父親を喪失した心の痛みを実感し，同時に，封印していた父親への強い思慕を心に置くことができ，涙の中に暖かい微笑みが生まれた。治療者も喜びに包まれたが，それはクライエントの心的好転の共有ではなく，解釈が有能であるという独りよがりな感覚であり，実はその猫は「脚が4本ともすでに切断されている」と描写されていたことを，この瞬間，私は忘却した。翌セッションに

おいて，彼女には喜びの感覚は忘却されており，来院の道すがら幻視・幻覚様の体験をし，治療者の言動にも妄想知覚していた。ビオンは部分精神病のクライエントが一見非精神病性の表現で"好奇心・傲慢さ・愚かさ"を属性とする語りを伝えたとしても，それは心の痛みへの共感を欠く独りよがりのものであると述べている。そして，この場面においては，治療者がクライエントの夢とその解釈の達成が，共感ではない独りよがりな"好奇心・傲慢さ・愚かさ"に転落し，最もコンテイニングされるべき破局心性を視野外に逃してしまう"共犯"の体験だったと識ることになった。

③治療者の心に宿る

これは，ローゼンフェルドによって記述された4種の投影同一化が意図するもののひとつであるが，我々は，カッコウやホトトギス等で観られる"托卵（brood parasitism）"を理解の手がかりに夢想する。これは自分の卵を他の種の鳥の巣の中に産み落とし，以降の子育ての一切を他種の親鳥（仮親）に託す。ここにある真意は我々には知る由もないが，よく言われる仮親やその家族に多大なる犠牲を強いることは事実である。けれども，一方で，わが身の一部である卵を託し得るには仮親に対する絶対的信頼も在るように推測する。托卵には托身の意も孕まれているのではなかろうか。加えて，仮親も途中で我が子ではないことに気づくのだろうが育てあげる（ここに我々はビオンのFを夢想している）。

クライエントも我々も気づかぬうちに我々に宿されたものを，多大なる犠牲を伴いながら，夢想しコンテイニングする。我々は後述の事例において，これを体験してOに至り，不変物と邂逅するに至った。

この痛みの中核は解釈される必要がある。ただし，クライエントからきっぱり切り離されたものであるから，この心壊れる痛みの共感なく解釈すると，まったくの空振りになるか，激しい拒絶に遭う。禅語の啐啄同時，卵から孵る際に雛が内側からつつき，そこに同伴して親鳥が外側からつつくという産婆術に学ぶべきであろう。さらに，心すべきは，ここにある対象関係は自己と対象ではなく，コンテインドとコンテイナーであるということである。解釈の言葉としては，「心壊れている」「放心状態になっている」「頭真っ白」「何も考えない，感じないことにするしかなかった」等とコンテインドになり切り，我々がコンテイナーであることを覚悟し引き受けた響きが必要である。クライン派を学びながら痛感したのは，攻撃に触れるには勇気が必要であり，解体に触れるには

覚悟が必要だということであった。

## 6．O，そして不変物

クライエントと破局的変化を共にすること，それは抑うつの痛み／破局心性に持ちこたえるコンテイニング機能を相互に育むためだけではなく，破局の奥から不変物を発見し体感する事，つまりOになるためである。破局した世界に入らないと発見できない，深奥の心的事実，そして心的真実がある。たとえば，それは，生い立ちで作らざるを得なかった「人は／世界は私に〜するに決まっている」という世界観の発見と洞察であったり，諦めざるを得なかった「でも本当は人を求めている」という本心の回帰と受納であったりする。

ここでウィニコット Winnicott, D.W. が，破局心性の扱いをこそ部分精神病の治療の要としていたことを明記したい。ウィニコットはこれを成し得ず，人生を途上で終えたクライエントを悼み後悔しながら記述している。人生の初めに体験していた破綻を治療者と共に再体験すること。そして，洞察によってそのような心的部分が自らに内包されていることを知っておくことが必要だと論じている。加えて，この破綻は治療者とのコミュニケーションとして体験されるべきで，日常生活でのコンテイナー不在の排泄に至ってはならないと述べている。

## 7．F

あえて，ここでビオンの概念 F（Faith）を我々が大切にしていることを付け加えたい。ただし，訳語としての，「信念」や「信頼」という個人の中に限定された想い／情動を意味するものではない。上記したように，人は破局心性から逃れるために強固な防衛を構築する。けれども，この恐怖に持ちこたえ踏み入り続ける歩みを進めるには，この先には必ずOが待っているという先人の智慧とそれへの托身がなければ無理であろう。この我々の想いとOとの関係性にビオンは faith を充てている。喩えるならば，家臣が君主に向ける忠誠であり，宗教者が神仏に向ける信仰心という関係性であろう。我々は開祖ではない。先人が開いた道をなぞる臨床家であるから，ビオン等が開いた体験智を faith して歩みをなぞることで，いずれは自律してOを目指せるのであろう。我々世代が哲学者から学んできた，指向性存在（フランクル Francle, V.），実存開明（ヤ

スパース Jaspers, K.），止揚（ヘーゲル Hegel, G.W.F.）といった深化の道行きに記した道標を思わせる．ビオンをなぞることで，これらの深化をクライエントとの同伴行に試み得る．

### 現在我々が開示し得るF

- 人間観：人はその心に，精神病部分と精神病部分を抱いている．一方，諸家が表現する根源的欲求も不変物として抱いている（対象希求性・自己実現の欲求・意味への意志・運命愛・交わりへの意志，等）．
- 病気観：根源的欲求が主導権を取り得るならば，精神病部分は人生を決定づけるものではなく，人生の道行きの条件となる．この時，非精神病部分が精神病部分に対してとっている姿勢が重要になる．精神病部分に支配されて白旗を挙げていたり，行動化して八つ当たりする構えから，対峙し主導権を取り戻しつつある姿は，まさに生き様であり，生き様こそ尊い．
- 治療観：クライエントが心的現実と対峙し，人生の道行きを進めることと同じく，我々治療者も個々人独自の条件を背負い，人生の道行きを進めている．個々の違いはあっても，誰もが人生に条件を抱き，そこに意味を問い，つながりを希求する．つまり，この意味で，クライエントも我々も同等である．同等に，人生の道行きの途上にあり，条件を負いながらの生き様には，畏敬の念を抱き続けることが我々には必要である．これは病のみを診て人間を観ない姿勢（Oへの無明）を自戒するためである．このような姿勢で，我々はクライエントの人生の道行きに同伴し対話を交わす．そして，交わされる対話には破局心性をも込みでのコンテイニング能力が必要とされる．これは，身代りになって心痛を愛情で塗りつぶそうとする慈悲魔とは真逆である．同じく，些細な治療効果に一喜一憂することも自制しなくてはならない．一喜した瞬間に心痛から盲目になってしまい，一憂すると事態を如実に観ることができなくなる．我々が馴染んできた指針は，「自利利他一如」であり，治療者としての我々の生き様である．自らを助くることと他者を助くることは不二同一であるとは，看板ではない我々の実践からの実感である．それは，狭義には逆転移の内省による治療展開の深まりであろう．我々は精神病機制への変容惹起性のアプローチにはこれが必要不可欠であると体験している．そして，この転移や逆転移の利用によるアプローチが万策尽きても，さらなる自己変革からのアプローチがあ

り得ることを，複数胃の機能や雨乞い師の喩を用いて第6章の事例で例証している。本章においても事例を後述する。
- 協働観：チーム医療ではなく"協働"の表現に意味を持たせたい。協働には，それぞれの職種が個々固有の役割のコンテイニング機能を発揮し，そこに有機的なつながりが生まれて，全体のコンテイニング機能の総和が予測以上の好転をもたらし得ることを意味したい。「三人寄れば文殊の智慧」のことわざが意味するように，未熟な者同士でも寄り合って個々の自己ベストを発揮すれば，智慧を司る文殊菩薩のような知恵が生まれることを体現したい。これらは，行動化に対して限界設定を理由に意見統一して退院を促すこととは真逆である。これはクライエントの病理に反応した"共犯"であり，「烏合の衆」である。

　協働に込める想いは，精神科看護への畏敬と深謝の念ゆえである。精神科看護の母ペプロウ Peplau, E.H. は（薬物療法や精神療法と同じように）「看護も治療です」と述べ，サリヴァン Sullivan, H.S. との協働が知られている。その『看護論』には，ビオンが"共犯"のハーケンを打ったように，看護師がクライエントのニードに応えるのではなく，クライエントの病理に無自覚に反応した看護師自身のニードから発想してしまうことを看破している。そして，本邦では，本シリーズにおいて荘野も「看護は治療」と明確に定義し精神療法的看護の実例を記述しており，それは松木との協働であった。精神科治療は看護職との協働なくてはあり得ない。我々は多くの職種との協働に恵まれ育みあっている。

## Ⅲ　個と集団の治療展開にみる協働

　事例は，ヒステリー精神病や夢幻精神病等のように明らかに精神病部分が診て取れるものではなく，往年，我々が苦労した境界例（情緒不安定性パーソナリティ障害・衝動型）の治療の概略を記述したい。そこには行動化によって他患やスタッフも巻き込まれた集団がある。
　我々の実践の特徴は上記したように，抑うつの痛み／破局心性の取り扱いが必要不可欠であると認識していることにあり，そこに入りゆくルートを開くに

は逆転移の内省と我々自身の変革が要になると経験している。

　このことをイメージしやすい表現がある。生後数カ月の赤子のアイコンタクトの場面についてウィニコットが述べている。赤子は授乳しながら乳房ではなく，母親の顔をじっと観ている。そしてそれは，実は母親の瞳の中に写っている／宿っている自分自身を観ている，という記述。母胎に居た頃は安心な子宮に包まれた幸せな自分というユニットであった。出生と同時に，赤子は心身の絶対的な安心源は外界に在ると体験せざるを得ない。母親の瞳の中に宿っている自分の姿……それは子宮内に包まれていた胎児の自分というユニットの再現である。ここに再現されている慈しまれている自分を確認してそれを内界に内在化する。つまり，まず，外界（母親／治療者）のなかにこのユニットを見出す必要がある……我々の瞳の中にはどのような患者像が宿っているだろうか。

　事例は20台後半の女性Aである。抑うつを主訴に通院を始めた。同居していた男性との間に拭い去り難い心の傷を負い，男性とその家族やA自身の家族からも責め立てられ，終日起き上がれないほどに抑うつ感情に包まれていた。Aは出来事の経緯を打ち明けながらぽろぽろ泣くことが続いた。

　食思もすすまず，数カ月後に，Aは自ら希望し入院になった。ところが入院ほどなく，Aは病棟で激高し職員を罵倒したと報告があった。昼食にほとんど箸をつけずに下膳したAに「もうちょっと食べたら？」と助言した些細なことに対してであった。その日のうちに私は対応した。「食欲がないことに何の理解もない！」とAは激高し続けた。経緯からもっともな心の動きではあった。けれども，そこにはAが求めている配慮は，二者関係の段階で子どもが母親に求めるレベルのものであり（対象の使用），Aの病状は来院前のエピソードゆえではなく，パーソナリティ障害であり，病根は幼児期から続いていると推測された。けれども，A自身には抑うつ感情のみが自覚されていた。Aの激高する姿には泣きながら怒っている子どもの姿は診て取れたが，介入は難しかった。「どういう教育をしてるんだ！　管理責任だ！」と言いだしたタイミングで私は腹を据えて，「私はあなたの主治医です。ですから，管理責任は私にもあります」と伝えてAと眼を合わせた。するとAは，しばし真顔になり，「いえ，私も言い過ぎた」と矛を納めた。この瞬間，私は，Aが行動化によって分割排除した陰性感情を陽性感情の対象である私に引き受ける介入をしている。

ここで私がAの病理にそのまま反応した想い（恐怖ないし怒り）に無自覚なままの言動――強制退院等の――をとってしまうと，陰性感情の応酬という"共犯"になってしまう。治療者側も，規則等を理由にする際には，正気（患者さんを援助したい）を分割排除していることにはまったく無自覚になる。治療者の心の反応はごく自然なものであり自覚する必要があり，瞬時にしてそれを観て取って正気に戻ることが必要である。すると，責を負うべきはクライエントではなく治療者側になる。クライエントを直接変えることはできなくとも，治療者の心は変えられる。これが暗転の展開から好転の展開へと舞台転換を起こす。Aの憤慨の勢いは「どうにでもなれ！」（憤慨を晴らすことが目的で，結果，追い出されようがどうでもいい）水準であった。そこに私の介入によって，Aは依存と攻撃が私という同一人物に向かう葛藤を体験し，私を喪失するかもしれないと正気付くことになっている。同時に，介入時の私の瞳のなかには生い立ちで繰り返された拒絶されているAではなかったことであろう。ただ，病棟職員の一部には強制退院を主導しない私へのしこりが残り，私は罪悪感と疲弊を抱えたままになる。

　退院後のAは，当初のような抑うつのエピソードに代わって，感情の暴発のエピソードを私に積極的に話すようになった。生い立ちもそのようなエピソードに満ちていた。松木が語るように，この生い立ちを知り，配慮されることのなかった痛みを夢想することは，我々がクライエントに"歪"ではなく"痛み"を観るために不可欠な事である。2歳時，幼少時，小学校，中学校の傷つく体験の際のクライエントの姿は現在の憤怒の形相ではなく，心は壊れ泣き叫ぶあるいは放心状態である。その時，周囲の誰かが気づき対応していけば……。これらによって，我々は痛みに同伴する立志を失わないようにすべきである。そうすると，クライエントが語る依存と攻撃の狭間に防衛されている，抑うつの痛みと表裏の破局心性が観えてくる。客観的には些細な事でも，幼児的依存心ゆえに，耐え難い抑うつの痛みを心に起こし，破局心性に連動しかける瞬間に，それらを体験しないように，激高し，「（自分も相手も世界も）みんな壊してやる！　どうにでもなれ！」という死なばもろともの羨望的破壊に連動している。これには1秒もかからないが，この瞬間の心性の夢想／コンテイニングが同伴の要となる。

　生涯，統合失調症や部分精神病の精神分析を続けたローゼンフェルドは，一

時期，90分週6回のセッションを実践し，また，殴られて顔を腫らすことがあっても，自分自身のぶれない想いを，「泣いている赤ん坊に敏感だからです」と答えている。泣いている赤ん坊とは，抑うつから泣いているだけではなかろう。迫害不安に怯えきっている，そして破局心性から心壊れている赤ん坊をも我々には夢想し得る必要がある。

　Aの激高は当然，私との間でも起きた。私が逃げずに，即，「私に腹が立っているのですね？」と触れ，「当り前よ！」という展開が繰り返される。パーソナリティ障害者が語る憤怒は，針小棒大で蟻を象のように語っているが，それは妄想ではなく事実に基づいている。私はクライエントの憤怒を「無理もない想い」として汲み，必要に応じて謝罪もする。ただこれは，クライエントに怯えて機嫌を取るためではない。ここをうまく通過し，防衛されている抑うつの痛み／破局心性に触れる戦略の基になされている。そして，タイミングを観て，「怒っているのではなく，本当は私の言葉に傷ついたのではないですか？」「わかってくれない！　ちゃんと配慮してくれてない！　と感じたのではないでしょうか。でもそれが痛すぎて，怒りに変わっちゃう」「これまで，傷ついた想いを訴えても，かえって傷つくばっかりでしたもんね」と触れていく。これは支持的精神療法ではない。真逆に，封印されていた破局心性に至る事，その道行きをコンテイニングする覚悟のもとになされている。そして時は訪れた。Aの壊れた心の部分に私の想いが届き，Aは，「ずっと，自分を消したかった。私なんか消えてなくなれって思ってた」と語り，滝のように涙が溢れた。それはコンテイナー不在の痛々しい暴発ではなく，覚悟したコンテイナーとの間に壊れた心が現れ出ていた。いわゆる見捨てられ不安や消滅願望とよばれる心痛が分かち合われていた。LリンクとHリンクを同伴する歩みが，Oになる体験の共有に至り，そこには人生の道行きを同伴しているというKリンクが不変物として在った。また，ここに展開されている集団は，大半の病棟スタッフとはHリンクであり，私とはLおよびHリンクであったが，私が治療者としての志（不変物）に立脚しなおすことによって，Aとの間でKリンクに至る展開が起きている。いずれにしても，クライエント個人を変えようと発想する従来のパーソナリティ障害に対しての入院治療が行き詰まった時，クライエントの病理に壊された我々自身が自身を立て直し転換することが，クライエントを含む全体の舞台転換のための基軸になっている。

クライエントが憤怒しているエピソードを語るとき,「You mean me」と攻撃性を引き寄せて解釈するのか,すぐ後ろに防衛されている破局心性に触れるの……これらは,「今,現実化が待たれているものは何だろう？」とクライエントの心の中に聴診器を当てる如くに夢想して判断されるべきである。それは,夢想から離反する記憶・願望・理解では成し得ない。夢想のない当てずっぽうの解釈は神経症では許容されるかもしれないが,部分精神病〜精神病では有害である。また,破局心性を識ることなく,Hリンクの解釈に終始すれば中断ないし終わりなき分析に陥るであろう。

　それでも,独居生活の痛みに耐えがたく,Aは再び入院をした。けれども,志願して受け持ちを担当した職員に,再び,Aは些細なことから「ちゃんとした世話をしていない！」と罵倒することを起こした。Aは幼児的Lリンクを期待して,Hリンクに転じたことは明らかだったが,その職員は私に直接報告しながら,「Aさんを具合悪くさせてしまいました」と謝罪しボロボロ泣いた。私はAの心の動きを説明し職員の労をねぎらいながら想いの共有に努めた。職員は感謝を述べ,「担当を続けます。頑張ります」と笑顔になってくれた。けれども,その直後から私は心の中に大きくて重い塊を抱えてしまい,診察室内のカウチに倒れ込んだまま起き上がれなくなった。そのまま私は自問し続けた。「これはあの職員の想いをもらったのだろうか？　いや,そうではないよう……」。すると,徐々にそれは以前に私の心の中に発見した,膝を抱えてうずくまったままの私の幼少期の姿になった。私はしばしその自分を抱えて温めていたが,「いや。違う。そうか,これはAさんのものだ！……そうか,Aさんの想いはこんなにも重いものだったのか！」と思い至った。それ以来,私はAに対する怯えや嫌悪する想いが激減し,私自身驚いた。

　Aの抱えきれない心痛が,私の中に宿っていたのだった。それは私の姿をとり,温めているとAの姿になり,私の中に開かれるものが訪れた。まさに托卵であった。ローゼンフェルドの言う投影同一化のひとつの在り方である。

　私はそのAを温めながら,けれども,直接それを解釈しても本人にはまだまだ受け入れ得る展開になるとは思えず,思案を続けた。そこで,私は病棟との協働を願って病棟師長と共有の場をもった。師長は,Aを始めとするパーソナリティ障害のクライエント達について,「職員の立場に立つと困ったなあと思う。でも,患者さん達の立場に立つともっともなことを言っている。……わか

りました。私は患者さんの気持ちを受け止める，本当の精神科看護ができる病棟にしたいんです」と協働の意向を抱いていただけた。それから数日して，師長から内線が入り，Aが無断外出をしていることが報告されたが，それは私に対応を迫るものではなく，「任せてもらっていいですか？」の承諾を求めるものだった。そして，師長がAに注意を促したところ，Aは「出て行ってやる！そのまま道に飛び出してやる！」と返答した。そこでも師長が「もっと素直になりなさい」と意図するところを返すと，Aは「助けて」と呟き，初めて私以外の前で涙した。そして，そのやり取りを観ていた多くの病棟職員たちは，Aの心の痛みを目の当たりにして「お世話しよう」という気持ちに変わったという。

私が受け持ち職員の真心から托卵を得て，よりKリンクに成り得た分，師長との協働が起きた。そして，師長とAとの間にKリンクが起きると，それは病棟の多くの職員に連鎖した。私一人では起し得なかった病棟の好転への舞台転換が起きることになった。暗転した集団の好転には立志した協働が不可欠であった。

それからAは「かーっとなっても我慢してる自分にびっくりした」等，私に語り，自分自身のことでは激高しなくなった。

私はKリンクとOになることをなぞるこの展開について得心するところがあった。

① クライエントの心痛を吸い込み，それそのものになる：心痛／破局心性を宿すことになり，羽化まで温める必要がある。
② クライエントを伴ってOになり，Kリンクから普遍物の洞察へ：ここは夢想とコンテイニングを基になされる。
③ 精神病部分に支配された日々が，非精神病部分が主導する人生になる。この歩みは険しく我々の同伴と対話が続く：ここに展開される生き様には感動がある。（自閉性障害の当事者ドナ・ウィリアムス Williams, D. がその自伝の中でその主導権の獲得の感動を描いている）

また，その後，職員からの求めに応じて，関わり方のポイントの共有を図っている。

①日頃の問題が起きていない時期から日常の挨拶等によって程よい関係性を構築すること。そのなかで，援助者自身の心がクライエントに対してどのように動く癖があるのか（怒り・怯え・迎合・侮り等）を自覚しておくこと。これらは抑圧すべきではなく，自覚し得ることが大切。

②クライエントの訴えを，中途で反応して言い返すのではなく，その幼児心性を汲んで，充分に聞き共感し，（蟻を象の如く語っていても）その正当性を認めること。そして，③を実践する目的のために，必要に応じて，謝罪や対策を取る約束をする。

③ここでやっと初めて，こちらの現実的な助言をする。

我々はこれを"おむつ替えアプローチ"と呼んでいる。つまり，おむつが濡れたままの状態では乳児（心性）は哺乳瓶をくわえてくれない。不快を取り除いて初めて助言は受け入れられる。

それから数年間は大きな問題は起きずに，Aは疲弊するごとに短期間の入院をしてエネルギー補給をした。ところが，時間経過とともに師長達も代替わりしAが展開する集団にも変化が起きた。同じ病理を持つ複数の女性クライエントの集団が病棟内にできた。個々人では一人でいられない病理であるゆえに，Lリンクが強固な集団になると躁的に元気で強気であり，しばしば周囲の患者や職員にHリンクを向け威圧するようになった。入院という舞台で24時間一緒に居る彼女らの満足感にはKリンクの介入は無力だった。特に，上記のAの経過のようなKリンクの経緯が乏しい患者も複数おり，Lリンクを死守する力動に満ちていた。病棟職員も主治医たちもこの集団に圧倒されては対応し続け，疲弊し，相互の溝が深まり続けた。私は職員との協働の再現を願う言動を取り続けたが，ある時，診療中に病棟からの内線に対応した直後に，私の心が「当てにはしてないから邪魔だけはしないでね」とはっきりとつぶやいた。私自身驚愕した。私の本音がこれであるのならば,好転の基軸になり得るはずがなかった。そこで，協働を願って，私は病棟カンファレンスを増やし職員からの率直な意見にわが身を晒そうとしたが,旧来の病院の風土ゆえか意見は乏しかった。その数日後に，師長が「病棟を代表して」と口火を切り，そこから発せられた内容は私の心を打ちのめした。患者集団は「お友達入院」であり，精神療法は「甘やかし」であり，病棟の苦労を緩和しようと願っての強めの薬物療法は「薬漬

け」とみなされ、まさに私の脱価値化であり、私は願ったこととはいえ打ちのめされた。それでもその想いの内省を続けていたら、心に現れ出たものがあった。重度障害児施設の施設長で親交のある許斐（2005）の心打たれる実践を思い出した。懸命に運営してきた施設の看護師が同時に6名辞めてしまい危機に陥った。万策尽きた時に、許斐は意を決して辞めて行った看護師一人ひとりに辞めた理由を尋ね歩く。耳痛い許斐自身への批判が続き、実に190項目の指摘を受けたという。そこに観えてきた自分自身についての盲点……。まるで百叩きの刑によって心が壊れるなかに、浮かび上がる不変物がある。

　私はこれに習うべく意を決して師長の話を繰り返し聞く機会を設けてもらった。そこに観えてきたのは、師長の意見は私を否定するためのものではなく、「病棟職員の疲弊を何とかしたい、患者さんを何とかしたい」という想いゆえであった。私と同じであった。壊れた私の心のままでは師長の本心と出会えなかったのだった。相互に本心を交わすことができ、協働の友を得た。我々は協働して病棟内のLリンクの集団に個々にKリンクを試み、嵐は緩和された。

　この経緯には我々の個人の痛みが無自覚であった理由として、いわゆる医療の業界の業の関与が大きい。我々自身のなかに気づいたところを記したい。

　医師は何と言ってもプライド。患者のため、病院のためと言いながら、その公言を隠れ蓑にするプライドが一番になっており、他の職員は自分にかしずく下部、かつ、褒め称える母親であって当然としている。この愚かさに後悔すれば、願われる関係性は協働であることに得心がいく。また、看護職員は絶対的上下組織の体質。上司から褒められれば元気になり、指導されれば心潰れてしまう。自律の難しさであり、依存とそれが叶わぬゆえの不満を生じる。不満は自身や関係を壊すが、本来は「これではいけない。何とかしなくては」と、願いに転換し得る熱である。

　それからまた数年が経った。Aは自分自身のことでは激高しなくなっており、Lリンクの在り方も、他患を思いやる性質のものになっていた。そのような折、Aが世話をしLリンクの関係にある女性患者に身体合併症が見つかり、他院に転院になった。師長がこの疾病に気づき、当院の内科医に報告し、一時的な転院を決定したのは内科医であった。けれども、この患者は師長に対してLリンクとHリンクを揺れている最中であり、転院になったのは「師長の嫌がらせだ」と逆恨みしてAに言いつけた。Aはそれを真に受け、「師長失格！」と激しく

師長を責め立てた。師長は，必要があったとはいえその患者が一時的に転院になった心中を察してひどく心を痛めていた最中であり，そこにAからの脱価値化に晒され，「辞めて責任を取る」と思い詰めた。そこで，私，師長，各種担当者で痛みを分かち合い，それぞれの気持ちを整理し，「まずはAさんとの関係修復だ」と文殊の知恵に至ることができた。我々，とくに師長の瞳の中には，師長を圧倒するAではなく，存在を痛みごと肯定されたAが宿るという転換が起きた。これを土台に我々はAとの修復の機会を持った。我々の中の転換が，A自身の転換を起こした。さらには帰院したAの友人とも師長は親身になって関わり，関係の修復とさらなる深まりに至っている。この奇跡のような展開は病棟内の職員のモデルとなった。

　この集団の好転には多大な心労を要した。複数のパーソナリティ障害のクライエントが織りなすLリンクとHリンクが交錯する混沌の様相であった。この好転は私のみではなく，これまでの経緯のなかで協働の志を共有していただいている複数の友が好転の基軸になっていただけた賜物に違いない。まず，私／我々から変わること，それは奇跡を起こす。

　ここに，正直に加えたい。このように，当院は志を共有する協働の医療を目指している。けれども，我々のKリンク（協働）は，我々が充分に願いの共有を成し得ていない他職員からすると，排他的なLリンクに写ってしまう縁起（妬み）も生じがちである。ここに責を負うべきも，私／我々であると心したい。

## Ⅳ　結　　語——草々不一

　永遠に悪夢の中に取り込まれているクライエントに同伴する"心の筋肉"を我々は持ち合わせているであろうか。中学の頃に私は格闘技に関心を抱き，腕立て伏せを20回からスタートして1日1回ずつ増やし，1年後には300回は日常事になっていた。ところが，大学時代に全国レベルの大学の柔道部の練習に参加したところ，1000回は当たり前だった。私は本当に片手で投げ飛ばされた。私は本物の修行を思い知った。私は天才でも秀才でもないと自覚する。ならば，"心の筋肉"は日々行じて身につけるしかない。初学の頃，私は逆転移を日々記述することを課した。なぞりたい先人の複数の論文を録音して100

回聞くことを課した。年余に渡って事例指導はテープ起こしをして受けることを課した。

本章において，我々のパーソナリティ障害の治療の実際について，ビオンをなぞりながら記述してみた。まだ洗練された論述にはなっていないが，現在書き得る全力で論じてみた。

そして，手にした賢者の智慧の諸断片はアイテムであって，実践を歩むのは我々であるから，相違も明らかである。

① ビオンの実践を真似て最も強調したかったのは，従来の理想化－脱価値化の心性と行動化のみではなく，抑うつの痛み／破局心性を取り扱うことが不可欠であることである。よって，K，O，不変物，F といった智慧の玉をお借りした。
② 入院というコンテイニング機能の有用性～必要性を強調した。それは松木が福間病院時代に看護師等と協働する姿に学んだことである。これを我々なりの協働として実践している。
③ 治療者自身の内省～転換の重要性を強調しているのも我々の特性である。これも，松木の『逆転移再考』に学び，さらに馴染んできた仏道修養になぞらえて論じている。
④ クライエントへの直接アプローチによる好転が限界にあっても，暗転に巻き込まれている治療者自身の内界を観て取り，好転へと変革することによって，クライエント等の外界が自ずと好転すると論じている。

つながりに恵まれなかった方々に，それゆえに本心とのリンクを見失った方々に，それを条件として人生を歩む方々に，我々はどのように援助し得るのだろう……。

共同とは，力を合わせること。協同とは，違う職種で力を合わせること。協働とは，自己ベストに努める各職種が力を合わせること。……我々は未だ道半ばであるから，協働に在ることこそ，我々の希望であり，道のすべてである。

## 文　献

Bion, W.R. (1967) Second Thoughts: Selected Papers on Psycho-Analysis.（松木邦裕監訳，

中川慎一郎訳（2007）再考：精神病の精神分析論．金剛出版）
Bion, W.R.（1977）（福本修・平井正三訳（1999）精神分析の方法Ⅰ，Ⅱ．法政大学出版局）
Fairbairn, W.R.D.（1952）Psychoanalytic Studies of The Personality. London, Tavistock.（山口泰司訳（1992）人格の精神分析学的研究．文化書房博文社）
Grotstein, J.S.（2003）"……Perchance to Dream……": The "Truth Instinct" and The Profounder Mission of Dreaming. In: Grotstein, J.S.（Ed.）（2007）A Beam of Intense Darkness: Wilfred Bion's Legacy to Psychoanalysis. London, Karnac.（安岡誉・別所晶子訳（2004）……夢をみるやもしれぬ……――ビオンの業績からみた「真理本能」と夢見ることのより深遠な使命．日本精神分析学会第49回大会招待講演）
東中園聡（2004）ロゼンフェルドと精神病の分析．（松木邦裕編）オールアバウト「メラニー・クライン」．現代のエスプリ別冊．至文堂．
東中園聡（2009）治療の行き詰まりと，愚直に逆転移の吟味を反芻すること（本書に再掲載）
飯田信也（2001）もう一つの「統合失調症」論――人類学的 疫学的 人間学的知見と「三重外傷」モデル．インターネット．
Jaspers, K.（1932）Existenzerhellung. Berlin, Springer Verlag.（草薙正夫・信太正三訳（1964）実存開明――哲学Ⅱ．創文社）
Joseph, B.（1989）Psychic Equilibrium and Psychic Change: Selected Papers of Betty Joseph. London, Tavistock/Routledge.（小川豊昭訳（2005）心的平衡と心的変化．岩崎学術出版）
河合隼雄（1967）ユング心理学入門．培風館．
Kernberg, O.F.（1984）Severe Personality Disorders: Psychotherepeutic Strategies.（西園昌久監訳（1997）重症パーソナリティ障害――精神療法的方略．岩崎学術出版）
小林正信（1992）躁うつ病像を前駆症とする青年期の分裂病．（飯田真編）分裂病の精神病理と治療4．星和書店．
小林隆児・鯨岡峻編著（2005）自閉症の関係発達臨床．日本評論社．
許斐博史（2005）生まれてきてくれてありがとう．三宝出版．
眞本晶子（2014）躁うつ病女性との入院治療過程――破壊衝動と嘔吐恐怖．日本精神分析学会第60回大会抄録集．
Masterson, J.F.（1972）（成田善弘・笠原嘉訳（1979）青年期境界例の治療．金剛出版）
松木邦裕（1996）対象関係論を学ぶ――クライン派精神分析入門．岩崎学術出版社．
松木邦裕（1997）摂食障害の治療技法――対象関係論からのアプローチ．金剛出版．
松木邦裕（2001）精神科臨床での日常的冒険――限られた風景の中で．金剛出版．
松木邦裕（2002）分析臨床での発見――転移・解釈・罪悪感．岩崎学術出版社．
松木邦裕編，監訳（2003）対象関係論の基礎――Kleinian Classics．新曜社．
松木邦裕（2009）精神分析体験――ビオンの宇宙．岩崎学術出版社．
松木邦裕（2010）分析実践の進展――精神分析臨床論考集．創元社．
松木邦裕（2011）不在論――根源的苦痛の精神分析．創元社．
Meltzer, D., Bremner, J., Hoxter, S., Weddell, D. & Witten-berg, I.（2008）Explorations in Autism. Harris Meltzer Trust.（平井正三監訳，賀来博光・西見奈子訳（2014）自閉症世界の探求――精神分析的研究より．金剛出版）
椋田容世（2008）妄想の中の抑うつに出会うこと．（松木邦裕・東中園聡編）精神病の精神分析的アプローチ．金剛出版．
村井雅美（2018）原始的心痛に触れることと愛しむこと――ある精神病世界との同一化．

精神分析研究, 62 (1) ;107-119.

Peplau, E.H. (1989) Interpersonal Theory in Nursing Practice: Selected Works of Hildegard E. Peplau. (池田明子, 他訳 (1996) ペプロウ看護論——看護実践における対人関係理論, 医学書院)

Rosenfeld, H.A. (1987) Impasse and Interpretation. London, Routledge. (神田橋條治監訳 (2001) 治療の行き詰まりと解釈——精神分析療法における治療的／反治療的要因. 誠心書房)

Steiner, J. (1993) Psychic Retreats: Pathological Organisations in Psychotic, Neurotic and Borderline Patients. London, Routledge. (衣笠隆幸監訳 (1997) こころの退避——精神病・神経症・境界例患者の病理的組織化. 岩崎学術出版)

高橋佳子 (2001) 新しい力——「私が変わります」宣言. 三宝出版.

Williams, D.L. (1992) Nobody Nowhere: The Extraordinary Autobiography of an Autistic. (河野万里子訳 (2000) 自閉症だったわたしへ. 新潮社)

Winnicott, D.W. (1971) Playing and Reality. (橋本雅雄・大矢泰士訳 (1979) 遊ぶことと現実. 岩崎学術出版)

Winnicott, D.W. (1974) Fear of Breakdown. In: Kohon, G. (Ed.) The British School of Psychoanalysis: The Independent Tradition. New Haven/London, Yale University Press. (西園昌久監訳, 牛島定信訳 (1992) 発狂恐怖. 英国独立学派の精神分析——対象関係論の展開. pp.99-110, 岩崎学術出版社)

# 第14章
# マネージメントで行うことと注意すること
病理行動がきわだつパーソナリティ障害の場合

松木　邦裕

## I　なぜマネージメントなのか

### 1．A Day in the Life

　19歳になるやせた女の子が診察室に現れました．整った真っ白い顔に曇った眉，口の端を少し歪め，しかし目には鋭い光があります．立ったままで私を見ながら，「死にたい」，「今からビルの屋上に行って飛び降りたい」とぼそりと言い捨てます．肩は垂れ，身体には力がありません．
　ときどきあるように今日も予約外で現れた彼女を見つめ，私は"何があったのか，何をやったのか．かなり深刻だ"と，こころで思います．間を置いて，私は応じます：〈そら，まず，その椅子に座ってごらん〉．
　彼女は少し歩いて，ねじの切れた人形のように，ぶっきらぼうにガタンと座り，そのままうつむいています．私もしばらく何も言わず彼女の様子を眺め，空気を味わいます．"やはり，今日の空気は重いな"と内心で思います．"もう2年以上のつき合いだが，まだまだ先は見えないな"とも思います．右腕には幅広く包帯が巻かれています．左腕には，これまでのリストカットの跡が無数の瘢痕や痂皮となって生々しく残っています．"もはや，左の腕では収まらなくなったか"と私はやはり内心で思います．
　そこから私は，おもむろに語りかけます：〈死にたいんだ……〉．彼女はわずかにうなずきますが，何も言いません．また間を置いて，ゆっくり重たく話し

かけます:〈つらすぎる,苦しすぎるんだね〉。彼女は何も答えず,ぽろぽろと涙をこぼし始めしました。私は席を立ち,本棚の箱からティシュペーパーを2枚つかみ,席に戻って〈どうぞ……〉と彼女に手渡します。彼女は黙って受け取り,涙をぬぐい,その後「すみません」とうつむいたまま小さな声で応えました。この返事を聞いて私は,話が続けられそうな感触を得ます。

　〈どうしたのかな……〉とことばを出してみます。「死にたい」,「死にたい」,「死にたい」と段々に声を高めて,彼女は気持ちの高ぶりを顕わにし始めました。ぽろぽろと涙は流れ落ちます。〈そうか, ……食べ過ぎたんだ……〉と私は独り言のように伝えます。彼女はうなずきました。「もう,いやだ」と叫びます。「過食ばっかりする。こんな自分はいやだ。死ぬしかない」と続け,泣きながら私を睨みます。私も黙って彼女を見ます。彼女は口を開き,「どうにもならないよ。死にたいよ」と怒りの涙声で訴えました。それに応じて彼女を見ながら,〈苦しくて,たまらないんだね〉と伝えます。彼女はうなずきますが,何も言いません。

　私の中では,過食の後多量服薬や自傷,あるいは母親に包丁を振り回したこれまで彼女が起こした出来事が思い出されます。"今回は,包帯部分の自傷だろう。おそらく母親に連れてこられたのだろうが,なんとか来るようになったのは,私たちとのつながりに頼れるように,以前よりはなっているようだ。過食が頻繁になって心細さや絶望感も大きくなっているからなのだろう。ここは,きちんと対応したい"と内心思います。それから,"進め方だが,傷の手当てが必要なら,それが第一だ。その上で,ゆっくり話を聞いてみよう。おそらく母親も来ているだろうから,今回の状況と母親の不安な思いも聞く必要がある"とも考えます。

　頃合いをみて私は,〈それで,切ったんだね。見せてごらん〉と彼女の右腕を取ります。彼女は右腕を私に預けて,包帯をずらしました。そこに幾線もの赤い筋が現れました。中には皮膚が深くめくれて白い脂肪と赤い肉が生々しく見えるものもあります。それをじっくり見ながら,〈これは,かなり深く切った。……痛いね〉と伝えますが,彼女は首を横に振り,否定します。〈そうか,……それ以上にこころがつらいんだ〉と私は伝えなおします。すると,彼女はうなずきました。診察に付いていた看護師の手伝いで包帯を元に戻しながら,〈これは縫ってもらったほうがいい。そうしよう〉と私が言いますと,素直に

うなずきました。

〈よし，じゃあ今から，永山先生に縫ってもらって，それからまた話を聞こう〉と伝えますと，彼女は素直に「はい」と答えました。〈ところで，今日は一人で来たの〉と尋ねると，「お母さんと」とややぶっきらぼうに答えました。そこで，〈そうか。どうしよう。おかあさんも，私に話したいことがあるかもしれない。あなたは，私がお母さんと会うのは嫌ですか〉と聞いてみました。「別に……」と彼女はぽそっと返答します。〈そうか。じゃあ，これからあなたは永山先生に縫ってもらいなさい。その間に私は，おかあさんの話を聞いておこう。それとも，あなたも一緒のほうがいいかな〉と続けますと，やはり「別に……」です。〈わかった。じゃあ，そうしよう〉と伝えます。

そこで看護師が彼女をうながし，外来処置室に連れていきました。

私は，"うーん"と誰に言うでもない声をあげ，頭の中では彼女が先週も多量服薬を自宅で行い，救急センターに運ばれたことを思い起こし，かなり行き詰ってきたことを実感し，入院という単語も頭に浮かびます。"しかしまず，母親の様子と話だ"と思い直し，診察室の外に出て，母親に呼びかけます。

## 2．排出行動の病——パーソナリティ障害

日常の外来診療でのパーソナリティ障害の診療とマネージメントにかかわる一場面をここに描写してみました。

パーソナリティ障害は「行動の病」であり，その基礎病理は（おもに喪失，挫折に基づく）抑うつ不安をこころに置いておけず，意図してそれらの感情をこころから排出しようとする行為にあります。本症のより困難な病態では，このこころの排出行為に加えて，強烈な興奮でこころを満杯にする，快感獲得のための新たな行為が上乗せされます。

パーソナリティ障害治療の最終目標は，行動で対処されている抑うつ不安のこころでの保持と対処，とりわけ対象喪失の喪の哀悼の感情をそのまま体験していくという喪の仕事（mourning work）をなすこころの態勢の確立と維持にあります。この目標の達成には，精神分析もしくは精神分析的心理療法が欠かせません。

そしてその達成過程での当座の目標は，当面の感情排出や快感獲得の衝迫的な行動を抑止し，それによって排除されている切実な感情を味わい，そこに含

まれる深い思いを思考するという二次過程機能をなす心的な態度を育むことにあります。ゆえに事例によっては，精神分析的心理療法を展開させていく過程に，適切にその行動を制御するマネージメント機能が積極的に関与する必要が生じます。ウィニコット Winnicott, D.W. (1954) が「ときに通常の分析作業を長期に渡って中断し，マネージメントのみを行わざるを得ない」と述べた事態は，まさに重篤なパーソナリティ障害にあてはまります。精神分析とマネージメントが両輪として働く必要がここにあります。

## II マネージメントでおこなうこと

マネージメントは日本語では「管理」を意味します。"管理をする"という表現は，いろいろな規則で縛る印象を与えます。パーソナリティ障害の治療において使用される「治療での限界設定」という用語がありますが，まさに縛るという感じです。しかし実際は逆なのです。普通はあらためて取り上げる必要のない，常識として保持されている社会や治療の枠組みを破る行動を，パーソナリティ障害のあるタイプの人たちはとってしまいます。それは，自傷のようにやらないでおれない衝迫の行為であるときも，盗みや万引きのように社会への敵意ある挑戦，暴言や挑発のように憎しみの表出，暴力や性倒錯や覚醒剤嗜癖のように快感獲得であることもあります。発生する攻撃的破壊的な行動が引き起こす危険や攪乱や混沌や絶望の状況を，パーソナリティ障害の当人も家族も，治療にかかわる私たちも生き延びる必要があります。マネージメントは，この皆が生き延びるための工夫なのです。

### 1．こころの準備

パーソナリティ障害のマネージメントを担当するとのことは，治療経過の中で発生する患者の病理行動や行動化に対して，治療者としての責任をきちんと担うこころの準備ができていることです。少なくとも自分の内面では，それらを他の治療連携者，すなわち心理療法担当者や治療スタッフや家族の責任にしないのです。このこころの準備を達成するためには，担当医はそれを可能にする診断力と予後の見通し，準備可能な治療態勢の力量を判断する力，加えて，

治療者個人として喪失の悲哀を体験できる力を持っている必要があります。

マネージメント担当者——これからは"管理医"と称します——は，パーソナリティ障害患者による問題行動が発生しそうな，もしくは発生している局面では，病院スタッフに患者の表わす問題行動の病理的側面と共感されるべき側面の両面を示すとともに，その理解を踏まえた対応のモデルを提示する姿勢を持っていなければなりません。ここでのポイントは，マネージメントの実行を一人で抱え込まないことです。医療スタッフ間の連携態勢を作ります。

管理医には，豊かな臨床経験が求められます。経験の少ない精神科医がマネージメントを担当する場合には，上級精神科医に適宜コンサルトできる態勢が望まれます。それが困難な場合は関係者間のカンファレンスを多く開き，他者の意見を聞く機会を持つことです。パーソナリティ障害の治療にかかわることで不可避に発生する，みずからの強い陰性の逆転移——その患者への憎しみや軽蔑，無力感，みじめさ，怯え，迫害感等——に早く気づき，反治療的行動に陥らず，それを彼らの理解に活用しうる態勢作りがこれらなのです。

## 2．見立てと治療可能性の検討

管理医の最初の仕事は見立てです。それは単にICDやDSM等の症状水準の診断をつけることだけではありません。パーソナリティ次元の診断が必要です。すなわち，より深い水準でその患者／クライエントのこころの力動を読む必要があります。

### a．パーソナリティの基底を読む

パーソナリティ障害であるからこそ，管理医はその患者のパーソナリティの基底が何なのかを読まなければなりません。パーソナリティの基底は，精神分析的には，ヒステリー，強迫，パラノイア，スキゾイドです。これによって対人関係の持ち方，情緒統制の程度，不安の質，治療展開の性状が異なります。ちなみに「自閉」は基底形成ができない，次元の異なる病理です。

臨床ヴィネット1

　　手首や腕の自傷を繰り返し，自分で首を絞める若い女性はいまだ自己破壊行動が続いていましたが，入院治療から外来治療に移り，通院で分析的心理療法と管理医の私の診察を受けていました。心理療法の担当心理士はパート勤務で

あり，所属する大学の研究会にこのケースを提示しました。そこでその研究会の主宰者である上司に，このケースは重篤な境界パーソナリティ障害でまだとても外来でやっていける状態ではないと強く言われ，それを不安げに私に報告しました。もちろん，治療形態を外来治療に変更する決断を下したのは私でした。私は治療初期の見立てで彼女にヒステリーの色合いを強く感じていました。また心理療法で，この患者の迫害感や絶望の思いは確実に薄れていることを感じていましたし，私のそれまでの臨床経験がこの治療の見通しの明るさを感じさせてくれていました。そこで，私は自信を持って「私の経験が教えてくれている。大丈夫だ。私たちならやれるよ」と伝えました。その心理士は十分に安心したとは言えませんでしたが，ひとまず面接を続ける決心をしました。

　結果はこの女性はやがて自傷をやめ，適応を一歩一歩改善し，心理療法でも進展を表していきました。そしてその数年後社会復帰し面接を終結しました。

## b．心的倒錯を検討する

　こころの倒錯の程度を読む必要があります。心的倒錯とは，喪における哀悼の仕事，つまり喪失のこころの痛みにもちこたえられず，排出の行為に加えて衝迫的な快感獲得行為で躁的に苦痛を抹消しようとするあり方です。この倒錯傾向が大きいほど，こころの痛みを暴力，薬物等の嗜癖，性行動，盗み，自虐行為といった快感獲得行為に訴える勢いが著しくなります。すなわち（行動化といわれる）病的行為への嗜癖性が高まり，激しくかつ頻繁に起こりやすいのです。それは，それだけこころを見つめる作業が困難であることを予測させ，予測や防止，後処理にかかわるマネージメントの役割が要求されることを意味します。また場合によっては，治療の限界を見出すことにもなります。

臨床ヴィネット２

　ある露出症の中年男性がなかば強制される状況で分析的心理療法に導入されました。心理療法の中で彼は，彼のとった行動がまわりの親しい人たちをいかに悲しませているかになんとか目を向けていきました。しかし，彼はその痛みに耐えられませんでした。彼はいささか劇的な形で自殺を図りました。管理医は緊急で入院治療としました。入院後はすみやかに抑うつは消失しました。短い期間で彼は退院しましたが，もはや心理療法になじまなくなりました。彼は

語りました:「露出の興奮をあきらめるのなら,死んだほうがましだ」と。彼は嗜癖する自己への洞察を拒絶しました。こうして心理療法は中断され,治療構造は瓦解しました。

もちろんその患者の置かれている境遇も治療可能性に大きく関与します。家族や同居者が患者の病的な行動に無関心,無関与,逆に火に油を注ぐ態度であるときには,葛藤や痛みをこころに置いて考える作業はさらに困難です。

### 3. 治療環境と治療構造の選択

治療を引き受けるとなったとき,管理医は治療の環境と構造を決定せねばなりません。環境と構造は連動するものです。もちろん治療環境や治療構造の途中での変更はありますが,ひとまず環境と構造を決定するのが,初めに求められている役割です。

#### a. 治療環境

環境とは,まずその治療を外来部門で行うか,入院部門で行うかの選択です。次に,外来としても単身生活に置くか,家族との生活に置くか,入院では開放,閉鎖,個室,2人部屋等,病棟の性質を選ぶ必要が出てきます。

たとえば夜中に過食・嘔吐している病者や過量服薬を繰り返している病者は,一人暮らしに置いておくべきではありません。また自傷や希死念慮が認められる病者は入院では個室より2人部屋にします。縫合が必要なほど深く自傷する病者は,ひとまずは本人の了解を得た上での閉鎖病棟治療が望ましいものです。

この治療環境の決定は,それに前後して治療構造の設立をともないます。

#### b. 治療構造

治療構造としては,外来医療機関では管理医による診察に軸を置きます。そこに心理士による構造化された面接,デイケアの活用,ソーシャルワーカーによる自宅訪問等が配置されます。他方入院治療の場合は,選択された病棟で利用可能な施設や治療活動をまず視野に入れ,そこから選択されることになります。

ここで注意を要することは,パーソナリティ障害ではその病理ゆえにかかわる人間関係に強力なダイナミズムを発生させるため,安易に病棟での作業療法士や看護師を中心とするグループ活動に導入すると,そのグループが撹乱され

るのみならず，ひいては病棟という集団，さらには病院全体が攪乱される事態が発生しうることです。外来の場合のデイケア導入でも同様の事態が起こりえます。ゆえに管理医は導入が必要と思える場合には，導入のタイミングを図るとともに，予定されるグループの集団力動の現状（リーディング・スタッフの力量や患者同士の力動等）を把握した上で採否を決定するべきです。さらに攪乱が生じているときには，管理医は速やかな介入を実行する必要があります。

## 4．協働と連携

すでに述べましたように，パーソナリティ障害の治療は個人だけの対応では収まりきれず，医療従事者のみならずあらゆる関係者が攪乱されることが少なくありません。このため，関係者との連携，協働が求められます。

### a．治療チームでかかわる

パーソナリティ障害の治療では，治療スタッフの連携が不可欠です。彼らのためす大量の心的排出に一人だけで対応しようとすることは，いわゆる"燃え尽き"に至りかねません。対応が難しい子どもは，家族全体で抱える必要があるのです。ゆえに対応の基本として，複数の人間，チームでかかわるようにすることが大事です。

外来部門なら，チームの最小単位として，管理医と外来看護師，心理療法担当者です。それに外来師長，外来医長，デイケア担当者，ソーシャルワーカーや事務職者も加わってよいでしょう。そこで現実的な対処が必要な事態が発生した場合は，情報交換を密にし，その上で実際の対応や見解を統一しておくことが大切です。また，デイケアといったグループ活動においても対応の窓口となるスタッフは決めているにしても，そのスタッフと主任スタッフの連携といったように複数の頭が関与する体制を持つべきです。

入院部門の場合は，主治医（管理医），受持ち看護師，心理療法担当者が基本単位となります。そのチームでの情報交換，意見の統一，役割分担等，その連携は不可欠ですが，加えて病棟の看護スタッフやその補助者，病棟医，作業療法士，ソーシャルワーカーを含めた病棟スタッフ間の連携が欠かせません。ここでとくに強調しておきたいのですが，ケースによっては事務部門との連携や疎通をよくしておくことが大切です。問題が発生するきっかけが事務書類や対処に始まることは少なくないからです。これも，病者が形作るスプリッティ

ングのひとつの例です．病棟全体，ときには事務部門を含めた病院全体での理解，意思，対応の統一が重要です．

### b．精神分析的心理療法との連携

　管理医という用語にあるように，マネージメント担当者がすることは，必要な場合に保護や制御に働くもの——たとえば薬物，心的介入，家族調整，医療スタッフ間調整，人的供給，経済的支援等——を供給し，破壊や危機や混乱の発生を予防する保護的環境を整えることです．またそれと同時に，心的発達のための環境を準備することです．そしてその中で，心的成熟を促がす栄養の供給がなされます．その中核となる方策が，精神分析的心理療法です．パーソナリティ障害の患者がそれを利用できるか否かは別にして，彼らがこころの栄養を摂る機会は与えられるべきです．その手配を管理医がすることになります．

　パーソナリティ障害の質に応じて，心理療法担当者は選ばれる必要があります．そして一旦選ばれたのなら，開始された精神分析的心理療法については，その担当者に委ねておくことです．心理療法のスーパーバイザーは，管理医から独立して確保されているのが基本です．しかし担当者がまだ経験が少なく，管理医担当者が精神分析に豊かな経験を持つ場合はスーパーバイザーを兼務することがあります．しかしこれは例外的な対処であるとのことを忘れてはなりません．もちろん管理医に心理療法担当者がコンサルトを求めてきたときには応じるべきですが，そうでないときには管理者側の情報は提供するとしても，心理療法の内容に踏み込むべきではありません．管理医は治療構造の保持に努めるべきです．

　このことは管理医が心理療法の過程に無知なままでいることを意味しているのではありません．そうではなく，管理医はその患者の全体状況から心理療法の進展を推量しています．経験がそれをさせてくれるのです．

　たとえば，患者が面接をやめたいと管理医に訴える場合があります．そのときには心理療法担当者とその件について話し合うことを当人に勧め，中立的な立場をとるべきでしょう．しかし，その患者には面接の維持が必要であると管理医が強く確信するときには，面接担当者と協議の上，面接の継続を勧める介入を行ってよいでしょう．また患者が面接を休みがちであるとき，それについて心理療法担当者も手をこまねいている場合には，管理医が患者に事情を聞いた上で，出席を促がすことはあってよいことです．面接への出欠は管理医の立

場からも把握されているべきことだからです。

#### c．家族との協働

　管理医は家族と協働する姿勢を忘れてはなりません。パーソナリティ障害の場合，家族によっては大きな問題があり，家族に患者を抱える力量がないことは稀ではありません。しかしそれでも協働できる部分を見出し，手をつなぐことが，患者を抱える環境を創る作業のひとつです。そして家族に不足するところを補う，あるいは家族の及ぼす害を減らすために，医療や福祉の機構を活用するのです。

　力量があり協力的な家族がいる場合には，協働は大きな効果をあげます。しかしそのような家族であっても，自信のなさや罪悪感，ときには被害感に圧倒されがちでもあります。ゆえに管理医による家族への日頃の支持やねぎらいは欠かせません。

　良きにつけ悪しきにつけ，家族の中のキーパースンを見出すことは不可欠です。そして家族のダイナミズムを左右するこのキーパースンとのかかわりが治療を左右する可能性を忘れてはなりません。

#### d．外部機関との連携

　パーソナリティ障害では病的行動の一端として，自傷や大量服薬，その他の自殺企図が見られるため，他の医療機関との連携は不可欠です。迅速に患者を受け取ってくれる連携病院，連携科を日頃から確保しておくことが大切です。こうした場合，私たちの患者が世話になるのであるから，私たちは連絡を積極的に取り，礼節を尽しておくべきです。

　たいていの外科医や内科医にとって自傷や大量服薬のような自己破壊行為は不可解で不愉快なものです。嫌悪を感じる医師さえいます。そのため患者に説教や毒舌をみまう場合も少なくありません。そこで私たちは普段から，穏やかに接してくれる外科医や内科医を大切にしておくようこころがけたいものです。

　なお，大量服薬には一人暮らしの病者がそれを行う場合があります。パーソナリティ障害の場合は，その服薬した事実をその前後にメイルや電話で友人等に伝えることも少なくありません。そこで友人らからの連絡が受診医療機関である私たちのところに入ります。このときには，家族に連絡を入れ，家族に駆けつけてもらうのが最善です。入室時の鍵の問題やプライバシーにかかわる問

題が素早くクリアできます。この家族への連絡では，大量服薬時の対処——救急センター受診，薬物の服用殻の確認等——も伝えておきます。ですからここでも家族との日頃の連携が欠かせません。

　パーソナリティ障害患者では，通っている学校や生活している地域で困難やトラブルが生じている場合も少なくありません。それらの問題の解決や環境の安定に，そうした公共機関の関係者との必要な情報交換やアドバイスは，治療全体の安定に有用です。

## Ⅲ　マネージメントで注意することとその対応

　パーソナリティ障害の人たちは，こころから悲しめない人たちです。そこには人を信頼できるほどに，彼／彼女にとって必要な時に真の愛情を十分得られなかったという乳幼児期の愛情剥奪という不幸があります。そのため，彼らは悲しみを置いておくこころが持てません。ゆえに，信頼するために人を試したり騙したり，意図して撹乱したり，強引に支配ししようとします。また，裏切られる不幸を再現しようとしたり，ときに人を傷つけ不快にすることで優越や快感を得ようとしますし，他罰で絶えず非難を浴びせたり，羨望からすべてをぶち壊しにしようとしてしまいます。そして，そうした自分の在り方を認識しているところがあります。

　こうした彼らの不幸をさらに深める在り方に私たちが巻き込まれないことが，マネージメントでの注意点にもなるのです。

臨床ヴィネット３

　高学歴を修めた自己愛パーソナリティ障害の若い男性が強い抑うつとひきこもりのため入院することになりました。私は彼が傲慢さを抱えた厚皮のナルシストであることを周知していたので，入院環境を閉鎖病棟に設定しました。

　はたせるかな，入院という環境の変化によって抑うつがすみやかに改善すると，プライドにしがみついた傲慢さと自己中心的な言動を露わにし始めました。彼は病棟スタッフに特別扱いを求めたり，病棟規則による規制——喫煙や入浴の時間設定——への不満から他患者を煽動し規則を無視して病棟全体を撹乱し

始めました。病棟医には卑屈にへつらって，彼の要望を受け容れるような対応をさせようと振る舞いました。一方気に入らない看護師には横柄な嘲りを露わに向けます。そうした態度はあまりに狭量で卑しく，私は内心，強い不快や憎しみを感じ始めていました。

あらかじめ予想できていたので，私は入院時にこれらの言動の可能性を病棟スタッフに話し，その対応も相談していました。この時点で（管理医と面接医を兼ねていた）私は，カンファレンスを開いて病棟スタッフと事態を検討するとともに，きちんと枠を守る対応を崩さないことを全体で確認し実行しました。そうすると，枠を守る病棟スタッフを悪人にして非難攻撃し，他方彼の言うことをいくらか聞いてくれそうなスタッフをよい人として褒めそやしました。病棟環境を万能感を味わえる居心地のよい場所にしようと彼はさらに操作し掻き回しました。この画策された分裂に，病棟スタッフは感情を揺さぶられながらも，巻き込まれませんでした。そうすると彼は，患者を選んで馬鹿にし暴力的に威し，それによってうさを晴らそうとしました。そこには，私とも協議しながら病棟師長や主任が介入し，ことなきを得ました。

一方面接では私は，こうした行動を取り上げ，その背景にある彼の人生で見通しの持てない絶望感や誰の愛情も感じられない孤独感に目を向けさせました。初めは否認していましたが，やがて私に非難を向け始めました。「ひどい病院で，ひどい医者だ」と罵りました。面接室で私を大声で威嚇し，まさに殴りかからんばかりの動作さえ見せました。しかし私の姿勢が変わらないことを彼が知り，内的課題に直面せざるを得なくなったとき，厚皮の自己愛的な撹乱行動はすみやかに姿を潜め，彼は再び抑うつに陥っていきました。

上述の臨床ヴィネット3に注意すべき問題がいくつか顕わされていますが，マネージメントで注意することをここに列挙してみましょう。

1. かかわる私たちのこころに陰性感情――たとえば，嫌悪感，憎しみ，みじめさ，不快感，失望，抑うつ感，怖れ――が強くかきたてられます。

理解と対応：このような感情を私たちが強烈に味わっている時，私たちと対照的に，彼らは活発でどこか陽気でさえあります。つまり私たちがそのとき味わっている陰性の逆転移感情は，私たちの中に排出された，まさに彼ら自身の

陰性の感情でありうるのです。この陰性の感情こそ，彼らがもちこたえられないものでありうることが理解できます。そして私たちがそれらの感情にもちこたえていくことは，投げ込まれた彼らの思いに耐えられることで，彼らを受け容れる人物としての私たちを見出す機会を彼らに提供できることです。私たちが私たちの陰性感情を自己開示することには相当に注意深くあらねばなりません。ただしそのままでは治療の維持が困難であり限界を設定せざるを得ないときには，その感情を慎重に伝えることがあってもよいことです（いわば，ついに宝刀を抜く時です）。管理医として，私たちにできることは，これらの陰性感情を感じながらも，それが含むものを考え続け，行動では表さないことです。

2. 激しい行動化――自傷・自殺企図・大量服薬・暴力・盗み・嗜癖・性的逸脱行為等――に振り回されます。

　理解と対応：これらの行為はすでに述べたように，もちこたえられない感情の衝迫的な排出行動であり病的な快感獲得行動です。万能空想に基づくこの行為に，パーソナリティ障害の特徴があります。それは，私たちへの挑戦や支配にもなります。それらの行動化がエスカレートしないように，早めに手を打って，具体的な対応策や防止策を手配し提示するようにします。ただこれらの行動を抑えようと管理的になりすぎない注意が必要ですし，一挙に完璧に行動化を止めようとすることは逆に病者を追い詰めることになることも認識しておくべきです。

3. 陰に陽に誘いや挑発を向けられます――前述の行動化もこのために使われます。

　理解と対応：まさに私たちが，彼らが信頼するに値する人間かが厳しく試されているのです。私たちが誘いや挑発に乗るなら，彼らはそのときには自己愛的万能を達成した快感や満足を刹那的に体験しますが，こころのどこかでは強く失望しています。そもそも私たちは彼らと馴れ合い的な感覚にならない，適度な心的距離を普段から保持しておきます。治療初期に私たちに向けられる理想化に乗らないことです。それによって感情的に冷静さを保ちやすく，事態を考えやすくなります。普段から公私をきちんと区別しておく姿勢も大事です。

4. 撹乱によって統一した対応が分断されます——たとえば，スタッフをよい人と悪い人に分けようとする，スタッフによって態度や話の内容を変える，秘密にしてくれと情報交換を遮ります。

理解と対応：彼らは，誰かと一体になった自己愛的な万能世界に浸りたいのです。そこだけが愛情豊かで優れたよい世界とする一方，憎しみを浴びせる対象も求めていますから，他の人たちは悪人でよいのです。この分断を防ぐには，スタッフ間では自由に意見を言える雰囲気を作り，情報交換を細やかに行います。できるだけわかりやすい統一見解と統一対応を作り，スタッフ全体へのそれらの情報伝達を確実にします。そのためにカンファレンス，申し送りを積極的に活用します。

5. 治療の枠組みが壊されようとします。

理解と対応：彼らには治療の枠組みや規則が，彼らを拒絶しているもの，彼らからよいものを剥奪しているものと体験されがちなのです。このため枠組みや規則に彼らは執拗に挑んできます。周りを煽動して威嚇しようとさえします。彼らのこうした行為に安易に譲歩するなら，彼らの要求はさらに増大し，パーソナリティ障害の病理を広げます。ここでの攻防は治療上重大な意義を持ちますし，治療の要です。例外を設けることは，まずもって治療の失敗につながります。私たちは安易に例外を認めず，堅固であらねばなりません。それが最終的に私たちを彼らが信頼し始めることにつながります。

6. 病者自身の責任が放棄されます。

理解と対応：彼らはそもそも愛情やよいものを自分にふさわしいだけ与えられてきていないとの遺恨を感じているため，責任や義務は彼らへの不当な要求であると感じています。ですから機会があれば，責任を放棄し要求のみを主張しようとします。私たちはまず彼らに理解力をもつ大人として対応し，治療上の取り決めについてきちんと話し合い，お互いの責任を明確に分担し合うようにします。この話し合いの労を惜しまないことです。新しい取り決めも了解を得ます。

ここで大切なことは私たちも普段から，みずからの発言や行為に責任をもつ

ことです。その場を早く収めようと焦り，その場限りの発言や言い逃れやごまかし，嘘を言ってはいけません。とっさの場合は，私たちが責任の持てる範囲で対応します。その意味で，私たちがおかした過ちや失敗は一度きちんと謝罪します（何度も謝罪することではありません）。

　7．私たちに感謝や思いやりは向けられません。

　理解と対応：私たちなりに彼らの福利を願って真剣にかかわっているのですから，お礼や感謝を述べてもらいたいとか，きっと気持ちを分かち合えると思いたいのが人の情です。しかし彼らはもともと不当感や羨望を感じやすく，妬ましく恨みやすい人たちなのです。ゆえに自己評価の低下を感じナルシシズムが傷つく，感謝やお返しは嫌うのです。私たちは，彼らの愛情表出や悲しむ能力の限界を認めてやらなければなりません。まして勝利や敗北，優越や恥辱，上下の感覚に私たちがとらわれてしまうなら，それは彼らの視点に巻き込まれていることです。

## Ⅳ　マネージメントの効用と限界

　まずマネージメントがきちんと維持されることの効用から述べてみましょう。

　それは，治療状況が普通で平穏なものになることです。しかしそれでも撹乱の時はくるでしょう。つまり緊急事態――たとえば自傷，大量服薬，自殺行為，暴力，盗み，性的逸脱行為――の発生です。そうした緊急時の対応がよりスムーズにいきます。その事件そのものは防げないとしても，その害の拡大や二次的なトラブルの発生を防ぎます。

　しかしながらよいマネージメント維持の一番の効用は，そのことで精神分析的心理療法が進展し，彼らが自分の問題を認識しこころに置くようになることで，次第にマネージメントが不要になっていくことです。このパラドクスの進展こそが，治療の醍醐味なのです。

　次に限界に目を向けてみましょう。

## 1. 治療の中断

　パーソナリティ障害の治療においては，治療の中断はときとして避けられません。それは病者やその家族の中断宣言によって治療が突然幕を下ろすこともあれば，妊娠や転居によって終わることもあります。転医というケースもあります。いずれにしても病者の側に決心があるようであるなら，治療者は深追いすべきではありません。病者の判断に添うべきです。それが，病者が自らの判断に責任を持つことだからです。このとき家族によっては治療継続を望み，私たちに説得を求めることがあります。この場合は家族が治療継続を望んでいるとの事実を病者に伝えることがあっても，私たちが説得すべきではありません。それは，家族にやってもらうべき責務のひとつだからです。

　しかしながら，病者が治療の継続を迷っている場合には，その話し合いに応じることが大切です。そのときは中立的にかかわる方がよいのです。特に転医するかを迷っているときには，私たちの方に引き込むべきではありません。そうすることは治療の責任を私たちだけで引き取ることになるからです。病者本人が責任を放棄しているところではパーソナリティ障害の治療は決して有効には働きません。

臨床ヴィネット4

　四肢の自傷やビルから飛び降りるといった自殺企図を繰り返した境界性パーソナリティ障害の女性は入院治療を経て，年来の希死念慮や衝動的破壊行為を手放し，ようやく穏やかな日々を持つようになりました。彼女の治療に積極的に参与していた父親はこの変化を喜んでいました。一方母親はギャンブル狂で，賭け事や金策に彼女を巧みに利用し巻き込みました（彼女のもともとの不安定状態出現の動因はここにありました。母親は反社会的なパーソナリティ障害が強く疑われました）。そのため彼女はふたたび動揺し始めました。母親は管理医である私に会うのを避けていましたが，病棟スタッフはこの母子間に積極的に介入し，病者への母親の支配を緩める働きかけを行いました。しかし父親は秘密裡になされている母子のこの事態が見えず，再出現してきた彼女の動揺を治療の不備のせいにして私に激しい攻撃を向けました。こうしてようやく築かれた信頼関係は崩れ，治療の継続はできなくなり，近医に転医しました。

入院中の飲酒や万引き，暴力や危険な行為を繰り返すケースでは限界設定を行い，それを守れないときには治療を中止する決断を下します。この中止の決断を下したときは，それを取り消してはなりません。取り消してしまうなら，そもそもの治療契約や治療の枠組みも消すことになるだけだからです。

　中断後，再度治療を求めてきた場合は，それに応じることはあってよいでしょう。ここで治療者のプライドから拒絶することはあってはなりません。このとき大切なことは，中断の経緯を振り返り，そこにあった問題を明らかにしておくことであり，それを踏まえた新たな治療契約を取り決めることです。この新たな治療にかかわる約束と責任保持が成り立つなら，再開も可能ですが，それが成り立たないのなら再開はできません。

　パーソナリティ障害の治療では，中断を怖れる必要はありません。もちろん，これは治療者がパーソナリティ障害に拒絶的であってよいということではありません。それは論外です。しかしむしろ中断を恐れ嫌うあまり，治療者が治療に執着することから問題が拡大してくる場合に注意が必要なことは認識されてよいことなのです。

### 2．治療の限界

　治療者に治療を続けたい意思があっても，治療の環境や構造上，あるいは治療技術上，関係性の性質上，もはや治療が困難であることを認識しないわけにはいかない場合があります。

　たとえば自傷と大量服薬を繰り返したある若い女性は，私との治療では私に多量の睡眠導入剤を求めることをやめられませんでした。何回かこの問題を彼女や家族と検討しましたが，彼女には考える機能がなく，家族も無力でした。もうひとつには私の対応の曖昧さが加味されていたところが問題で，もはや修正不能でした。結果的に私は彼女に治療は不可能であることを告げ，転医に至りました。

　治療の一時期に閉鎖病棟や隔離室が活用できない環境では治療が困難なパーソナリティ障害の人たちがいるのも事実です。その環境がない場合，そうした環境があっても病院のシステムやスタッフ集団の機能の水準が低く治療的に働かない場合，これらのときには治療の限界を認め，断念して他所に委ねることになります。

パーソナリティ障害の治療では病者の万能感が私たちの万能感を刺激します。そのため私たちも万能的に治療に固執したり，また逆にまったく相手にしないという対抗的対処をとりやすいものです。私たちは，その中庸を歩み，限界や断念という喪失の悲哀を受け容れるこころを保ちたいものです。

## V おわりに

パーソナリティ障害の本質は，その当人の苦悩にあります。しかしそれは排出されて，苦悩はばら撒かれます。ですから，それが拾われて元に収められることこそが大切なのです。マネージメントは拾う作業です。また，散らかりすぎないよう，保守しておく作業でもあります。誰かがそれをする必要があるのです。そこにはあらたまった褒賞や報酬はありません。ただ，人の本質のいくらかを知り，それを自分の生き方の参考にすることはできます。思わしくない仕事の価値をそこに見出してもよいようにも私は思います。

### 文　献

松木邦裕（2006）摂食障害治療でのマネージメント．（松木邦裕・鈴木智美編）摂食障害の精神分析的アプローチ——病理の理解と心理療法の実際．金剛出版．

荘野悦子（2006）摂食障害患者の看護の実際——自殺を果たそうとし続ける患者への対応における受け持ちナースの役割と看護チームの役割．（松木邦裕・鈴木智美編）摂食障害の精神分析的アプローチ——病理の理解と心理療法の実際．金剛出版．

鈴木智美（2007）mourning work を抱える環境のマネージメント——管理医の役割．（松木邦裕・賀来博光編）抑うつの精神分析的アプローチ——病理の理解と心理療法による援助の実際．金剛出版．

Winnicott, D.W. (1954) Metapsychological and Clinical Aspects of Regression within the Psycho-Analytical Set-Up. In: Collected Papers; Through Paediatrics to Psycho-Analysis. London, Tavistock, 1958.（北山修監訳，岡野憲一郎訳（2005）精神分析的設定内での退行のメタサイコロジカルで臨床的な側面．小児医学から精神分析へ——ウィニコット臨床論文集．岩崎学術出版社）

## 新訂増補版 あとがき

　ここに新たに3編の論文を加え,「新訂増補版」の形で陽の目を見る。新たな著者を迎えてことで本書は若返った。ちなみに初版は2009年10月に出版されているので, 10年の歳月を経ている。旧版に収められていた諸論文も改稿され, 新たな形で臨床家に提供される。

　時は流れる。しかし, 人のこころの根底には, 変わらないままのものが存在し続ける。こころとはそういうものであるし, そうでなければならないだろう。本書が,「パーソナリティ障害」という病名で表現される臨床病態の困難さに真摯に向き合う臨床家の一助となるなら, それ以上の喜びはない。千辛万苦しつつ執筆された著者と未来の読者に感謝したい。

松木　邦裕

# 索　引

## 人名

アイザックス　48
アブラハム　40, 86, 179
ウィニコット　113, 114, 118, 177, 179, 180, 186, 188, 193, 194, 253, 256, 270
オショーネシー　135, 152
許斐博史　262
カンバーグ　21, 22, 23, 25, 40, 246
ガンダーソン　23, 25
北山修　103
ギャバード　174
クライン　39, 49, 97, 102, 121, 179, 180, 201
グリンカー　23
グリンバーグ　107, 208
グロットスタイン　114
小林正信　250
コフート　31
サリヴァン　255
ジョセフ　107, 151, 156, 172
スタイナー　54, 55, 57, 65, 97, 102, 105, 133, 156, 172, 246, 249
ドナ・ウィリアムズ　260
ナイト　21
ハイマン　200
バリント　179
ビオン　36, 38, 50, 55, 56, 114, 117, 135, 201, 245, 247, 251, 253, 255, 264
フェアバーン　150, 179, 246
フェニケル　179
フランクル　253
ブリトン　56, 57, 58, 65, 86, 97
フロイト（Freud, A.）　48
フロイト（Freud, S.）　36, 38, 40, 49, 86, 179, 200
ヘーゲル　254
ペプロウ　255
ホーナイ　179
ホッホ　21

ポラティン　21
マスターソン　246
松木邦裕　135, 153, 172, 251, 264
マックウィリアムズ　150
メルツァー　51, 52, 156, 192
ヤスパース　253
ユング　115
リヴィエール　179
リーゼンバーグ＝マルコム　107
リトル　118
リビエール　49
ローゼンフェルド　51, 52, 86, 133, 102, 103, 246, 249, 252, 257

## 事項

### B

becoming O　114

### D

DSM-5　178
DSM-Ⅲ　23
DSM-Ⅲ-R　178
DSM-Ⅳ　25
DSM 診断分類　24-27
DSM のクラスター群　27

### H

here and now　206
holding　114

### L

L・H・K　247

索　引　*287*

**M**

Menninger Clinic　21
mourning work　29, 43, 269

**N**

no K　110

**あ**

アズイフパーソナリティ　85, 86
アセスメント　141, 157, 158, 184
α機能　135
安定した対象恒常性　174
アンヘドニア　23
怒り　78, 79, 128, 149, 188
　──のコントロール　16
行き詰まり　214
移行対象　194
依存
　──感情　147
　──性パーソナリティ障害　63, 155, 158, 174, 177, 178, 180, 187
　──対象　77, 132, 148
　──的自己　105, 170, 246
　──の葛藤　142
　──を引き受けるということ　192
　精神分析における──　179-180
　絶対的──　180, 194
　相対的──　180
　病的──　177
　発達早期における──　180
一次過程　36, 38, 41, 42, 81
偽りの協力関係　156
異類婚　104
陰性
　──感情　81, 117, 256, 257, 278
　──治療反応　65, 162, 213
　──転移の顕在化　93
インテーク　192
　──面接　183
ウィニコットの依存概念　179
受け持ち看護師　227, 228, 230, 232, 233, 234, 235, 236, 242
エディパル
　──イリュージョン　98
　──な体験　191
エディプス
　──・コンプレックス　97, 179
　──的三角関係　85, 86
　──の気づき　94
エナクトメント　208, 212
演技性パーソナリティ障害　63, 64
嘔吐　101, 108, 109
おむつ替えアプローチ　261

**か**

快感原則　47
外傷
　──体験　127
　──に起因する障害　31
回避性パーソナリティ障害　61
快−不快原則　37, 38, 41, 47, 81
外部機関との連携　276
開放病棟　224
外来
　──診療　269
　──治療　223
解離　64
隠れ里
　──からの脱出　105
　──伝説　103, 104
欠けている結合　97
過呼吸　108
過剰な投影同一化　127
過食　4, 15, 16, 35, 66, 203, 204, 205, 268, 273
　──嘔吐　140, 145, 147, 149, 150
葛藤　140, 149, 150, 200
　──の気づき　145
家庭内暴力　35
過保護な母親　117
過量服薬　109
考えが壊れる感覚　107
考えること　38
環境としての母親　186, 188, 193
関係性　177-195
看護
　──スタッフ　228, 229, 230, 233, 236
　──チーム　226, 227, 230, 235, 236, 240, 241
患者の無知　168
カンファレンス　224, 239, 278, 280
管理医　121, 271, 275, 276, 278

逆転移 66, 75, 81, 101, 107, 111, 115, 116, 118, 136, 189, 199-220
　　──の意識化 85
　　──の移り変わり 202
　　──の吟味 106
　　──のモニタリング 106
境界性パーソナリティ障害 3, 24, 25, 52, 63, 71, 72, 282
境界例 3, 19, 21, 22
共感 113
協働 255, 274
　　──観 255
　　家族との── 276
拒食 66, 140
許容できないという事実を認識する能力 172, 173
近親姦願望 95
空間恐怖 110
空虚感 19, 63
クライエントの心的平衡 139
クライン派 5, 48, 49, 106, 135
グループ
　　──スーパービジョン 210
　　──の集団力動 274
ケースカンファレンス 214
ケースメント 107
限界設定 206
現実
　　──吟味 22
　　──検討能力 66
　　──逃避 77
原始的な防衛機制 103
攻撃性 62, 63, 102, 103
口唇
　　──サディズム 161
　　──性格 179
行動化 111, 240, 249, 256, 279
　　──の禁止 206
合同面接 233
孤立 177, 180, 185
コンサルテーション 214
コンテイナー 201, 214, 250, 252, 258
コンテイニング 102, 106, 199-284
コンテイメント 121
　　──の失敗 166
コンテイン 56, 71, 82, 83, 106, 107, 117, 121
コンテインド 201, 252
コンプレックス 142

さ

罪悪感 139, 140, 143, 145, 146, 148, 149, 150, 151, 152, 166, 168, 171, 257
サイコパス 4
　　→「精神病質」,「プシコパート」を見よ
サドーマゾ関係 98, 163, 166, 170
三分割論 246, 247
自我
　　──機能 26, 30, 31
　　───対象関係 49
　　──と対象関係の分割 49
自我心理学 21
　　──的対象関係論 21
自己
　　──感覚 16, 17, 19
　　──殺害行為 80
　　──と他者とのズレ 17, 18
　　──破壊的な衝動行為 15
　　誇大的── 92
自己愛
　　→「ナルシシズム」を見よ
　　──構造体 50, 51, 52, 54, 60
　　──性パーソナリティ障害 62, 85, 88, 122, 136, 277
　　──対象関係 51
　　──的空想 134
　　──的同一 30
　　──的な関係空想 132
　　──的な空想の維持 133
　　──夢 98
思考の破砕と排出 36
自殺企図 31, 71, 72, 73, 74, 75, 199, 279, 282
支持的心理療法 159, 168
自傷 4, 15, 35, 66, 71, 74, 80, 230, 268, 276, 279, 282, 283
視線恐怖 4
シゾイドパーソナリティ障害 61
　　→「スキゾイド・パーソナリティ」を見よ
死の本能 51
自閉スペクトラム症 181, 248
従属性格 179
醜貌恐怖 39
自由連想 178
情緒
　　──的コミュニケーション 17
　　──不安定 63
　　──不安定性パーソナリティ障害 255

初回面接　123
人格構造　246
心的
　——痛みからの退避　152
　——退避所　55
　——平衡の維持　151
心的変化　141, 152
　——への恐れ　151
　——への抵抗　139, 147
スーパーバイザー　118, 210, 275
スーパービジョン　76, 83, 210, 213, 214
スキゾイド　88, 139
　——・パーソナリティ　139, 141, 149, 150, 153
スプリット　81
精神現象の二原則　36, 49
精神病
　——質　4
　→「サイコパス」，「プシコパート」を見よ
　——性パーソナリティ　50
　——の幻覚　36
成長への攻撃　164
性的
　——逸脱行為　35
　——虐待　170
　——な外傷体験　122
　——奔逸　4
性倒錯　42
生の本能　49
赤面恐怖　4
摂食障害　139, 140, 141, 150, 153, 222, 224
躁
　——うつ病　40
　——的防衛　16, 248
双極性障害　248
ソーシャルワーカー　273, 274
疎外感がある　107

た

退行　57, 60
　——のモデル　56
対象関係　117
対象関係論　21
　——的自我心理学　246
対象喪失　44, 129, 136, 249
　——の恐怖　105
退避　65, 121, 133, 145

対面法　141
大量服薬　15, 73, 74, 276, 279, 283
他者
　——感覚　17, 19
　——に対する服従的態度　174
脱価値化　76
脱錯覚　194
多量服薬　4, 101, 108, 268, 269
父親コンプレックス　150
乳房
　——の不在という考え　135
　良い——　122
　理想化された——　127
　悪い——　122
中年期　139-154
　——危機　140
超自我　94, 96, 161, 165
　肥大化した——　156
直面化　93
治療
　——過程における患者の受動性　156
　——可能性の検討　271
　——観　254
　——スタッフ　274
　——チーム　274
　——的コミュニケーション　107
　——での限界設定　270
　——の行き詰まり　101-120
　——の枠組み　280
治療構造　273
　——の選択　273
治療者
　——－患者関係　86
　——機能の破壊と逸脱　207
　——個人のコンプレックス　218
　——としての役割　80
　——のコンテイナー　213
　——の無知　168
つがい　78
デイケア　273, 274
転移　114, 165, 167, 178
　——解釈　59, 185
　——感情　125, 133
　——症状　64
　——性の妄想　76
　——における倒錯　155, 156, 157, 168, 174
　——の起源　97

転移 - 逆転移 86
　　——関係 169, 188
投影 80, 81
　　——逆同一化 117, 208
　　——同一化 18, 36, 39, 50, 75, 81, 82, 89, 91, 105, 122, 133
統合失調症 18, 40, 102, 224, 225, 226, 248, 257
倒錯 155, 170, 173
　　——性 63
　　——への嗜癖 139
共狂い 199

## な

内的
　　——世界 48
　　——抵抗 218
内的対象 96, 127
　　——関係 156, 157
ナルシシズム 30, 31, 50, 51, 52, 62, 64, 85, 88
　　→「自己愛」を見よ
二次過程 36, 41, 42, 44, 270
入院治療 223, 272
ねじれた愛情希求 71-84
能動性と受動性の作動 193

## は

パーソナリティ
　　——・オーガナイゼーション論 4, 40
　　——の病理構造 47-67
パーソナリティ障害
　　——と集団 245-266
　　——の看護 221-244
　　——の分類 15-33
　　——のメタサイコロジィ 35-46
排出
　　——行為 42
　　——行動の病 269
　　——すること 38
排尿の快感 127
破壊
　　——性 62, 63
　　——的行動 73, 82
破局心性 248, 253, 255, 257, 258
　　——における転移 250
破局的な空間恐怖 108

迫害
　　——的な超自我像の顕在化 160
　　——不安 62, 134, 258
　　——妄想 81, 82
発狂恐怖 113
パニック 181
母
　　——との情緒的関係 74
　　——との融合の喪失 89
　　——への同一化 162
破滅 - 解体不安 102, 250
パラノイア 40, 271
反社会性パーソナリティ障害 62, 282
万能
　　——感 60, 63
　　——的自己愛 85
　　——的な一体感 82
　　——的な充足願望 71
　　——的な母親 188
反復強迫 98
ひきこもり 4, 35, 85-100, 159, 180, 181, 205
ヒステリー 63, 64, 271, 272
　　——精神病 255
非精神病部分 246, 254
病棟の治療構造 241
病理構造 54, 97
病理構造体 55, 57, 58, 60, 61, 105, 106, 108, 155, 249
　　——とパーソナリティ障害との関係 60-64
病理的組織 156, 163, 169, 170, 172
　　——化 133, 134, 136
　　——の脅威 168
不安 101, 124
　　見捨てられる—— 79
　　見放される—— 147
不在の乳房 121-137
　　——から生まれる抑うつ 131
　　——からの退避 133
プシコパート 4
　　→「サイコパス」,「精神病質」を見よ
負の能力 155, 173
憤怒 258, 259
分離 80
平衡状態 193
閉鎖病棟 224, 283

防衛 156
　——機制 21
　——操作 22
放散 38

## ま

マネージメント 212, 267-284
　——の効用と限界 281
見立て 158, 271
見るなの禁止 103
無意識のメッセージ 106
夢幻精神病 255
夢想 102
　→「もの想い」を見よ
無知であること 155-175
夢遊 64
メタサイコロジィ 36, 40, 41, 42, 44, 45
喪
　——の哀悼の仕事 43
　——の仕事 269
妄想‐分裂
　——態勢 40, 82, 122, 127, 128, 129, 133, 135
　——ポジション 47, 52, 54, 56, 57, 61, 65, 201, 213
もの想い 214
　→「夢想」を見よ
森田神経質 4

## や・ら・わ

薬物
　——の嗜癖 42
　——療法 261
豊かな空想 64
夢
　——の連想と解釈 151
　——を語ること 90
陽性感情 256
抑うつ 256
　——症状 31
　——状態 122, 123, 124, 125, 132
　——態勢 40, 127, 133, 136
　——の痛み 217, 248, 253, 255
　——不安 43, 44, 47, 136, 269
　——ポジション 47, 51, 57, 61, 65, 102, 215, 217, 249
よるべなさ 179
離人体験 123
リストカット 16, 19, 20, 29, 228
理想化 81
　——された自己像 127
　——された対象関係空想 128
連携 274
ワークスルー 55
矮小化 92

●執筆者一覧 [執筆順]

松木　邦裕（奥付に記載）

福井　敏（奥付に記載）

永松　優一（福間病院）

鈴木　智美（精神分析キャビネ，可也病院）

世良　洋（世良心療内科クリニック）

東中園　聡（西岡病院精神科）

早川　すみ江（日本福祉大学）

日下　紀子（ノートルダム清心女子大学）

吉沢　伸一（ファミリーメンタルクリニックまつたに）

岡本　亜美（個人開業）

岩倉　拓（あざみ野心理オフィス）

荘野　悦子（元医療法人済世会河野病院看護部長）

柴田　敏子（西岡病院看護部）

●編者略歴

松木　邦裕（まつき　くにひろ）

　1950年佐賀市生まれ。熊本大学医学部卒。1985年から1987年に英国ロンドンのタビストック・クリニックへ留学。2009年～2016年京都大学大学院教育学研究科教授。現在は精神分析個人開業。日本精神分析協会正会員。京都大学名誉教授。

　著訳書に，『摂食障害の治療技法』（金剛出版），『分析空間での出会い』（人文書院），『精神病というこころ』（新曜社），『精神科臨床での日常的冒険』（金剛出版），『分析臨床での発見』（岩崎学術出版社），『改訂増補　私説　対象関係論的心理療法入門』（金剛出版），『精神分析体験：ビオンの宇宙』（岩崎学術出版社），『メラニー・クライン　トゥデイ①②③』（E.B. スピリウス編，監訳，岩崎学術出版社），『新装版　ビオンの臨床セミナー』（W.R. ビオン著，共訳，金剛出版），『新装版　信念と想像：精神分析のこころの探求』（R. ブリトン著，監訳，金剛出版），『対象関係論の基礎』（編・監訳，新曜社），『患者から学ぶ』『あやまちから学ぶ』（P. ケースメント著，監訳，岩崎学術出版社）などがある。

福井　敏（ふくい　さとし）

　京都府綾部市に生まれ育つ。1977年大阪市立大学医学部卒業後，福岡大学医学部精神医学教室にて研修・臨床に当たる。1986年～1989年，米国メニンガー・クリニックに留学。2011年～2013年，ニューヨーク・ホワイト研究所に留学。

　その後，油山病院，野中クリニックにて臨床に従事するとともに，自らのオフィス（精神分析研究室②）にて自由診療を実践している。

---

新訂増補　パーソナリティ障害の精神分析的アプローチ
病理の理解と分析的対応の実際

2019年5月20日　印刷
2019年5月30日　発行

編者　松木　邦裕・福井　敏

発行者　立石　正信
発行所　株式会社　金剛出版
〒112-0005　東京都文京区水道1-5-16
電話 03-3815-6661　振替 00120-6-34848

印刷・新津印刷　製本・誠製本
装丁　臼井新太郎

ISBN978-4-7724-1696-2　C3011　　　　Printed in Japan　©2019

## [改訂増補] 私説 対象関係論的心理療法入門
### 精神分析的アプローチのすすめ

[著]=松木邦裕

●A5判 ●並製 ●256頁 ●定価 **3,000**円+税
● ISBN978-4-7724-1524-8 C3011

2005年に刊行した「私説 対象関係論的心理療法入門」に、
京都大学での最終講義を追加し、改訂版とした。
著者の精神分析観がいきいきと輝く一冊である。

---

## 精神分析臨床家の流儀

[著]=松木邦裕

●四六判 ●上製 ●224頁 ●定価 **2,600**円+税
● ISBN978-4-7724-1150-9 C3011

著者初の精神分析臨床エッセイ!
日々の臨床から抽出された実践的な
「精神分析体験」との出会い

---

## 統合的心理療法と関係精神分析の接点
### 循環的心理力動論と文脈的自己

[著]=ポール・ワクテル
[監訳]=杉原保史 [訳]=浅田裕子・今井たよか

●A5判 ●上製 ●352頁 ●定価 **5,000**円+税
● ISBN978-4-7724-1685-6 C3011

ワクテル自らが,これまでに発表した論文を加筆修正し,
統合的な理論である循環的心理力動論の特徴と
最近の発展を明瞭にする論文集。

## 精神分析になじむ
### 狩野力八郎著作集1

[編]=池田暁史・相田信男・藤山直樹

●A5判 ●上製 ●304頁 ●定価 **5,200**円+税
● ISBN978-4-7724-1672-6 C3011

本書は狩野が生前に発表し、
その後書籍にまとめられることがないままになっていた
各種の論考をまとめたものである。

---

## ソシオパスの告白

[著]=M・E・トーマス
[訳]=高橋祥友

●四六判 ●並製 ●360頁 ●定価 **2,800**円+税
● ISBN978-4-7724-1538-5 C3011

現代社会で時として遭遇する，あまりに身勝手で自己中心的な人々……。
本書は、驚きに満ちた自伝であり、
ソシオパスの心理を紹介する旅へと誘い。

---

## 改訂増補 青年期境界例　オンデマンド版

[著]=成田義弘

●A5判 ●並製 ●210頁 ●定価 **4,600**円+税
● ISBN978-4-7724-9005-4 C3011

子どもから大人への移行期としての青年期が延長され，
境界例という診断は近年さらに増えている。
境界例はまさにわれわれの時代の疾患であり重要な問題である。
初心者から経験者まで心の臨床に携わるすべての人々に。

## 境界性パーソナリティ障害の治療
### エビデンスに基づく治療指針

［著］=ジョエル・パリス
［訳］=黒田章史

●A5判 ●上製 ●336頁 ●定価 4,800円+税
● ISBN978-4-7724-1362-6 C3011

患者と治療の将来を拓く BPD ケアの決定版！
多彩な症状を見せる BPD について，効果的な処方を明らかにするとともに，
患者の行く末を見据えたトータルなマネジメントのための戦略と手法を提案する。

## 境界性パーソナリティ障害と離人症
### その病態と治療

［著］=有馬成紀

●A5判 ●上製 ●240頁 ●定価 4,200円+税
● ISBN978-4-7724-1322-0 C3011

本書は、境界性パーソナリティ障害と離人症について、
著者の長年の臨床経験、さらには著者自身の体験から、
病態と治療法を記したものである。

## パーソナリティ障害：
## 診断と治療のハンドブック

［著］=レン・スペリー
［監訳］=近藤喬一・増茂尚志

●A5判 ●上製 ●320頁 ●定価 4,600円+税
● ISBN978-4-7724-1231-5 C3011

DSM に準拠した，パーソナリティ障害を理解するための実践的なスタンダード。
診断・面接の要諦が事例を交え，わかりやすく解説されている。